现代医院精细化管理探究

曹传兵　陈芳芳　丁　二　常　起　郝秀莲　田　甜 主编

U0200631

九州出版社
JIUZHOUPRESS

图书在版编目（CIP）数据

现代医院精细化管理探究 / 曹传兵等主编 . -- 北京：
九州出版社，2024.4
　ISBN 978-7-5225-2838-0

　Ⅰ . ①现… Ⅱ . ①曹… Ⅲ . ①医院—管理—研究
Ⅳ . ① R197.32

中国国家版本馆 CIP 数据核字 (2024) 第 080687 号

现代医院精细化管理探究

作　　者	曹传兵　陈芳芳　丁　二　常　起　郝秀莲　田　甜 主编
责任编辑	杨鑫垚
出版发行	九州出版社
地　　址	北京市西城区阜外大街甲 35 号（100037）
电　　话	（010）68992190/3/5/6
网　　址	www.jiuzhoupress.com
印　　刷	北京佳益兴彩印有限公司
开　　本	710 毫米 ×1000 毫米　16 开
印　　张	22
字　　数	335 千字
版　　次	2024 年 6 月第 1 版
印　　次	2024 年 6 月第 1 次出版
书　　号	ISBN 978-7-5225-2838-0
定　　价	88.00 元

◀ 前　言

在21世纪的医疗领域，随着科技的进步和全球化的不断发展，现代医院所面临的挑战也日益增多。为了更好地适应这一变革，提升医疗服务的质量和效率，精细化管理已成为医院发展的迫切需求。基于此，本书旨在探讨现代医院精细化管理的理念、方法和实践。

在过去的几十年里，医院管理经历了从经验式管理到科学管理的转变。然而，面对日益复杂的医疗环境和患者需求，仅仅依靠传统的管理手段已经难以应对。精细化管理，作为一种强调细节、注重过程的管理理念，为现代医院提供了新的发展思路。本书将从多个角度深入剖析精细化管理的内涵和外延，揭示其在现代医院中的重要作用。

本书共分为十五章展开论述，主要内容如下：

第一章为现代医院管理的基本概述，包括医疗管理的定义与重要性、现代医院管理的背景与挑战、精细化管理的基本概念与重要性以及医疗流程、技术、质量等多元精细化管理概述。

第二章为医院党务管理，包括党务管理的定义与重要性、党务管理的实施策略与方法，以及党务管理与其他管理的协同与融合。

第三章为医院行政管理，包括行政管理的定义与重要性、组织结构的设计与优化、医院管理制度的制定与实施，以及战略规划的制定与实施过程的监控与调整。

第四章为医院文化建设管理，包括医院文化概述、医院文化建设的措施与途径，以及医院文化建设的评估与诊断。

第五章为医院流程管理，包括医院流程管理的概念与重要性、医院流程管理的规划与设计、医院流程管理的优化与改进，以及医院流程管理的监控与评估。

第六章为医疗质量管理，包括医疗质量管理的定义与重要性、医疗质量管理的标准与指标、医疗质量管理的实施策略与方法，以及医疗质量持续改进的机制。

第七章为医院人力资源管理，包括人力资源管理的定义与重要性、人才的招聘与培训，以及人才岗位胜任力模型分析，绩效评估与激励机制的设计与实施，以及员工职业生涯规划的思路与内容。

第八章为医院科研教育管理，包括科研教育管理的定义与重要性、科研项目的组织与实施策略，医学教育与培训的方法与实施策略，以及科研教育成果的评估与推广应用，临床科研伦理审查与管理。

第九章为财务绩效管理，包括财务绩效管理的定义与重要性、医院的财务预算与控制方法，财务分析与应用策略，以及基于绩效的医院管理决策与战略调整财务风险管理。

第十章为医院信息化管理，包括信息化管理的定义与重要性、医院信息系统的设计与实施，大数据在医院管理中的应用，以及信息化管理的未来趋势。

第十一章为后勤保障管理，包括后勤保障管理的定义与重要性、后勤保障的精细化管理策略，提高后勤保障的效率和质量，以及后勤保障管理的未来发展。

第十二章为医患关系管理，包括医患关系管理的重要意义、患者的行为特征与患者满意度，建立良好医患关系的要领，以及医患关系管理沟通技巧。

第十三章为公共卫生管理，包括公共卫生管理的定义与重要性、公共卫生事件的应对策略，提高公共卫生服务的质量和效率，以及公共卫生管理的未来发展趋势。

第十四章为医学装备管理，包括医学装备管理的定义与重要性、医学装备管理的实施策略与方法，医学装备的现代化发展及创新应用，提高医学装备的使用效率和管理水平，医学装备管理与其他管理的协同与融合。

第十五章为医院档案管理，包括档案管理的定义与重要性，档案管理的实施策略与方法，以及档案管理与其他管理的协同与融合。

由于时间仓促，加之编者水平有限，难免存在纰漏之处，恳请读者提出宝贵意见。

编委会名单

◀ 目　录

第一章　现代医院管理

第一节　医疗管理的定义与重要性

一、医疗管理的定义

（一）医疗管理的含义

医疗管理，通常是指对医疗过程、医疗资源、医疗质量、医疗安全等各方面进行的规划、组织、协调和控制。它是医院内部所有医疗相关活动的总和，涵盖了临床医疗、科研、教学、预防保健、药品管理、设备管理、财务管理等多个方面。

医疗管理不仅关注医疗服务的提供，还注重对医疗资源的有效利用和医疗质量的持续改进。其目标是确保病人得到安全、有效、及时的医疗服务，同时提高医疗服务的效率和质量。

（二）医疗管理的特点

医疗管理具有多学科性、复杂性、高风险性三大特点，具体如下：

1.多学科性

医疗管理涉及多个学科领域，包括医学、药学、管理学、经济学、统计学等。这要求医疗管理人员具备跨学科的知识和技能，能够综合运用各种理论和方法来解决实际问题。

2.复杂性

医疗管理需要处理大量复杂的信息和关系，包括病人的诊断和治疗信息、医护人员的专业技能和分工、医疗资源的配置和利用等。这需要医疗管理人员具备敏锐的洞察力和高效的信息处理能力，能够迅速做出决策并协调各方面的工作。

3.高风险性

医疗管理直接关系到病人的生命健康，因此对医疗质量和安全的要求极高。任何疏忽都可能带来严重的后果，如病人死亡、疾病恶化等。这要求医疗管理人员具备高度的责任感和严谨的工作态度，始终将质量和安全放在首位。

（三）医疗管理的原则

医疗管理需要遵循一定的原则来确保医疗服务的质量和效率，提升医疗机构的综合管理水平和医疗服务质量。这里列举三种医院管理的基本原则：

1.以病人为中心

以病人为中心是医疗管理的核心原则。所有活动都应以病人的需求和利益为出发点，提高病人的满意度和医疗服务质量。具体而言，应关注病人的病情诊断、治疗方案的制定、医疗服务的提供、病人的心理关怀等方面，使病人在接受医疗服务的过程中感受到尊重和关心。

为了实现以病人为中心的目标，医疗管理人员需要了解病人的需求和期望，与医护人员和其他相关人员密切合作，确保病人得到及时、准确、有效的医疗服务。同时，医疗管理人员还可以通过不断改进医疗服务流程和质量，提高病人的满意度和信任度。

2.科学性和规范性

科学性和规范性是医疗管理的基础。医疗管理应遵循科学的管理原则和方法，建立规范的工作流程和制度，确保医疗活动的有序和高效。具体而言，应制定合理的临床路径和诊疗规范，建立完善的医疗质量评估和监督机制，加强医疗人员的培训和教育等。

为了实现科学性和规范性的目标，医疗管理人员需要不断学习和掌握最新的医学知识和技术，了解医学发展的趋势和变化，并将其应用到实际工作中。同时，应注重对医疗数据的收集和分析，通过数据驱动的决策方法来提高医疗服务的质量和效率。

3.质量和安全优先

质量和安全是医疗管理的核心价值。医疗管理应始终将质量和安全放在首位，采取有效的措施和方法，保障病人的安全和医疗质量。具体而言，应建立完善的质量控制和安全管理体系，加强对医疗过程的监督和评估，及时发现和解决医疗服务中存在的问题和不足。

为了实现质量和安全优先的目标，医疗管理人员需要建立严格的质量标准和安全制度，确保各项措施得到有效执行。同时，应注重对医疗人员的培训和教育，提高医护人员的专业素养和工作责任心。此外，应定期进行质量评估和反馈，针对问题及时进行调整和改进。

二、医疗管理的重要性

（一）提高医疗服务质量

医疗管理在提高医疗服务质量方面发挥着重要的作用。通过对医疗服务全过程的监督和控制，医疗管理能够及时发现和解决医疗服务中存在的问题和不足，提高医疗服务的质量和效率。

医疗管理能够优化医疗服务流程，提高医疗服务的一致性和连贯性。通过对医疗资源的合理配置和利用，医疗管理能够实现医疗资源的优化配置和高效利用，提高医疗服务的效率和质量。同时，医疗管理还能够建立完善的内部沟通协调机制，加强医护人员之间的沟通和协作，提高医疗服务的质量和效率。

医疗管理能够提高医护人员的专业素养和工作积极性。通过对医护人员进行定期的培训和教育，医疗管理能够提高医护人员的专业素养和技能水平，使医护人员能够更好地为病人提供优质的医疗服务。同时，医疗管理还能够建立完善的激励机制和考核机制，激发医护人员的工作积极性和创造力，进一步提高医疗服务的质量和效率。

（二）保障病人安全

医疗管理在保障病人安全方面也发挥着重要的作用。强调病人安全的重要性，通过建立完善的安全管理制度和规范的工作流程，医疗管理能够有效地减少医疗事故和差错的发生，保障病人的生命健康权益。

医疗管理能够建立完善的安全管理制度和规范的工作流程，明确医护人员的职责和工作流程，确保医疗服务的安全性和规范性。同时，医疗管理还能够建立完善的监督机制和评估机制，对医疗服务进行监督和评估，及时发现和解决医疗服务中存在的问题和不足，进一步提高病人的满意度。

医疗管理还注重加强医护人员的安全意识培训和教育，提高医护人员对病人安全的重视程度。同时，医疗管理还能够建立完善的应急预案和危机处理机制，确保在紧急情况下能够及时、有效地处理危机事件，保障病人的生命健康权益。

（三）合理配置和利用医疗资源

医疗管理在合理配置和利用医疗资源方面也发挥着重要的作用。通过对医疗资源的科学管理和调配，能够避免资源的浪费和短缺现象的发生，实现医疗资源的优化配置和高效利用，提高医疗服务的效率和质量。

医疗管理能够对医疗设备、药品、人员等资源进行科学管理和调配，确保资源的合理分配和使用。同时，医疗管理还能够建立完善的资源共享机制和协作机制，促进不同科室、不同医院之间的资源共享和协作，进一步提高医疗服务的效率和质量。

医疗管理还能够注重引进先进的医疗技术和设备，提高医疗水平和服务质量。同时，医疗管理还能够注重加强与国内外知名医院和专家的合作与交流，引进先进的医疗理念和技术，推动医疗服务水平的不断提升。

（四）推动医学科学的发展

除了以上三个方面，医疗管理的重要性还体现在注重推动医学科学的发展。通过对医学研究和教育的支持和管理，能够促进医学科学的不断创新和发展，提高医护人员的专业素养和技能水平，推动医疗服务水平的不断提升。

医疗管理能够注重支持医学研究和教育的发展。通过设立科研基金、提供实验设备和技术支持等方式，鼓励医护人员积极参与医学研究和教育活动。同时，医疗管理还能够与国内外知名高校和研究机构建立合作关系，共同开展医学研究和教育活动，推动医学科学的不断创新和发展。

医疗管理还注重培养医学人才。通过设立奖学金、提供实习机会等方式，吸引更多的优秀人才投身于医学事业中来。同时，医疗管理还能够加强对医护人员的培训和教育力度。通过定期组织学术会议、研讨会等方式为医护人员提供学术交流的机会，促进医护人员之间的相互学习与交流，推动医学科学的不断发展。

第二节　现代医院管理的背景与挑战

一、现代医院管理的背景

（一）社会环境的变化

随着社会的不断发展，人们的生活水平不断提高，对医疗服务的需求也日益增加。这主要表现在以下三个方面：

第一，医疗需求增加。随着人们生活水平的提高，对身体健康的关注度也在提高，因此对医疗服务的需求也在不断增加。从疾病的预防、诊断、治疗到康复，人们对医疗服务的需求贯穿了整个生命周期。

第二，医疗质量要求提高。随着医疗技术的不断进步，人们对医疗服务的质量和安全性的要求也越来越高。医院需要采取更加科学、规范的管理方式，提高医疗服务的质量和效率，以满足人们的需求。

第三，医疗服务需求多样化。人们对医疗服务的需求不再仅仅是传统的医疗治病，还涉及健康管理、康复保健、心理咨询等多个方面。医院需要针对不同的需求，提供多样化的医疗服务。

在这样的背景下，医院必须加强管理，提高医疗服务的质量和效率，以满足人们的需求。具体来说，医院可以从以下五个方面入手：医院需要强化内部管理，建立完善的内部管理制度，明确各项工作职责和流程，确保医疗服务的规范化和标准化；医务人员的素质是提高医疗服务质量的关键，医院需要加强对医务人员的培训和管理，提高他们的专业素质和服务意识；医院需要不断引进先进的医疗技术和管理方法，提高医疗水平和服务质量；医院需要优化服务流程，减少患者等待时间和就医环节，提高患者满意度；医患沟通是提高医疗服务质量的重要环节，医院需要加强与患者的沟通交流，了解患者的需求和意见反馈，提高患者满意度和信任度。

（二）政策法规的调整

随着国家对医疗卫生事业的重视，相关的政策法规也在不断调整和完善。这些政策法规的调整对医院的管理和发展产生了重要的影响。医院必须适应这些政策法规的变化，加强内部管理，确保医疗服务的合规性和合法性。具体来说，医院需要关注以下几个方面：

遵守政策法规。医院需要严格遵守国家的政策法规和相关规定，确保医疗服务的合规性和合法性。

完善质量管理体系。医院需要建立完善的质量管理体系，确保医疗服务的质量和安全。这个体系应该包括医疗服务流程、质量标准、监督考核等方面。

落实医疗责任制度。医院需要建立完善的医疗责任制度，明确各级医务人员的职责和责任。在发生医疗事故或纠纷时，能够及时处理和解决。

加强医疗质量控制。医院需要加强医疗质量控制，采取科学的方法和手段，对医疗服务的质量进行全面监控和管理。

规范财务管理。医院需要规范财务管理，遵守国家的财务制度和税收政策等相关规定，加强财务管理水平，不断提升资金的使用效益，保证医院的可持续发展策略的顺利实施。

二、现代医院管理面临的挑战

（一）医疗服务需求的增加

随着人口老龄化和慢性病患者的增加，医疗服务需求不断增加。这主要是由于以下几个方面的原因：

人口老龄化使得慢性病患者数量大幅增加。随着医学水平的提高和社会发展的进步，人们的寿命得以延长，老年人口比例逐渐增加。老年人往往伴随着多种慢性疾病，例如高血压、糖尿病、心脏病等，这些疾病需要长期治疗和护理，从而导致医疗服务需求的增加。

现代生活方式的改变也导致了慢性病患者数量的增加。随着经济的发展和城市化的进程，人们的生活方式发生了很大的变化，饮食结构不合理、缺乏运动以及精神压力过大等问题普遍存在，这些因素可能引发一系列慢性疾病，如肥胖、高血脂、抑郁症等。这些疾病对个人健康产生了威胁，也使得医疗服务需求持续增加。

人们对健康的重视程度提高。随着科技的发展和医疗水平的提高，人们的健康意识日益增强。人们希望能够及早发现潜在健康问题，并尽早进行治疗和干预，以保障自身和家人的健康，这也促使了医疗服务需求的增加。

医院面临的挑战是如何满足不断增加的医疗服务需求。为此，医院需要采取一系列措施来提高服务效率和质量，确保患者的需求得到满足。医院需要加强医疗资源的规划和分配，合理利用有限的医疗资源，确保医疗服务的公平性和可及性。医院应优化医疗流程，缩短患者等待时间，提高服务效率。同时，医院还应加强与社区卫生服务中心的合作，推动分级诊疗制度的建立，让患者能够在更便捷的就近就医模式下享受到优质的医疗服务。

（二）医疗技术的更新换代

随着医疗技术的不断更新换代，医院必须及时跟进并应用新的设备和技术，以提高医疗水平和诊疗效果。医疗技术的更新换代主要表现在以下几个方面：

第一，医学影像技术的进步。如今，医学影像技术如 CT（计算机断层扫描）、MRI（磁共振成像）、超声波等已经取得了巨大的发展，为医生提供了更加准确、可靠的诊断工具。这些先进的影像技术可以帮助医生对患者进行更全面、详细的检查，从而提高诊断的准确性。

第二，微创手术和介入技术的应用。微创手术和介入技术是以较小的创伤、较少的疼痛和较快的康复为特点的一类手术技术。随着微创技术的发展，许多传统开放性手术逐渐被取代，使得手术创伤减小、恢复期缩短，患者体验得到了明显改善。同时，介入技术的应用也使得许多原本需要手术治疗的疾病可以通过血管内操作进行治疗，减少了手术创伤和住院时间。

第三，基因检测和生物制药技术的进步也为医学提供了新的突破口。基因检测技术的应用可以帮助医生对某些遗传性疾病进行早期筛查和预测，从而采取相应的干预措施。生物制药技术的发展也为一些难治性疾病的治疗提供了新的方法和药物，这些药物具有更高的安全性和有效性。

医院面临的挑战是如何应对医疗技术的更新换代。医院需要保持与时俱进的意识，密切关注国内外医疗技术的最新动态，及时引进和应用新的设备和技术。医院应建立完善的人员培训机制，提高医务人员的专业素质和技术水平。此外，医院还应加强对医疗技术的评估和监管，确保其安全性和可靠性。

（三）医疗成本的控制

随着医疗技术的进步和医疗服务需求的增加，医疗成本也随之增加。医院必须加强成本控制和管理，提高经济效益和社会效益。医疗成本的控制主要包括以下三个方面：

第一，医院需要加强药品和耗材的采购管理。药品和耗材是医疗成本的重要组成部分，合理采购可以降低成本。医院可以通过与多家供应商合作，进行价格比较和议价，选择性价比高的产品；或者与其他医院进行联合采购，共享资源，降低采购成本。

第二，医院应合理利用医疗设备和设施。医疗设备的更新换代往往伴随着巨大的投入和维护费用，因此医院应根据实际需要进行设备的选购，并对设备进行有效使用和维护，最大程度地延长设备的使用寿命，降低维护成本。

第三，医院还可以通过优化医疗流程和提高管理效率来降低成本。例如，通过引入信息化系统，优化挂号、排队、就诊等流程，提高办事效率，节约时间和人力成本。同时，医院还可以加强与社区卫生服务中心的合作，推动分级诊疗制度的落实，让患者就近得到适宜的医疗服务，减少不必要的医疗费用。

（四）医疗纠纷的处理

随着医疗纠纷的增加，医院必须加强纠纷处理和风险管理，确保医疗安全和患者的权益。

医院应建立健全的质量管理体系和医疗事故报告制度，加强医疗过程的监测和管理。医院需要制定严格的操作规程和工作指南，确保医务人员按照规范操作，减少医疗事故的发生。同时，医院还应加强内部培训，提高医务人员的专业素质和风险防控能力。

医院应加强与患者的沟通和协调，建立良好的医患关系。医院可以通过建立医患沟通平台、开展公众宣传教育等方式，加强患者对医疗过程的了解和参与，减少误解和纠纷的发生。同时，医院还应建立有效的投诉处理机制，及时处理患者的投诉和意见，妥善解决问题，维护患者的合法权益。

医院还可以引入第三方评价机构，对医务人员的技术水平和服务质量进行评估，及时发现问题，促进医疗质量的提高。同时，医院还应购买医疗责任保险，为医务人员和患者提供相应的保障，防范医疗纠纷的风险。

三、应对挑战的策略

（一）优化医疗服务流程

优化医疗服务流程是提高医院管理效率和服务质量的重要手段。医院可以通过流程重组和再造，优化医疗资源的配置和利用，提高医疗服务的质量和效率。具体而言，可以采取以下措施：

第一种措施：流程重组与再造。医院可以对现有的医疗服务流程进行评估和分析，识别出存在的瓶颈和不必要的环节，并进行合理调整和重新设计。通过简化流程、优化资源分配，提高医疗服务的效率和响应速度。

第二种措施：内部沟通协调。医院内部各科室和各级人员之间的沟通和协调是优化医疗服务流程不可或缺的一环。建立健全的内部沟通机制，加强各部门之间的协作和信息共享，以确保医疗服务的一致性和连贯性。

第三种措施：信息化平台建设。建立医疗服务流程的信息化平台，实现信息的互联互通和共享，可以帮助医院更好地协调和管理各个环节。通过信息化手段，提高医院内部各流程节点的协同效率，减少信息传递和处理的时间成本。

（二）加强医疗质量管理

医院可以通过以下措施来加强医疗质量管理，提高医院管理水平。具体措施为：

第一，建立完善的质量管理体系。建立医院内部的质量管理机构，并制定相应的规章制度和操作指南。建立科学、规范、有效的质量管理体系，包括质量控制、风险管理、医疗安全等方面的内容。

第二，建立健全监督机制。医院对医疗服务过程进行监测和评估，及时发现和纠正存在的问题。通过定期的内部审查、外部评估和患者满意度调查等方式，持续改进医疗质量。

第三，人员培训与管理。医院应加强医务人员的培训和管理，提高其专业素质和服务意识。同时，建立健全的绩效考核机制，激励医务人员积极参与质量管理工作，形成全员参与、共同推动的良好氛围。

（三）推进医疗技术创新

推进医疗技术创新是提高医院竞争力的重要手段。医院应及时引进先进的医疗技术和设备，以满足患者日益增长的需求，并提高医疗水平和服务质量。同时，积极推广和应用新材料，提高治疗效果和患者的生活质量。医院要加强与科研机构和高等院校的合作，开展医学科研项目，推动医疗技术的创新和发展。建立稳定的科研团队，吸引和培养一批具有创新能力和实践经验的医学人才。医院还可以探索适合医疗技术创新的管理模式，鼓励医务人员主动参与创新工作。建立技术创新评估和应用推广机制，加强技术创新管理和成果转化，促进医疗技术的快速落地和应用。

（四）加强内部管理队伍建设

加强内部管理队伍建设是提高医院管理水平的基础。从管理培训机制方面来说，医院应建立完善的管理培训体系，为管理人员提供系统的培训和学习机会。培养管理人员的战略思维、决策能力和团队协作精神，提升其管理水平和领导能力。从医务人员的职业发展路径规划来说，医院应建立明确的职业发展路径和晋升机制，为管理人员提供广阔的发展空间和机会。激励管理人员不断提升自身素质，通过不断的专业学习和实践经验积累，提升管理能力和综合素质。从医疗人才招聘和选拔层面来说，医院应根据岗位需求和发展方向，制定科学的人才招聘和选拔制度，吸引更多的优秀人才加入管理队伍中来。同时，注重人才的多元化和激励机制，形成管理队伍的合力和创造力。

通过以上措施的实施，可以进一步提升医院的管理水平和服务质量，提高医疗效益和患者满意度，增强医院的竞争力和影响力。同时，对于推动医疗行业和社会的健康事业的发展具有积极的促进作用。

四、现代医院管理的特点

（一）强调患者为中心

现代医院管理将患者放在中心位置，一切医疗服务和管理活动都围绕着患者的需求和权益展开。医院需要关注患者的病情、身体状况、心理状态以及社会背景等多方面因素，提供全面、细致、个性化的医疗服务。

在现代医院管理中，患者是医院存在和发展的根本目的。医院需要建立起严格的患者隐私保护制度，确保患者信息的安全和保密。同时，医院还需加强患者参与管理的机制，倡导患者主动参与医疗决策，重视患者的意见和反馈，建立良好的医患沟通机制。

此外，医院还应该通过建立健全的人性化服务体系，提供方便快捷的就诊流程和预约系统，缩短患者等待时间，改善患者体验。同时，医院还应该关注患者的心理需求，提供精神疏导和心理支持等服务，帮助患者积极面对疾病，提高康复效果。

（二）注重医疗质量与安全

现代医院管理注重医疗质量和安全，通过加强医疗质量管理、风险防范和控制、不良事件处理等措施，确保医疗服务的安全性和有效性。医院需要建立完善的医疗质量管理体系和监督机制，及时发现并解决医疗服务中存在的问题和隐患。

医院应该采用规范的医疗流程和操作规范，加强医疗质量的内部管理。医院还应该建立科学的质量评价体系，定期对医疗服务进行质量评估和绩效考核，确保医院的医疗质量稳步提升。

另外，医院还应该注重医疗安全管理，制定和执行各项医疗安全政策和规定。医院需要加强风险预警和控制，建立医疗错误和不良事件的报告和处理机制，及时采取纠正措施，避免类似事件再次发生。医院还应该加强医患沟通，充分告知患者治疗风险和注意事项，提高患者对医疗过程的知情同意。

（三）强调信息化和智能化管理

现代医院管理强调信息化和智能化管理，通过引入先进的信息技术和智能化设备，实现医疗服务的数字化、精细化和智能化管理。医院需要建立完善的信息化平台和智能化管理系统，提高医疗服务的质量和效率以及患者的满意度。

医院应该建立电子病历和电子健康档案系统，方便医务人员实时了解患者病情、诊疗方案和用药情况，提高医疗决策的准确性和一致性。同时，医院还可以引入远程医疗技术，实现医生和患者之间的随时随地远程交流和诊疗。

在智能化管理方面，医院应该引入先进的医疗设备和机器人技术，提高医疗操作的准确性和效率。医院还可以利用大数据和人工智能技术，对医疗数据进行分析和挖掘，实现个性化诊疗方案的制定和预测，提高医疗服务的针对性和有效性。

（四）注重管理和科技创新

现代医院管理注重管理和科技创新，通过引进先进的管理理念和方法、推动科技创新和人才培养等措施，提高医院的管理水平和竞争力。医院需要关注医疗科技的发展动态和趋势，积极开展科研合作和创新实践，推动医疗技术的创新和发展。

医院需要建立科学的管理体系和机制，制定明确的管理目标和指标，加强内部流程优化和资源配置，提高管理效能。同时，医院还应该注重团队建设和人才培养，培养专业化、高素质的医务人员和管理人才，不断提升医院整体的核心竞争力。

在科技创新方面，医院应该积极开展医学研究和临床试验，加强与高校、科研院所等的合作，推动医疗技术的创新和转化。医院还应该鼓励医务人员参与学术交流和专业培训，提高医疗水平和学术造诣。同时，医院还可以积极引进国内外的先进医疗技术和设备，提高诊疗水平和服务质量。

（五）强调团队精神和协作

现代医院管理强调团队精神和协作，通过加强内部沟通协调、建立跨部门协作机制等措施，实现医疗服务的全面、协调和可持续发展。医院需要关注员工的职业发展和利益诉求，建立良好的医院文化和激励机制，激发员工的积极性和创造力。

医院应该注重团队建设，建立多学科、多专业的医疗团队，提升医务人员的协作能力和综合素质。医院还应该加强内部沟通和协调，建立灵活高效的工作机制，促进不同科室之间、不同专业人员之间的协同合作。

此外，医院还应该关注员工的职业发展和培训需求，提供广阔的发展空间和晋升机会，激发员工的工作热情和创新意识。医院还应该建立良好的激励机制，通过薪酬激励、荣誉表彰等方式，激励医务人员做出更大贡献。

总之，现代医院管理强调患者为中心，注重医疗质量与安全，强调信息化和智能化管理，注重管理和科技创新，以及强调团队精神和协作。这些原则和措施将有助于提高医院的服务质量和效率，满足患者的需求，并推动医院的可持续发展。

第三节　医院精细化管理的基本概念与重要性

一、精细化管理的基本概念

（一）精细化管理的定义

医院的精细化管理是一种高效、精准、精细的管理方式，它以科学管理为基础，以精细操作为主要特征，通过提高管理的精度和效率，实现医院的持续发展和竞争力提升。

（二）精细化管理的特点

精细化管理注重数据化，通过数据分析和反馈来指导管理决策，使管理更加科学、精准；精细化管理注重细节，强调在每一个环节、每一个步骤上都追求卓越，从而在整体上提升医院的竞争力和效益；精细化管理注重流程化，强调流程的优化和规范化，使医院运营更加高效、顺畅；精细化管理强调全员参与，鼓励员工在各自岗位上发挥主动性、创造性和团队合作精神，共同推动医院的发展。

（三）精细化管理的原则

精细化管理具有四大原则，分别为精简高效、精简高效、持续改进、以人为本。具体如表1-1所示：

表1-1　精细化管理的原则

原则	具体表现
精简高效	精细化管理追求精简高效，通过优化流程、减少冗余环节，提高医院的运营效率和效益
系统思考	精细化管理要求系统思考，从全局角度出发看待问题，综合考虑各环节之间的相互影响和整体效果
持续改进	精细化管理注重持续改进，不断优化管理流程、提升管理效率和质量
以人为本	精细化管理以人为本，尊重员工、关注员工成长和发展，激发员工的积极性和创造力

二、精细化管理的重要性

医院精细化管理是确保医院稳定发展的关键所在。通过对医院管理过程进行细致化的规划、设计、组织、实施和监控，不仅可以规范化、标准化、自动化、信息化地推进医疗服务流程，优化医疗资源配置，提高医疗服务效率和质量，实现医疗经营管理的系统化和精细化，还可以打通医疗服务的信息链条，使医院可以全面提升各项战略、服务、效益管理水平，最终实现更加健康、更加可持续的发展。具体来说：

医院的精细化管理可以提高医疗服务效率。在提高医疗服务效率方面，精细化管理可以给医院管理带来全面的加值。因为医院内部需要协调的业务很多，这种协调的手段过于依赖手工操作和人工干预，非常耗时和耗力。而精细化管理可以通过数据化运营、信息化管理，提高内部业务处理效率，有效缩短医患交流过程的时间和周期，稳定医患关系。

医院的精细化管理可以提高医疗服务质量。随着医疗卫生技术的进步，医疗服务质量日益成为人们关注的焦点。而医院精细化管理可以规范医疗服务流程，提高各项服务的标准化和规范化程度，保证医疗服务质量达到国家标准和行业要求。医院通过全面的质量监控机制和严格的服务质量考核，确保提供的医疗服务质量始终遵循科学、公正、严谨、规范的原则。

医院的精细化管理可以提高医院的社会形象。医院是社会公共服务机构的一个重要组成部分。医院管理水平的高低直接关系到社会形象和公众信任度。精细化管理可以由医院内部管理业务出发，有效规范管理规程和流程，提高医患关系质量，有效解决受患者投诉和事故烦扰等问题，从而提升医院社会形象，增加社会公众对医院的信任和认可。

医院的精细化管理可以实现医疗服务企业化。医院管理是一项综合性强、机构性复杂、业务性特殊的行业，除了保障医院的稳健发展，还要抓住市场机遇，提高品牌和服务的市场销售收入。而精细化管理可以将医疗服务经营问题、品牌形象、销售收入综合管理起来，将需要企业管理的各项业务进行系统优化，提高单个流程处理的速度和精准度、降低成本，从而让企业在规模、效益和效率上都有了显著提升。

医院的精细化管理可以促进医疗卫生资源优化配置。医疗卫生资源优化配置可以解决医疗卫生服务资源分配不平衡的情况，让更多的患者实现更好的医疗卫生服务，从而满足社会对医疗卫生服务的需求。在这里，精细化管理不仅可以通过科学规划、选择合适的技术、构建合适的系统和设施优化分配，还可以借助互联网科技扩大医疗资源的服务范围、缩短患者等待时间，实现合理为患者配置医疗服务资源。

三、精细化管理的实施要点

（一）制定精细化管理方案

制定精细化管理方案是实施精细化管理的首要任务。医院必须根据自身的实际情况，明确管理目标、重点任务和实施步骤。在制定方案的过程中，应充分考虑医院的目标、文化背景、医疗特色等因素，确保方案既符合医院的实际情况，又能满足患者的需求。

首先，明确目标是制定精细化管理方案的重要前提。医院需要明确自身的管理目标，这包括提高医疗服务质量、保障病人安全、提高效率等。在设定目标的过程中，医院应充分考虑市场和患者的需求，以患者为中心，以提高医疗服务质量为重点，明确短期和长期目标，并制定可行的实施计划。

其次，确定重点任务是制定精细化管理方案的核心内容。医院应根据自身的实际情况和患者需求，确定实施精细化管理的重点任务。这包括优化医疗服务流程、提高医护人员的专业素养和工作积极性、合理配置和利用医疗资源、推动医学科学的发展等。在确定重点任务的过程中，医院应充分考虑各项任务的相互关系和影响，确保各项任务能够协同推进。

最后，制定实施步骤是制定精细化管理方案的重要环节。医院应根据确定的精细化管理的重点任务，制定具体的实施步骤。这包括建立完善的安全管理制度和规范的工作流程、加强医护人员的安全意识培训和教育、建立完善的应急预案和危机处理机制等。在制定实施步骤的过程中，医院应充分考虑各项任务的难度和资源需求，确保实施步骤具有可操作性和可行性。

（二）优化医疗流程

优化医疗流程是实施精细化管理的关键环节。医院应对各项医疗流程进行全面梳理和分析，找出瓶颈和冗余环节，通过流程再造和优化，提高医护人员的工作效率和质量。同时，应建立标准化操作规范和流程制度，使各项工作有章可循、有据可查。

首先，全面梳理各个科室的流程是优化医疗流程的基础。医院应对各项医疗流程进行全面梳理和分析，找出存在的问题和瓶颈。这包括对医疗服务的全过程进行深入了解和分析，找出存在的冗余环节和低效环节，以及医护人员的医疗流程中存在的问题等。通过对业务流程的全面梳理和分析，医院可以更好地了解自身的业务特点和需求，为优化医疗流程提供依据。

其次，流程再造和优化是优化医疗流程的核心内容。医院应根据梳理出的瓶颈和冗余环节，进行流程再造和优化。这包括对医疗服务流程进行重新设计和规划、对医护人员的医疗流程进行改进和完善等。通过流程再造和优化，医院可以提高工作效率和质量，减少资源浪费和成本支出。同时，医院还可以引入先进的医疗技术和设备，提高医疗水平和服务质量。

最后，建立标准化操作规范和流程制度是优化医疗流程的重要保障。医院应建立标准化操作规范和流程制度，使各项工作有章可循、有据可查。这包括制定标准化的医疗服务流程、医疗流程和管理流程等。通过建立标准化操作规范和流程制度，医院可以确保各项工作的规范性和一致性，从而提高工作效率和质量，同时还可以加强对医护人员的培训和教育，提高其专业素养和工作积极性，为精细化管理提供更好的保障。

（三）强化员工培训和教育

医院强化员工培训和教育是实施精细化管理的必要保障。通过开展各类培训活动提高员工的业务技能和管理素质，使其能够更好地适应精细化管理的需求。同时，加强医院文化建设，培养员工的责任感和团队精神，为精细化管理提供良好的医院管理氛围。

医院开展各类培训活动是强化员工培训和教育的基础。医院应根据医护人员的岗位需求和职业发展规划，制定相应的培训计划和课程设置。针对不同层次和岗位的医护人员进行分类培训内容，包括医疗技术、服务态度、医疗安全等方面。通过培训提高医护人员的业务技能和管理素质，使其能够更好地适应精细化管理的需求，同时加强医护人员的沟通和协作能力培养，提高医疗团队的凝聚力和战斗力。

加强医院文化建设是强化员工培训和教育的关键环节。医院应建立积极向上、富有团队精神的文化。医院可以通过开展各类文化活动，增强员工的归属感和责任感，培养员工的团队精神和服务意识，使其能够更好地为患者服务，为医院发展贡献力量。同时，建立完善的激励机制和考核机制，激励员工积极进取，不断提高自身的业务素质和服务质量，从而为医院的精细化管理提供更好的保障。

第四节 医疗流程、技术、质量等多元精细化管理概述

一、医疗流程的精细化管理

（一）医疗流程优化和标准化

医疗流程的精细化管理是通过对医疗流程进行优化和标准化，提高医疗服

务的质量和效率来实现的。具体的实施策略包括：

医疗流程的分析与改进。通过分析病人就诊流程中的瓶颈和问题，制定具体的改进方案，包括优化就诊排队、挂号、诊断、治疗、出院等环节，缩短患者的等待时间，提高就诊效率。

医疗流程的标准化。制定医疗操作规范和流程标准，确保医疗行为达到统一的标准要求。例如，制定手术室使用的手术器械清单、手术前后的消毒程序等，以减少错误和意外事件的发生。

患者信息管理系统的应用。建立和完善患者信息管理系统，通过电子化记录病历和医疗数据，提高数据共享和传递效率，减少医疗流程中的信息丢失和重复操作。

医疗流程监控与评估。建立医疗流程监控和评估机制，及时发现问题和风险，并采取相应的改进措施。例如，设立临床路径管理小组，对特定疾病的治疗方案进行评估和调整。

（二）医疗资源的合理配置与利用

合理配置和利用医疗资源是医疗流程精细化管理的重要内容，直接影响到患者的就医体验和医疗服务的质量。因此，医院的医疗流程中，合理配置和利用医疗资源显得尤为重要。具体策略包括：

诊疗设备的合理调配。根据医疗需求和患者就诊情况，合理配置和调配诊疗设备，确保设备的高效利用。例如，根据不同科室的需求优化设备分配，避免设备闲置或过度使用的情况。

药品和耗材的管理优化。建立药品和耗材的采购、库存和使用管理机制，确保药品和耗材的有效供应和合理使用。通过优化库存管理和消耗控制，降低医疗费用，提高资源利用效率。

人力资源的合理配置。根据各科室的工作负荷和需求，合理配置医务人员和护理人员，确保医疗团队的协同工作，提高服务效率和质量。

空间布局与流程优化。优化医院的空间布局，确保医疗流程的顺畅进行。例如，合理设置诊室、手术室、病房等区域，提供便捷的就诊环境和舒适的住院条件。

（三）信息技术的应用与管理

随着人口老龄化的加剧和医疗服务需求的不断增长，如何提高医疗流程的效率和质量成为一个亟待解决的问题。信息技术在医疗流程精细化管理中扮演着重要角色。信息技术的发展为医疗流程的精细化管理提供了新的解决方案。具体来说：

1.电子病历系统的建立与应用

建立电子病历系统，实现病历信息的电子化管理和共享，提高医疗数据的准确性和可靠性。通过电子病历系统，医生可以更快速、准确地获取患者的病历信息，提高诊断和治疗的效率。

2.医疗信息管理系统的建设

建立医疗信息管理系统，实现对医疗流程的全面监控和管理。通过系统化的数据采集和分析，及时了解医院的运行情况，指导决策和改进工作。

3.远程医疗技术的应用

利用远程医疗技术，可以实现医生与患者、医生之间的远程会诊和沟通，减少患者因交通等原因导致的时间和经济成本。

4.医疗信息安全管理

加强医疗信息的安全管理，保护患者隐私和医疗数据的安全。采取措施防范信息泄露和恶意攻击，确保医疗信息的安全性和机密性。

（四）监控与评估体系的建立

监控与评估体系在医疗流程精细化管理中起到了重要的作用。通过对医疗流程的监控与评估，可以及时发现问题、改进流程，并提高医疗服务的质量和效率。为了实现医疗流程的精细化管理，需要建立相应的监控与评估体系。具体策略包括：

策略一：建立关键指标体系。制定医疗流程相关的关键指标，包括就诊时长、患者满意度、医疗错误率等，用于监控医疗流程的质量和效率。

策略二：定期监测和评估。定期对医疗流程进行监测和评估，发现问题和风险，并采取相应的改进措施。通过定期的数据分析和绩效评价，及时进行优化和调整。

策略三：强化质量管理与持续改进。将医疗流程的精细化管理纳入质量管理体系，建立和运行有效的质量管理机制。通过质量管理的持续改进，不断优化医疗流程，提高医疗服务的质量和效率。

策略四：培养和激励优秀的医疗团队。医院可以建立激励机制，鼓励医务人员积极参与医疗流程的精细化管理工作。同时，加强医疗人才的培养，提高医务人员的管理水平和专业能力，推动医院整体服务水平的提升。

二、医疗技术的精细化管理

技术的精细化管理在医疗流程中发挥着不可忽视的价值。接下来，将从技术的规划与标准化、设备维护和更新、技术培训与知识管理、技术创新与应用推广四个方面阐述医疗技术的精细化管理在医疗流程中的重要价值。

（一）技术规范与标准化

技术规范与标准化是医疗流程中重要的一环。通过制定、实施和执行统一的技术规范和标准，可以确保医疗操作的准确性、安全性和有效性。这包括严格遵守医疗操作规程，规范医务人员的行为和操作，确保每个步骤都符合规范要求。此外，还需要加强对技术操作的监督和评估，及时发现问题并采取纠正措施，以提高技术操作的质量和安全性。

（二）设备维护与更新

设备维护与更新是保证医疗技术正常运转的关键环节。通过建立设备维护管理体系，制定详细的设备维护计划和流程，定期对设备进行检修、清洁和校准，以确保其稳定运行和性能达标。同时，要及时更新和升级设备，引进先进的医疗技术设备，以适应不断变化的医疗需求和技术发展。

（三）技术培训与知识管理

医务人员的技术素养和知识水平对医疗流程的执行质量和安全性至关重要。因此，需要加强技术培训与知识管理，提供系统化、全面化的培训计划和课程，包括理论知识、实践操作和应急处理等方面的培训。同时，建立知识管理系统，收集、整理和传播最新的医疗技术知识，提高医务人员的专业素养和技能水平。

（四）技术创新与应用推广

医疗技术的创新和应用推广是提升医疗质量和效率的重要手段。通过积极推动科研与创新，鼓励医务人员参与临床研究和技术改进，不断推陈出新，开展新技术和新方法的探索和应用。同时，要加强技术交流与合作，推动技术成果的共享和推广，促进技术创新在医疗流程中的应用，提高诊疗精准度和效果。

三、医疗质量的精细化管理

在医疗精细化管理中，质量管理是至关重要的环节。医疗行业是一个关乎人类健康和生命的特殊领域，任何质量问题都可能对患者造成严重影响。而质量管理的目的就是为了确保在医疗过程中能够提供高品质的服务，从而保障患者的安全和健康。质量精细化管理包括以下几方面：

（一）质量管理体系的建立

建立完善的质量管理体系是保障医疗流程质量和安全的基础。通过制定质量管理相关政策、制度和流程，建立明确的责任体系和工作机制，确保医疗流程各个环节都有明确的质量要求和控制措施。同时，要加强质量管理的监督和评估，进行定期的质量审核和内部审计，及时发现问题和风险，并采取相应的改进措施，不断提高医疗流程的质量和安全性。

（二）质量绩效指标的制定与监测

制定科学合理的质量绩效指标，可以客观评价医疗流程的执行效果和质量水平。通过设定关键绩效指标并进行监测和评估，可以及时发现问题和改进空间，推动医务人员不断提升工作质量和效率。同时，要建立质量数据统计和分析系统，对质量绩效指标进行监测和分析，为质量改进提供科学依据。

（三）临床路径管理与质量改进

临床路径管理是一种基于证据的、规范化的诊疗模式，通过制定标准化的临床路径和操作流程，指导医务人员进行诊疗活动，提高医疗质量和效率。通过优化临床路径和持续改进，可以减少不必要的医疗操作和资源浪费，提高患者满意度和疗效。同时，要加强对临床路径执行情况的监测和评估，及时发现问题并采取措施加以改进。

（四）不良事件的管理与预防

不良事件的管理与预防是保障医疗流程安全性和质量的重要环节。通过建立完善的不良事件报告和管理机制，鼓励医务人员积极主动报告和分析不良事件，及时采取纠正措施，并进行经验总结和教训借鉴。同时，要加强不良事件的预防工作，通过风险评估和安全检查等手段，识别和处理潜在风险，提高医疗流程的安全性和稳定性。

四、人员的精细化管理

（一）人员编制与配置优化

在当今的医疗环境中，人员编制与配置的合理化显得尤为重要。一个医院要想提供优质的医疗服务，首先必须确保医疗流程的顺利进行。而要做到这一点，科学评估和规划医务人员的数量和职能是至关重要的。这不仅涉及日常的医疗服务工作，也包括应对突发事件和高峰期的工作压力。因此，医院需要制定一套合理的人员编制和配置方案，确保医务人员数量和职能的合理分配，并根据工作需求进行及时调整。在进行人员编制与配置优化的过程中，医院需要充分考虑以下几个方面：

第一，明确岗位职责。医院应该为每个岗位制定明确的职责和要求，确保每个医务人员都清楚自己的工作内容和职责范围。这样可以避免工作重叠和交叉，提高工作效率。

第二，匹配专业技能。在配置人员时，医院应充分考虑每个医务人员的专业技能和特长，确保他们能够胜任各自的工作。这样可以充分发挥每个医务人员的优势，提高工作满意度。

第三，均衡工作量。医院应合理分配医务人员的工作量，避免出现工作量过大或过小的情况。如果工作量不均衡，不仅会影响工作效率，还可能导致医疗服务质量下降。

第四，灵活调整。医院应根据季节、疫情等因素的影响，对人员编制和配置进行灵活调整。例如，在流感高发期，可以增加发热门诊和呼吸科医生的力量；在流感缓解期，可以调整人员到其他科室支援。通过科学评估、合理配置和灵活调整，医院可以确保医疗流程的顺利进行，提高医务人员的工作效率和工作满意度。

（二）人员培训与专业技能提升

医务人员的专业素养和技能水平是提供高质量医疗服务的关键因素。因此，医院必须重视医务人员的培训和发展，不断提高他们的专业素养和技能水平。在人员培训和专业技能提升方面，医院可以采取这样一些管理举措：

医院应定期组织专业技术培训和知识更新活动，让医务人员不断学习和掌握最新的医学知识和技术，这些培训可以包括基础医学知识、专业技能、临床实践等；除了理论知识培训外，医院还需要重视实践操作训练，让医务人员在实践中掌握技能，例如，可以组织手术模拟训练、急救演练等实践活动；医院应加强团队合作的培养和管理，让医务人员在团队中相互学习、共同进步，可以通过开展团队建设活动、实施跨科室轮转等方式来提高医务人员的团队协作能力；医院还应该为每个医务人员制定个人发展规划，帮助他们实现职业成长和发展，这可以包括提供进修机会、鼓励参加学术会议等措施。

通过以上措施的实施，医院可以提高医务人员的专业素养和技能水平，使他们更好地适应医疗流程的要求和发展。同时，这些措施还可以增强医务人员的自信心和归属感，提高他们的工作满意度和忠诚度。

（三）激励机制与绩效考核

要激发医务人员的工作积极性和创造力，建立激励机制和绩效考核体系是至关重要的。通过设定明确的目标和指标，进行绩效评估和考核，及时反馈和奖惩，可以激励医务人员不断提高工作质量和效率，推动医疗流程的优化和改进。在激励机制与绩效考核方面，医院可以这样做，如表 1-2 所示：

表 1-2：医院激励机制与绩效考核参考

医院激励机制与绩效考核参考	
目标设定明确	医院应设定明确的工作目标和任务，让每个医务人员都清楚自己的工作内容和要求。这些目标应该与医疗流程的优化和改进紧密相关

医院激励机制与绩效考核参考	
考核指标科学	绩效考核的指标应该科学、合理,能够全面评估医务人员的工作表现和业绩。这些指标应该包括工作效率、服务质量、患者满意度等多个方面
奖惩制度合理	医院应该建立合理的奖惩制度,对表现优秀的医务人员进行奖励和激励,对表现不佳的医务人员进行适当的惩罚和教育
反馈机制及时	医院应建立及时反馈机制,对医务人员的工作表现进行及时评价和反馈。这可以帮助医务人员了解自己的不足之处并加以改进
职业发展机会	医院还可以为医务人员提供职业发展机会,例如晋升机会、职称评定等。这样可以激发他们的工作积极性和创造力,推动他们不断发展和进步

通过以上措施的实施,医院可以建立科学、合理的激励机制和绩效考核体系,激发医务人员的工作积极性和创造力,推动医疗流程的优化和改进。同时,这些措施还可以提高医务人员的工作满意度和忠诚度,增强医院的凝聚力和竞争力。

（四）团队合作与沟通管理

医疗流程需要医务人员之间的密切合作和有效沟通。因此,加强团队合作的培养和管理是至关重要的。通过建立良好的团队氛围和有效的沟通机制,促进协作和信息共享,可以提高团队协同工作的能力和效果。在团队合作与沟通管理方面,医院可以从这几个方面来进行精细化管理:

1.培养积极良好的团队氛围

医院应积极营造良好的团队氛围,让医务人员在轻松、和谐的环境中工作和学习。这可以通过组织团队建设活动、鼓励员工交流互动等方式实现。良好的团队氛围可以增强医务人员的凝聚力和归属感,提高他们的工作积极性和满意度。

2.建立和谐顺畅的沟通机制

医院应建立有效的沟通机制,确保医务人员之间的信息传递畅通、及时、准确。这可以包括定期召开科室会议、鼓励员工提出建议和意见、建立信息共享平台等方式。有效的沟通机制可以促进医务人员之间的协作和信息共享,提高工作效率和质量。

3. 培训团队合作精神

医院应定期组织团队合作培训，提高医务人员的团队协作能力和意识。这可以包括团队建设活动、沟通技巧培训、合作案例分析等方式。通过培训，医务人员可以更好地了解彼此的工作和需求，学会更好地协作和配合。

4. 创建合理的激励与奖励机制

医院应建立激励与奖励机制，对团队合作表现优秀的医务人员进行奖励和激励。这可以包括设立团队奖项、给予优秀团队成员个人奖励等方式。激励与奖励机制可以激发医务人员的工作积极性和创造力，推动他们更加积极地参与团队合作和沟通管理。

5. 领导进行示范与引导

医院领导应该以身作则，示范并引导医务人员积极参与团队合作和沟通管理。领导的支持和关注可以增强医务人员的信心和动力，推动团队合作的深入发展。

通过以上措施的实施，医院可以建立良好的团队合作与沟通管理机制，提高医务人员之间的协作能力和信息共享水平。这有助于提高医疗服务的效率和质量，提升患者的满意度和信任度。同时，良好的团队合作与沟通管理还可以增强医院的凝聚力和竞争力，推动医院的可持续发展。

五、设施与资源的精细化管理

（一）医院设施规划与布局优化

医院设施的规划和布局是医疗机构建设中至关重要的一环。科学合理的规划和设计可以优化医疗流程，提高工作效率，改善服务质量，减少患者等待时间和移动距离，提高医疗资源的利用效率。

首先，医院设施的规划应该基于充分的市场调研和需求分析。通过了解当地人口结构、医疗需求和未来发展趋势，确定医院的规模、功能定位和服务范围。规划应当充分考虑到不同科室的相互关系和依赖性，使医院各个部门之间的流程线路简洁顺畅，避免交叉干扰和资源浪费。

其次，医院的布局设计应充分考虑患者、医护人员和设备的流动性。不同科室之间的距离和相对位置应当根据工作流程进行合理安排，将相关科室或区域紧密连接，避免不必要的移动和时间浪费。在同一楼层内，诊疗区域、住院区域、手术区域等应当尽量靠近，以便医务人员快速响应和提供连续的医疗服务。

最后，医院设施的规划和布局还需要考虑到患者的就医体验和舒适度。在候诊区域设置充足的座位和舒适的环境，合理规划走廊和通道的宽度，确保患者和病床的顺利通过。另外，对于特殊人群如老年患者、残障人士等，需要提供无障碍设施，确保他们能够方便安全地进出医院和使用医疗设施。

（二）资源供应链管理与效率提升

医疗流程离不开各种资源的支持，包括药品、耗材、设备等。为了提高资源的采购效率和利用效益，医院应建立完善的资源供应链管理系统，加强与供应商的合作与沟通。

首先，医院需要建立一套完整的供应链管理制度，规范采购流程和各个环节的责任和权限，确保资源的及时供应和合理配置。同时，采购部门应与供应商建立长期稳定的合作关系，保证供应商的信誉和资质符合要求。

其次，医院可以借助信息化技术建立电子采购平台和库存管理系统，实现资源的统一管理和动态监控。通过及时准确的库存信息，医院可以根据实际需求制定采购计划，避免过剩或缺货的情况发生。此外，医院还可以与供应商建立互联网联盟，共享信息和资源，提高采购效率和价格谈判能力。

最后，医院应对资源的使用进行合理统筹和调配。通过科学预测和精细管理，避免资源的浪费和过度使用。在设备使用方面，可以引入设备共享和优化排程的概念，合理安排设备的使用时间，以最大限度地提高设备的利用率。

（三）设备设施的能耗管理与环保

为了节约能源和保护环境，医院需要加强设施设备的能耗管理和环保工作。通过技术手段和管理措施，降低设备的能耗水平，推广节能设备和技术，提高资源利用效率和环境可持续性。

首先，医院可以采用能源监测系统，实时监控设备的能耗情况，并对能耗高的设备进行优化调整。通过设备巡检和维护，及时发现和修复能源泄漏和能效低下的问题。

其次，医院可以推广使用节能设备和技术，如 LED 照明、高效节能空调等，通过替换和升级现有设备，降低能耗和排放。此外，医院还可以在建筑设计中考虑能源利用率和环保要求，采用节能材料和技术，提高建筑的能效性能。

最后，医院应加强员工的能源管理培训和意识教育，提高员工对能耗问题的认知和重视程度。通过普及环保知识和宣传节能理念，鼓励大家从日常行为做起，共同参与节能减排的工作。

（四）资产管理与维护保养

医院的设备和设施是重要的资产，需要进行有效的管理和维护保养。建立完善的资产管理体系，包括设备档案管理、维修保养计划和预防性维护等方面，确保设备的正常运行和寿命的延长。

首先，医院应建立设备档案管理系统，对设备进行全面的登记和归档，包括设备基本信息、购置日期、维修保养记录等。通过建立详细的档案，医院可以准确了解设备的状态和维修需求，提前预防和处理设备故障。

其次，医院应制定科学合理的维修保养计划，确保设备按时进行例行保养和检修。通过定期巡检和维护，及时发现设备存在的问题并进行修复，避免因设备故障导致的工作中断和服务不可用。

最后，医院还应开展预防性维护工作，采取措施延长设备的使用寿命。通过定期更换易损件和进行设备改造升级，提高设备的稳定性和安全性，减少故障和事故的发生。

（五）设施安全与灾害防控

设施安全和灾害防控是保障医疗流程的重要保障。医院应建立安全管理制度和应急预案，加强设施的维护和巡检，提高设施的安全性和防灾能力，保障医疗流程的连续性和安全性。

首先，医院应制定安全管理制度，明确各个部门和人员在设施安全方面的责任和义务。加强日常的巡检和检测工作，及时发现和处理安全隐患，确保设施的安全运行。

其次，医院应建立健全的应急预案和逃生演练机制，提高应对突发事件和灾害的能力。定期组织应急演练，提高员工的应急反应能力和处置技能，确保在紧急情况下能够迅速、有序地转移患者和保障工作人员的安全。

最后，医院还应加强合理消防设施的设置和使用，包括消防通道、灭火器等。定期进行设施检测和维护，保证设施的正常运行和有效性。

总之，医院设施的规划与布局优化、资源供应链管理与效率提升、设备设施的能耗管理与环保、资产管理与维护保养以及设施安全与灾害防控等方面都是医疗机构建设中重要的环节。通过科学规划、合理布局和有效管理，可以提高医院的工作效率和服务质量，优化医疗流程，为患者提供更好的医疗体验。

第二章　医院党务管理

第一节　医院党务管理的定义与重要性

一、医院党务管理的定义

（一）医院党务管理的定义

医院党务管理是指，在医院组织内，依据党的组织原则和党的章程，党组织对医院全体党员的活动和行为进行规划、组织、指导、监督和协调的过程。它包括党的组织建设、思想建设、作风建设、反腐倡廉建设、制度建设等方面，是党组织在医院内履行职责、发挥作用的重要手段和方式。

（二）医院党务管理的特点

医院党务管理的内涵是丰富多样的。主要体现在四大方面，下面详细来阐述其具体特点：

1. 政治性

党务管理是党的建设的重要环节，具有鲜明的政治性。它涉及医院全体党员对党的纲领、方针政策、工作计划的贯彻执行，以及党的组织、制度、作风、反腐倡廉等方面的发展方向和具体工作。

2. 规范性

党务管理具有规范性，它要求医院党员的组织和党员的行为符合党的章程和相关法规，维护党的纪律和规矩。同时，党务管理还涉及党的干部选拔、任用、考核、评价等环节，要求按照规定的程序和标准进行。

3. 实践性

党务管理是实践性很强的工作。它不仅要求对医院全体党员对党的理论有深入的理解，还需要在实践中不断探索和创新。只有将理论与实践相结合，才能更好地推动党的建设和发展。

4.群众性

党务管理具有群众性，它要求医院全体党员密切联系群众，了解群众的需求和利益诉求，及时反映群众的意见和建议，为群众服务，接受群众的监督。

医院党务管理旨在加强党组织的领导，推动医院管理的规范化和科学化，提高医疗服务质量，改善医患关系，促进医院的可持续发展。通过党的组织和政治监督，医院党务管理能够塑造良好的组织文化和价值观，激发医务人员的工作热情和责任感，促进医院整体素质的提升。医院党务管理是医院建设文明、和谐和健康的保障，也是保证党的领导始终坚强有力的重要保证。

（三）医院党务管理的原则

医院是社会的健康守护者，而党组织则是医院事业发展的坚强领导核心。在医院党委的正确领导下，医院党务管理需要坚持一系列原则，以确保医院党建工作的有效开展，推动医院事业的健康发展。这些原则如下：

坚持党的纲领是医院党务管理的原则之一。党务管理必须始终坚持党的纲领，贯彻执行党的路线、方针政策和各项工作计划。这是党务管理的根本原则。

遵守党的章程是医院党务管理的原则之一。党务管理必须遵守党的章程，贯彻执行党的组织原则和规章制度。这是维护党的团结统一和组织纪律的基础。

全面从严治党是医院党务管理的原则之一。党务管理必须全面从严治党，加强对党员的教育、管理和监督，严肃党的纪律，坚决反对不正之风。这是保持党的先进性和纯洁性的必然要求。

服务人民群众是医院党务管理的原则之一。党务管理必须服务人民群众，坚持群众路线，倾听群众呼声，关心群众疾苦，为群众谋利益。这是践行党的宗旨和巩固党的执政基础的重要体现。

改革创新是医院党务管理的原则之一。党务管理必须坚持改革创新，适应时代发展的需要和形势的变化，不断推进党的建设理论创新和实践创新。这是保持党的生机和活力的重要途径。

二、党务管理的重要性

医院党务管理的重要性无法忽视。党的领导是医院事业发展的核心，党组织是医院党建工作的坚强领导核心。医院党务管理要牢固树立党的意识形态，加强党员队伍建设，推动医院各项工作的规范有序进行，为人民的健康福祉奋斗。只有在党组织的正确领导下，医院才能做到真正服务人民、医者仁心，以高品质医疗服务满足人民群众的健康需求。下文将从"保证党的领导地位""推进党的建设工作""提高党组织的凝聚力和战斗力"三方面来加以阐述。

（一）保证党的领导地位

党务管理作为党的建设的重要组成部分，对于保证党的领导地位具有至关重要的意义。在医院的党务管理中，通过科学有效的管理方法，我们可以确保党员队伍的纯洁性和先进性，提高党员的政治素质和组织纪律性。这样可以使党员更好地履行职责和使命，发挥先锋模范作用，从而更好地领导中国特色社会主义事业的发展。具体而言，党务管理通过以下方面来保证党的领导地位：

严格医院党员发展和管理。通过制定严格的医院党员发展计划和程序，确保党员队伍的纯洁性和先进性。同时，加强医院里党员的日常管理和教育，提高党员的政治素质和组织纪律性。

加强医院里党员干部队伍建设。通过制定科学的干部选拔任用机制，选拔医院党员中具有优秀领导才能的干部，建设一支高素质的干部队伍。同时，加强干部培训和教育，提高干部的政治素质和领导能力。

推动医院里党的组织建设。通过建立健全党的组织架构和工作机制，加强党的基层组织建设，提高党的组织力和凝聚力。同时，加强党员代表和委员会的选举和管理，确保党的领导层的代表性、先进性和组织力。

加强医院里党的作风建设。通过加强党员的思想教育和作风建设，培养党员的良好作风和行为习惯。同时，坚决反对不正之风，维护党的形象和威信。

通过以上措施和方法，医院党务管理可以有效地保证党的领导地位，推动中国特色社会主义事业的发展。

（二）推进医院内部党组织的建设工作

党务管理是推进党的建设工作的关键环节，它可以推动党的思想建设、组织建设、作风建设、反腐倡廉建设和制度建设等各方面的建设工作向更高水平发展。具体而言，党务管理在推进党的建设工作方面具有以下作用：

推动思想建设。通过开展医院内党员思想政治教育，引导党员坚定理想信念，提高政治素质和思想觉悟。同时，加强对马克思主义、毛泽东思想、邓小平理论、"三个代表"重要思想、科学发展观、习近平新时代中国特色社会主义思想等重要思想的学习和研究，推动党的思想建设向更高水平发展。

推动组织建设。通过建立健全医院内部党的组织架构和工作机制，加强党的基层组织建设，提高党的组织力和凝聚力。同时，加强党员管理和教育培训，提高党员的组织纪律性和先锋模范作用。

推动作风建设。通过加强党员的思想教育和作风建设，培养党员的良好作风和行为习惯。同时，坚决反对不正之风，维护党的形象和威信。

推动反腐倡廉建设。通过建立健全医院内部的反腐倡廉机制和制度体系，加强对党员干部的监督和管理。同时，开展廉政教育和宣传活动，提高党员干部的廉洁自律意识。

推动制度建设。通过在医院内部制定和完善党内规章制度和监督机制，规范党内组织和党员的行为和关系。同时，加强制度执行和监督力度，确保制度的贯彻执行和效果。

通过以上措施和方法，医院内部的党务管理可以有效地推进党的建设工作向更高水平发展。

（三）提高党组织的凝聚力和战斗力

医院内部的党务管理通过规范党员行为和党内关系，加强对党员的教育、管理和监督，增强党员的组织观念和纪律意识，提高党组织的凝聚力和战斗力。同时，通过服务群众和维护群众利益，可以增强党组织在群众中的影响力和号召力，进一步巩固党的执政基础和社会基础。具体而言，可以从以下几个方面来提高医院党组织的凝聚力和战斗力：

加强医院内党员管理。通过建立健全党员管理制度和机制对党员进行科学化、规范化管理，确保每个党员都能够履行自己的职责和义务发挥自己的作用从而增强党组织的凝聚力和战斗力。

加强医院内党员的教育培训。通过开展各种形式的教育培训活动，提高党员的政治素质、业务能力和先锋模范意识，使党员更好地为党和人民服务，增强党组织的凝聚力和战斗力。

加强医院内部党内民主建设。通过加强医院内部党内民主制度建设和监督机制，确保党员的知情权、参与权、表达权和监督权得到充分保障，使党员能够积极参与到党组织的决策和管理中，增强党组织的凝聚力和战斗力。

加强医院内部党员服务群众工作。通过深入基层、了解民意、解决民难，积极为群众服务，增强党组织与群众的联系，提高党组织的凝聚力和战斗力。同时，也可以增强群众对党组织的信任和支持，进一步巩固党的执政基础和社会基础。

加强医院内部党员的宣传教育工作。通过在医院内部开展各种形式的宣传教育工作，引导广大党员和群众深入了解党的路线方针政策和各项决策，增强党员和群众对党的认同感、归属感，从而增强党组织的凝聚力和战斗力。

第二节　医院党务管理的实施策略与方法

一、建立健全党组织和党委领导体制

（一）建立完善的党组织架构

医院应建立健全党组织架构，形成由党总支、党支部、党小组等层级组成的完整体系。这种层级结构有助于确保党的组织和领导在医疗服务中的全面覆盖和有效发挥。

党总支作为医院党组织的最高领导机构，应负责制定党的总体政策和战略，对全院的党组织和党员进行管理和指导。党支部是党总支的下属机构，负责具体组织和实施党的政策和任务，对党员进行管理和监督。党小组是党支部的下属机构，负责组织党员学习、讨论党的方针政策，并指导党员在医疗服务中发挥先锋模范作用。

在建立党组织架构的过程中，医院应明确各级党组织的职责和任务，确保每个层级都能充分发挥作用。党总支应把握医院党建工作的总体方向，制定科学合理的政策和规划；党支部应积极落实党的政策和任务，组织党员开展医疗服务活动；党小组应密切联系党员，及时掌握党员的思想动态和工作情况，为党员提供指导和帮助。

同时，医院应建立完善的党员档案管理制度，对党员的基本信息、学习情况、工作表现等进行全面记录和管理。这有助于了解党员队伍的整体情况和个体差异，为开展有针对性的党建工作提供依据。

（二）加强党委领导班子建设

医院党委领导班子是医院党的建设和发展的核心力量，对于提高医院党建工作的质量和水平具有至关重要的作用。因此，医院应注重加强党委领导班子建设，提高班子成员的政治素质、领导能力和专业水平。

医院应选拔具有较高政治素质和党性观念的党员干部进入党委领导班子。这些干部应具备坚定的理想信念、较高的理论水平和对党的忠诚度。其次，医院应加强对党委领导班子的培训和教育，提高他们的领导能力和专业水平。通过定期举办培训班、专题讲座等形式，帮助班子成员掌握现代医院管理知识、医疗技术最新进展等方面的专业知识。同时，还应注重培养班子成员的团队协作精神和服务意识，使其能够更好地发挥领导作用。

医院应建立健全党委议事规则和决策程序，确保党委决策的科学性和民主性。在制定重大决策时，应广泛听取各方意见和建议，充分发扬民主精神，确保决策的科学性和可行性。同时，还应建立健全监督机制，对党委领导的决策进行监督和评估，确保决策的有效实施。

（三）强化党组织在医疗服务中的引领作用

医院党组织应积极引领广大党员在医疗服务中发挥先锋模范作用，推动医疗服务和党建工作的深度融合。这可以通过以下几个方面来实现：

医院党组织可以制定一系列优惠政策，鼓励党员医护人员在实际工作中践行社会主义核心价值观，积极投身公益事业。例如，设立党员先锋岗、开展志愿服务活动等，激励党员在医疗服务中发挥模范带头作用。

医院党组织应加强对党员的思想教育，引导他们树立正确的价值观和职业观。通过开展主题教育活动、组织座谈会等形式，帮助党员深入理解社会主义核心价值观的内涵和实践意义，增强他们的责任感和使命感。

医院党组织应及时总结和推广先进经验和典型事迹，鼓励广大党员医护人员在医疗服务中不断创新和进取。这可以通过举办经验交流会、评选优秀党员医护人员等方式实现。

医院党组织应加强对医疗服务工作的监督指导，确保党员医护人员在实际工作中严格遵守党的纪律和规定。同时，应建立健全奖惩机制，对表现优秀的党员医护人员进行表彰和奖励，对违纪违法行为进行严肃处理。

通过以上措施的实施，医院党组织可以更好地引领广大党员在医疗服务中发挥先锋模范作用，推动医疗服务和党建工作的深度融合。这将有助于提高医疗服务和党建工作的质量和水平，为医院的可持续发展提供坚实的组织保障。

（四）加强党务公开和民主管理

加强党务公开和民主管理是医院党建工作的重要内容之一。医院应建立健全相关制度和工作机制，通过多种渠道及时向职工群众公开医院重大决策、财务状况、业务情况等信息，加强与职工群众的沟通和联系，增强职工群众对医院的信任感和归属感。具体措施如下：

建立信息公开平台。医院应建立信息公开平台如官方网站、微信公众号等，定期发布医院的重大决策、财务报告等信息，方便职工群众查询和了解。同时，应设置专门的反馈渠道，收集职工群众的意见和建议，及时掌握职工群众的需求和关切问题并做出回应和解决。努力营造公正透明的环境，增强职工群众对医院的信任感和归属感，同时也有利于加强职工群众对医院工作的监督和参与管理，更好地推进医院的各项工作顺利开展。

定期召开职工代表大会。医院应定期召开职工代表大会，让职工群众有机会参与到医院的重大决策和管理中，共同商讨医院的发展大计，并积极为医院发展献计献策。医院通过民主管理的方式，增强职工群众的主人翁意识和责任感，同时也能够提高医院的凝聚力和向心力，为医院的可持续发展打下坚实的基础。

二、加强党风廉政建设

（一）加强廉政教育和纪律建设

医院作为提供医疗服务的公共机构，其管理水平和医疗服务质量直接关系到人民群众的健康和生命安全。因此，医院应加强对党员干部的廉政教育和纪律建设，通过定期开展党风廉政教育、警示教育等活动，增强党员干部的廉洁自律意识。具体而言，可以采取以下措施：

开展党风廉政教育。医院应定期组织党员干部学习党的纪律和规定，深入开展党风廉政建设的宣传教育，引导党员干部树立正确的世界观、人生观和价值观，增强廉洁自律意识。

警示教育。医院应通过组织参观警示教育基地、观看反腐倡廉影视作品等方式，加强对党员干部的反腐倡廉教育和警示。同时，还可以邀请纪检监察、司法等部门的专家进行专题讲座，深入剖析医疗行业中的不良案例，使党员干部深刻认识到其危害性和后果。

建立健全廉政制度。医院应建立健全廉政制度和规定，明确党员干部在医疗服务中的行为规范和职业道德要求。同时，应加强对党员干部的监督和管理，对违反纪律的行为进行严肃处理，营造风清气正的医疗服务环境。

（二）落实党风廉政建设责任制

医院应落实党风廉政建设责任制，明确各级党组织和党员干部在党风廉政建设中的职责和任务。具体而言，可以采取以下措施：

制定责任清单。医院应制定详细的党风廉政建设责任清单，明确各级党组织和党员干部的具体职责和任务。责任清单应包括党风廉政建设工作的目标、任务、责任人、完成时限等内容。

签订责任书。医院应与各级党组织和党员干部签订党风廉政建设责任书，确保责任落实到位。责任书应明确各级党组织和党员干部的责任范围和工作要求，以及相应的奖惩措施。

加强考核评价。医院应建立健全考核评价机制，对各级党组织和党员干部的党风廉政建设工作进行定期考核评价。评价结果应作为党员干部选拔任用、奖惩激励的重要依据。

严肃问责处理。医院应建立健全责任追究机制，对党风廉政建设工作不力的部门和个人进行问责处理。对于违反党的纪律、规定的党员干部，应按照相关法律法规和规定严肃处理，绝不姑息迁就。

（三）加强权力监督和制约

医院应加强权力监督和制约机制建设，通过建立健全内部审计制度、监察机制等措施，对医院内部的权力运行进行全面监督和制约。具体而言，可以采取以下措施：

加强内部审计制度建设。医院应建立健全内部审计制度，加强对医疗设备采购、药品采购、工程建设等领域的监督和管理。内部审计应包括事前审计、事中审计和事后审计三个环节，确保各项经济活动的合法性和合规性。

完善监察机制。医院应建立健全监察机制，加强对内部权力运行的监督和制约。可以设立专门的监察机构或配备专职监察人员，对医院内部的各项管理制度、业务流程进行全面监督检查，发现问题及时处理。

配合外部监督机构开展工作。医院应积极配合外部监督机构开展工作，及时向纪检监察、审计等部门提供相关资料和情况说明。同时，应主动接受社会监督，加强信息公开，及时处理群众反映的问题，维护医院的形象和声誉。

三、提升党员队伍建设和党员意识形态建设

（一）加强党员思想教育和政治引领

医院作为一个重要的组织单位，应当高度重视党员思想教育和政治引领工作。首先，医院可以通过定期开展理论学习活动，来提高党员的思想修养和理论水平。可以组织党员集中学习马克思主义理论，党的路线方针政策以及党的十九大报告等重要文献，使党员深刻理解党的指导思想和党的事业方向。此外，医院还可以邀请专家学者进行专题讲座，开展学术研讨会等形式，提供更多的知识和思想碰撞的机会，激发党员的学习热情和创新能力。

医院还应注重主题教育的开展，通过设置不同的主题，引导广大党员深入

了解和把握党的中心工作，如贯彻落实党的基本理论、基本路线和基本方略，推进党风廉政建设等。可结合医院实际，组织一些专题讲座、座谈会、经验交流和党课教育等活动，让党员们在实际工作中加深对党的指导思想的理解，并在具体岗位上解决实际问题。

同时，医院要加强对党员的政治引领，引导党员坚定理想信念，增强政治意识和大局意识。可以通过开展集体学习、座谈会、党课等形式，解读党中央重要文件和重要讲话精神，深入分析当前形势和任务，引导党员牢记入党初心，践行社会主义核心价值观，做到对党忠诚、服务人民、敢于担当、清正廉洁。

（二）完善党员发展和选拔机制

医院应建立健全党员发展和选拔机制，确保党员队伍的质量和水平。首先，医院应严格审核党员的发展申请，确保入党积极分子具备一定的政治觉悟和组织纪律性。可以通过严格的考察、面试和民主评议等方式对入党积极分子进行综合评估，确保党员队伍的质量。

同时，医院应加强对党员的培养和教育，引导他们在实际工作中发挥先锋模范作用。可以通过定期组织党员培训班、岗位轮换等形式，提高党员的能力素质，加强党性修养，努力培养一支政治过硬、业务精湛、作风优良的党员队伍。同时，要注重对党员的激励和关心关爱，建立健全激励机制，鼓励党员积极向上、勇于创新，在各项工作中取得卓越成绩。

另外，医院还应实行公开选拔制度，通过公正、公开的程序选拔优秀的党员担任重要职位。可以通过考试、面试、考核等方式，根据党员的政治表现和工作业绩进行评估，选拔出具备领导能力和组织能力的党员干部，为医院的可持续发展提供坚实的组织保障。

（三）加强党员管理和服务工作

医院应建立健全党员管理和服务工作制度，加强对党员的管理和服务，提高党员队伍的凝聚力和战斗力。

医院可以通过定期召开组织生活会、谈心谈话等形式，加强对党员思想情况的了解和引导。组织生活会是党员开展自我批评和互相监督的重要方式，可以帮助党员找到存在的问题并进行整改。而谈心谈话则是密切党员关系、解决党员个人问题的有效手段，可以及时发现和解决党员工作和生活中的困难，增强党员的归属感和责任感。

医院还应加强党员的培训和教育，提高党员的业务水平和综合素质。可以组织专题培训班、经验交流会等形式，让党员学习先进的医疗知识和技能，增强党员在各自岗位上的能力和素质，为提供优质医疗服务奠定基础。

医院还应加强对党员的关怀和服务，提供良好的工作和生活环境。可以建立健全党员权益保障机制，及时解决党员在工作中遇到的问题和困难，鼓励党员积极投身到医院改革发展中，发挥先锋模范作用。同时，要加强党员之间的交流与合作，营造团结友爱、互帮互助的良好氛围，提高党员队伍的凝聚力和战斗力。

四、加强党内组织建设和党员培养教育

（一）严格落实组织生活制度

为了加强医院党组织的建设，确保广大党员能够及时了解党的路线方针政策，增强党性观念和组织观念，医院应严格执行组织生活制度。这包括定期召开支部党员大会、支委会、党小组会以及组织生活会等方式。

定期召开支部党员大会是组织生活的重要形式之一。在大会上，可以传达党委的决策和部署，让党员们了解到党的最新方针政策，同时也可以听取党员的意见和建议，为党委决策提供参考。

支委会是党组织的重要领导机构，负责指导和协调支部工作。通过召开支委会，可以对党的路线方针政策进行深入研讨和解读，明确下一阶段的工作任务，同时也可以对支部党员的思想状况进行排查和分析，及时发现问题并采取相应措施。

党小组会是基层党组织开展工作的基本单位，也是加强党员联系和教育的有效途径。通过定期召开党小组会，可以加强党员之间的交流与互动，共同学习党的理论知识，增强政治理论水平，共同研究解决工作中的难题，提高团结协作能力。

组织生活会是医院开展党员教育管理工作的重要环节。通过组织生活会，可以对党员进行民主评议，对典型经验进行通报表扬，对问题进行批评指正。通过这种形式，可以促进党员之间的相互监督和学习，推动党组织建设和发展。

（二）加强党员培训和教育

为了提高广大党员的政治素质和专业水平，医院应加强党员培训和教育。通过定期开展党课学习、专题讲座、理论研讨等活动，可以深入宣传党的路线方针政策，加强党员的思想政治教育和理论学习。

首先，开展党课学习是加强党员教育的重要手段之一。通过邀请专家学者授课，结合医院实际情况，开展集中学习，可以加深党员对党的理论知识的理解和掌握，帮助党员从思想上入党并坚定信念。

其次，定期举办专题讲座是提高党员专业水平的有效途径。邀请医院内外专业人士参与讲座，对疾病诊断治疗、医疗技术、护理知识等进行深入解读，帮助党员及时了解和应用最新的医疗科技和方法，提高医务人员的服务能力和质量。

最后，开展理论研讨活动也是党员培训和教育的重要方式之一。组织党员就当前工作中遇到的难题和热点问题进行研讨，鼓励党员积极参与讨论和交流，推动理论与实践的结合，不断提升党员的思维能力和解决问题的能力。

通过加强党员培训和教育，医院可以提高党员的政治素质和专业水平，使他们更好地适应新形势下的医疗服务需求，为广大患者提供高质量的医疗服务。

（三）加强基层党组织建设

基层党组织是联系广大党员和群众的桥梁和纽带，是医院党建工作的基础。为了确保基层党组织的战斗堡垒作用得到充分发挥，医院应加强基层党组织建设，并建立健全制度化、规范化的长效机制。

医院应加强对基层党组织的组织建设。这包括建立健全基层党组织的组织机构和工作规范，明确各级党组织的职责和权限，完善党务工作制度，确保党组织的顺利运行。

医院应加强对基层党组织的指导和监督。通过派驻党建指导员或专职党务工作人员到基层党组织进行指导，帮助基层党组织解决工作中遇到的问题，推动基层党组织的发展和壮大。

医院还应注重激励基层党组织成员的积极性和创造性。通过党员先进个人的表彰奖励和典型事迹的宣传，激励基层党组织党员为医院的发展做出更大贡献。

医院应提供必要的资源保障和政策支持。为基层党组织提供必要的物质条件和人力支持，为基层党组织建设提供坚实保障，从而使基层党组织能够更好地发挥作用，推动医院的发展。

五、加强党与职工群众联系和凝聚力建设

（一）加强与职工群众的联系和沟通

医院应积极拓宽与职工群众的联系和沟通渠道，建立健全职工代表大会制度，让职工群众能够参与医院的重大决策和管理。同时，应通过开展座谈会、调研等方式，及时了解职工群众的意见和建议，为职工群众排忧解难，维护职工群众的合法权益。此外，医院还可以通过设立院长接待日、职工信箱等方式，畅通职工群众反映问题的渠道，增强与职工群众的互动和沟通。

（二）增强职工群众对医院的信任感和归属感

医院应致力于提高医疗服务质量，改善职工群众的就医体验，让职工群众感受到医院的关怀和支持。这可以通过以下几个方面来实现：

1.提高医疗服务质量

医院应加强对医疗服务的监管和管理，提高医疗技术水平和服务质量。同时，应注重改善医疗环境，为职工群众提供舒适、安全的诊疗和康复条件。通过提高医疗服务质量，赢得职工群众的信任和认可。

2.改善职工群众的就医体验

医院应关注职工群众的就医体验，优化诊疗流程，提高诊疗效率。可以采取一些措施，如提供预约挂号、便民门诊等服务，方便职工群众就医。同时，应注重改善住院条件，为患者提供温馨、舒适的病房环境。通过改善职工群众

的就医体验，增强他们对医院的信任感和归属感。

3. 增强医院的关怀和支持

医院应关注职工群众的工作和生活状况，加强对职工的人文关怀。可以定期开展慰问活动、组织文化娱乐活动等，为职工群众提供丰富多彩的业余生活。同时，应加强对职工的培训和教育，提高他们的专业素养和工作能力。通过增强医院的关怀和支持，让职工群众感受到医院的关心和重视，增强对医院的信任感和归属感。

4. 建立良好的反馈机制

医院应建立健全反馈机制，及时收集和处理职工群众的意见和建议。可以设立院长信箱、职工意见箱等渠道，让职工群众能够随时反映问题、提出建议。同时，应积极回应职工群众的诉求和关切，采取有效措施解决问题，维护职工群众的合法权益。通过建立良好的反馈机制，增强职工群众对医院的信任感和归属感。

综上所述，加强党与职工群众联系和凝聚力建设是医院党务管理的重要内容之一。医院应通过加强与职工群众的联系和沟通、提高医疗服务质量、改善职工群众的就医体验、增强医院的关怀和支持，以及建立良好的反馈机制等措施，来加强党与职工群众的联系和凝聚力建设。这样可以提高职工群众对医院的信任感和归属感，增强医院的凝聚力和向心力，推动医院的可持续发展。

第三节　党务管理与其他管理的协同与融合

在医院管理中，党务管理与其他管理之间有着密切的联系和协同作用。通过促进党务管理与医院治理、人力资源管理、财务管理、信息化管理和科研管理的协同与融合，可以推动医院的全面发展，提升医疗服务水平和社会效益。

一、党务管理与医院治理的协同与融合

（一）坚持党的领导与医院治理的有机统一

医院作为提供医疗服务的公共机构，必须坚持党的领导，贯彻党的卫生工

作方针和政策。党的领导是医院治理的核心要素，是推动医院健康发展的重要保障。党的领导体现在以下三个方面：

第一，党的领导应当贯彻党的路线、方针、政策，确保医院按照党的要求开展工作。党的路线、方针、政策是指导医院改革发展的纲领性文件，医院应当根据这些文件确定自身的发展目标和任务，并将其贯彻到各项工作中去。

第二，党的领导应当加强医院的组织建设，确保医院党组织发挥作用。党的组织是医院内部政治生活的重要组成部分，应当根据医院的实际情况，科学设置党组织，拓宽党员队伍。同时，党组织还应当积极参与医院重大决策，为医院发展提供指导和支持。

第三，党的领导应当加强医院党员队伍建设，发挥党员的先锋模范作用。党员是医院内部的骨干力量，应当在各项工作中发挥带头作用，为推动医院良性发展做出贡献。医院应当加强对党员的培养教育和管理，提高党员的理论水平和业务能力，使他们成为医院中的中坚力量。

（二）加强党对医院治理的领导

医院党组织作为党的重要组成部分，应当积极参与医院重大决策，贯彻党的路线、方针、政策，指导医院依法依规开展工作。具体而言，在加强党对医院治理的领导方面，应注意以下几点：

首先，党组织应当密切关注医院各项工作，及时提出意见和建议。党组织应当与医院行政管理机构建立良好的沟通渠道，了解医院的运行情况和存在的问题，并及时提出解决方案，为医院的决策提供科学依据和指导。

其次，党组织应当加强对医院的监督和检查。党组织作为权力监督的重要力量，应当对医院的运行情况进行全面监督，发现问题及时纠正。同时，党组织还应当加强对医院干部的管理，确保医院的各项工作能够按照党的要求有序进行。

最后，党组织应当发挥党员的先锋模范作用，推动医院各项工作的顺利开展。党员作为医院内部的积极分子，应当在医疗服务、医学研究、医院管理等方面发挥示范带头作用，树立良好形象，推动医院向着科学发展的方向前进。

（三）完善党务管理与医院治理的衔接机制

为了确保党的路线、方针、政策在医院得到全面贯彻执行，医院应当建立健全党务管理与医院治理的衔接机制。具体而言，应注意以下三个方面：

医院应当建立党务工作机构，明确党务工作的职责和权限。党务工作机构应当由具有丰富党务管理经验和专业知识的人员担任，负责协调处理医院与党的相关事务，确保党务工作的顺利开展。

医院应当加强与党的相关组织之间的联系与对接。医院党组织应当与上级党委、纪检监察组织等建立密切的工作联系，及时传达党的相关政策文件，接受领导和指导。同时，医院还应当积极参与党的组织生活和各项活动，加强与党员之间的联系和沟通。

医院治理也应当积极支持党务管理工作，为党务管理提供必要的资源和保障。医院应当充分认识到党务管理与医院治理的密切关系，做好资源配置和人员配备工作，为党务管理工作提供有力支持，确保党的路线、方针、政策在医院得到切实贯彻执行。

通过坚持党的领导与医院治理的有机统一，加强党对医院治理的领导，完善党务管理与医院治理的衔接机制，可以有效推动医院的良性发展，提高医疗服务质量，满足人民群众的健康需求，为建设健康中国做出积极贡献。

二、党务管理与人力资源管理的协同与融合

（一）坚持以人为本的管理理念

医院作为医疗保健机构，其核心是为患者提供优质的医疗服务。在这个过程中，医务人员是提供医疗服务的关键因素。因此，医院人力资源管理应当贯彻以人为本的管理理念，关注医务人员的成长和发展，重视医务人员的身心健康。只有这样，才能真正提高医务人员的工作积极性和创造力，为患者提供更好的医疗服务。

在党务管理中，也要积极关注医务人员的利益诉求，加强与医务人员的沟通和联系。通过深入了解医务人员的需求和意愿，可以更好地制定管理措施和激励机制，激发医务人员的工作热情和创造力，提高医疗服务质量。

（二）发挥党组织在人力资源管理中的重要作用

医院党组织作为党的基层组织，应当积极参与人力资源管理工作。党组织具有密切联系群众的优势，可以深入了解医务人员的需求和意愿，为医院人力资源规划、招聘、培训、考核等工作提供支持和建议。同时，党组织还可以发挥思想引领作用，引导医务人员树立正确的价值观和职业观。

在人力资源管理中，党组织还可以积极发挥监督作用，加强对医院各项管理制度的执行监督，确保医院各项工作的规范和高效开展。此外，医院也应当积极支持党务管理工作，为党务管理提供必要的人力资源保障。通过支持党务管理工作，可以更好地发挥党组织在医院管理中的重要作用。

（三）加强思想政治工作与人力资源管理的协同

思想政治工作是党务管理的重要内容之一，也是医院管理的重要方面。加强思想政治工作，可以引导医务人员树立正确的价值观和职业观，增强医务人员的责任感和使命感。同时，人力资源管理也应当积极关注医务人员的思想动态和工作表现，将思想政治工作与人力资源管理紧密结合。通过这种方式，可以更好地激发医务人员的工作热情和创造力，提高医疗服务质量。

在具体实践中，可以通过以下方式实现思想政治工作与人力资源管理的协同：

共同开展思想教育活动。医院党组织和人力资源管理部门可以共同开展思想教育活动，加强对医务人员的思想引领和价值观培养。通过这种方式，可以增强医务人员的责任感和使命感，提高其工作积极性和创造力。

关注医务人员的心理健康。医务人员的工作压力较大，容易出现心理健康问题。医院党组织和人力资源管理部门应当关注医务人员的心理健康状况，采取有效措施缓解其压力和不良情绪，提高其心理健康水平。

加强医务人员之间的交流与沟通。医院党组织和人力资源管理部门可以组织各种形式的交流与沟通活动，促进医务人员之间的相互了解和信任。通过这种方式，可以增强医务人员的凝聚力和向心力，提高其工作质量和效率。

建立科学合理的激励机制。医院党组织和人力资源管理部门应当建立科学合理的激励机制，根据医务人员的工作表现和贡献进行奖励和激励。通过这种方式，可以激发医务人员的工作热情和创造力，提高其工作积极性和效率。

三、党务管理与财务管理的协同与融合

（一）坚持勤俭办院的原则

医院作为提供医疗服务的机构，其财务管理的重要性不言而喻。坚持勤俭办院的原则，不仅是为了节省成本，更是为了提高医院的整体竞争力，实现可持续发展。

医院应重视成本核算和控制。对于医疗服务的各个环节，包括人力、物资、设备等各项成本进行精细核算，并采取有效的成本控制措施，以降低不必要的浪费。同时，要重视对医院运营过程中的关键环节进行监督和管理，如药品采购、设备购置等，确保资金使用效益的最大化。

预算管理是勤俭办院的重要手段。医院应建立健全预算管理制度，对各项支出进行严格把控，防止预算超支。同时，要实行全面预算管理，将预算贯穿到医院的各项业务活动中，形成全员参与、全过程控制的预算管理格局。

（二）发挥党组织在财务管理中的监督作用

在医院财务管理中，党组织应当发挥重要的监督作用。党组织具有高度的政治觉悟和严格的组织纪律，能够有效地监督医院的财务活动，确保资金使用的合法性和规范性。

党组织应积极参与医院的财务管理活动。通过列席医院的预算管理、财务决策等会议，党组织可以充分了解医院的财务状况和资金使用情况，并提出建设性的意见和建议。同时，党组织还要监督医院的财务行为，防止出现违规操作。

医院应当积极支持党务管理工作。为确保党务管理工作的顺利开展，医院应提供必要的财务支持和保障。例如，为党务管理配备专业的财务人员，提供必要的办公设备和经费支持等。同时，医院还要建立健全党务管理工作的制度和规定，明确党务管理工作的职责和任务，为党务管理工作的顺利开展提供制度保障。

（三）加强廉政建设与财务管理的协同

加强廉政建设是医院党务管理的重要任务之一。医院党组织应当加强廉政建设。同时，财务管理也应当积极配合党务管理工作，加强对财务活动的监督和约束，共同推动医院的健康发展。

医院应建立健全反腐倡廉的制度体系。通过制定完善的反腐倡廉规章制度和操作规范，明确廉洁从政、廉洁从医的要求和标准，使广大医务工作者和党员干部有章可循、有规可守。同时，要加强对制度的执行力度，对违反制度的行为进行严肃处理，形成有效的威慑力。

医院应建立完善的监督机制。通过加强内部监督和外部监督的结合，形成全方位、多层次的监督体系。例如，建立健全内部审计制度、实行财务公开等措施，加强对医院财务活动的监督和约束。同时，要重视社会监督的作用，主动接受社会公众和媒体的监督，及时回应和解决社会关切的问题。

医院还应加强廉政教育和培训。通过开展廉政教育活动、举办廉政培训班等方式，提高医务工作者和党员干部的廉洁意识，增强其廉洁从政、廉洁从医的自觉性。同时，要重视对廉政建设和财务管理的宣传和普及工作通过多种渠道向广大职工群众宣传相关政策和制度增强其参与监督的积极性和能力为医院的健康发展营造良好的氛围和环境

四、党务管理与信息化管理的协同与融合

（一）推动党务管理信息化

随着信息化技术的不断发展和应用，医院应当积极推进党务管理信息化工作，以适应新形势下的管理需求。建立完善的党务管理信息系统，可以实现党务信息的实时更新和共享，提高党务管理工作的效率和质量。具体而言，可以采取以下措施：

推动党务管理信息化举措	
制定信息化发展规划	医院应当根据自身实际情况，制定符合党务管理工作需求的信息化发展规划。可以建立专门的工作小组或委员会，明确责任部门和人员，确保信息化建设的顺利进行

推动党务管理信息化举措	
建立党务管理信息系统	医院应当建立完善的党务管理信息系统，将党务信息进行整合和梳理，实现信息的实时更新和共享。系统应当具备信息查询、统计分析、文件管理等功能，满足医院对党务管理的实际需求
加强信息系统维护升级	医院应当加强对信息系统的维护和升级工作，确保系统的稳定性和安全性。可以设立专门的技术支持团队或外包专业公司，对系统进行定期检查、维护和升级，确保系统的正常运行
推广信息化应用	医院应当积极推广信息化应用，提高党员干部和医务人员的信息化素养和意识。可以开展专题培训、技术交流等活动，促进信息化技术在党务管理中的应用和发展

（二）加强信息安全与保密工作

医院在推进党务管理信息化的过程中，应当高度重视信息安全和保密工作，确保党务信息的安全性和保密性。具体而言，可以采取以下措施：

制定信息安全管理制度。医院应当制定完善的信息安全管理制度，明确信息保密的责任部门和人员，以及信息保密的范围和标准。同时，应当加强对党员干部和医务人员的保密教育，提高他们的保密意识和能力。

加强信息系统安全防护。医院应当加强对信息系统的安全防护工作，采取必要的技术手段和管理措施，防止未经授权的访问和数据泄露。可以建立完善的安全审计机制，对系统的操作和访问进行记录和分析，及时发现并处理安全问题。

做好数据备份和恢复工作。医院应当做好重要数据的备份和恢复工作，确保数据的安全性和完整性。可以建立完善的数据备份机制，对重要数据进行定时备份，并制定应急预案，确保在发生意外情况下能够快速恢复数据。

加强信息设备的维护和管理。医院应当加强对信息设备的维护和管理，确保设备的物理安全和运行稳定。可以建立完善的管理制度和技术保障体系，对设备进行定期检查、维护和升级，确保设备的正常运行和使用安全。

建立信息安全事件应急处理机制。医院应当建立完善的信息安全事件应急处理机制，对发生的信息安全事件进行及时响应和处理。可以建立专门的事件处理团队或外包专业公司，对事件进行调查、分析和处理，及时采取必要的补救措施和防范措施，确保医院的信息安全和保密工作得到保障。

五、党务管理与科研管理的协同与融合

（一）坚持科技创新引领发展

医院作为一个重要的科研单位，应当始终坚持科技创新引领发展的原则。医院科研管理应当加强对科研创新的支持和引导。医院可以建立健全科研项目申报和评审制度，鼓励医务人员积极参与科研项目的申报和实施。同时，医院还可以设置科研奖励制度，激励医务人员投身科研工作，推动科研成果的产出。

医院科研管理应当积极促进科研成果的转化和应用。可以加强与企业、院校等合作，推动科研成果的产业化和市场化，实现科技创新的经济效益和社会效益相统一。医院还可以鼓励医务人员积极申请专利和商标，保护自己的知识产权，增强科研成果的竞争力。

（二）强化科研人员的思想政治工作

医院党组织应当加强对科研人员的思想政治工作，引导他们树立正确的科研观念和道德观念，确保科研工作的公正性和真实性。

医院可以通过开展党课教育、组织座谈会等形式，加强对科研人员的思想引导，宣传党的方针政策，引导他们坚定理想信念，增强责任感和使命感。

医院科研管理应当注重对科研人员的职业道德培养和教育。可以组织开展科研伦理培训，加强对科研诚信和学术规范的宣传和教育，引导科研人员严守学术道德，遵循科学研究的规则。医院还可以建立健全科研成果评审制度，确保科研成果的公正评价和推广应用。

（三）促进科研团队的建设与管理

医院党组织应当积极参与科研团队的建设和管理，提高科研团队的综合素质和能力。

医院可以通过组织科研人员开展学术交流、培训和学习等活动，促进科研团队的学术合作和创新能力。医院可以建立科研创新平台，提供必要的仪器设备和实验场地，为科研人员的科研工作提供条件支持。

医院科研管理应当关注科研人员的职业发展和激励机制建设。可以建立科

研人员的岗位评价和晋升制度，根据科研成果、学术影响和创新能力等方面进行评估，鼓励和奖励杰出的科研人员。医院还可以加强对科研项目的管理和评估，确保科研资源的合理配置和高效利用。

（四）加强科研管理中的廉政建设

医院党组织应当加强科研管理中的廉政建设，防范科研不端行为的发生。医院可以建立健全科研项目的申报和审批制度，明确项目的经费使用和科研过程的监督责任，确保科研资金使用的透明和规范。医院还可以加强科研项目的审计监督，及时发现和纠正违规行为。

医院科研管理应当加强科研成果的查重与鉴定工作，防止抄袭和学术不端行为的发生。医院可以利用现代技术手段，开展科研成果的查重工作，加强对科研成果的评估和鉴定。医院还可以建立科研成果的公示制度，提高科研成果的透明度和可信度。

总之，医院在科研管理中加强党务管理工作，不仅能够提高科研创新的质量和水平，还能够增强医院的科技实力和核心竞争力，为医院的可持续发展提供坚实的支撑。

第三章 医院行政管理

第一节 行政管理的定义与重要性

一、医院行政管理的定义

医院行政管理是指医院内部行政机构和行政管理人员，依据一定的法律法规和规章制度，对医院内部各项事务进行组织、协调、管理和监督的过程。医院行政管理的主要目标是确保医院各项工作的顺利开展，提高医院整体运营效率和服务质量。具体来说，医院行政管理包括以下几个方面：

医院行政管理的内容	
组织管理	医院行政管理机构负责制定医院的发展规划和年度计划，组织协调各科室的工作，确保医院各项工作的有序进行
人事管理	医院行政管理机构负责医院的人事管理工作，包括员工的招聘、培训、考核、晋升和调配等，以确保医院人力资源的合理配置
财务管理	医院行政管理机构负责医院的财务管理工作，包括预算编制、成本控制、财务分析、资产管理等，以确保医院的财务安全和稳定
物资管理	医院行政管理机构负责医院的物资管理工作，包括采购、库存、分发、报废等环节的管理，以确保医院物资的合理使用和节约
安全管理	医院行政管理机构负责医院的安全管理工作，包括医疗安全、消防安全、网络安全等，以确保医院的安全和稳定

二、医院行政管理的作用

医院行政管理，是医疗机构顺利运行的关键保障，犹如航空器上不可或缺的驾驶舱。它监督着医院的各项管理活动，统筹协调资源、规范业务、优化服务，实现医院运转的高效与有序。医院行政管理的作用不可低估，它促进医疗质量的提升，确保病患的安全与满意。医院行政管理强化人员管理，培养专业队伍，为医务人员的发展和士气的提升提供坚实支持。具体来说，医院行政管理的作用体现在这五个方面：

（一）协调和管理作用

医院行政管理机构作为医院内部的协调和管理机构，其首要作用就是协调各部门之间的工作和关系。在一家医院中，各个部门常常需要相互协作才能完成某项任务或项目，例如医疗、护理、药剂、后勤保障等部门之间的协作。医院行政管理机构通过制定规章制度和决策，能够有效地解决各部门之间的矛盾和问题，确保医院各项工作的顺利进行。此外，医院行政管理机构还负责协调和管理医院内部的各种资源，包括人力、物力、财力等，以确保资源的合理配置和高效利用。

（二）组织和管理作用

医院行政管理机构作为医院内部的组织和管理机构，具有制定医院发展规划和年度计划的作用。通过组织和管理医院的各项工作，医院行政管理机构能够确保医院各项工作的有序进行，提高医院的整体运营效率和服务质量。具体来说，医院行政管理机构需要根据医院的实际情况和发展目标，制定科学合理的发展规划，并根据年度计划分解和安排各项任务。同时，医院行政管理机构还需要对医院的各项工作进行监督、管理和评估，以确保各项工作的规范和高效进行。

（三）监督和指导作用

医院行政管理机构作为医院内部的监督和指导机构，具有监督和指导各项工作的作用。通过制定各项规章制度和决策，医院行政管理机构能够监督和指导各科室的工作，确保医院各项工作的规范和高效进行。具体来说，医院行政管理机构需要对各科室的工作进行定期或不定期的检查、评估和指导，以确保各科室的工作符合规范和标准。同时，医院行政管理机构还需要对各科室的工作进行考核和评估，并根据考核结果进行奖惩或改进建议。

（四）保障作用

医院行政管理机构作为医院内部的保障机构，具有保障医院各项工作顺利进行的作用。通过协调和管理医院的各项工作，医院行政管理机构能够为医院的医疗、教学、科研等工作提供必要的保障和支持。具体来说，医院行政管理机构需要为医院的医疗、教学、科研等工作提供必要的资源和支持，例如人力资源、物资保障、技术支持等。同时，医院行政管理机构还需要为医院的各项工作提供必要的后勤保障和支持，例如设备维护、物资采购、财务管理等。

（五）改进作用

医院行政管理机构作为医院内部的改进机构，具有不断改进和完善各项工作的作用。通过组织和管理医院的各项工作，医院行政管理机构能够发现工作中存在的问题和不足，提出改进措施和建议，不断优化和完善医院的各项工作。具体来说，医院行政管理机构需要对医院的各项工作进行定期或不定期的检查、评估和反馈，并根据反馈结果进行改进或优化。同时，医院行政管理机构还需要积极引入先进的管理理念和方法，不断提高医院的管理水平和效率。

综上所述，医院行政管理机构在医院运营中具有非常重要的协调和管理作用、组织和管理作用、监督和指导作用、保障作用以及改进作用。只有充分发挥这些作用，才能确保医院各项工作的顺利进行和提高医院的整体运营效率和服务质量。

第二节　医院行政组织结构的设计与优化

一、医院组织结构设计的原则

医院组织结构设计是医院管理的基础，也是医院发展的关键。在进行医院组织结构设计时，需要遵循以下原则：

（一）目标明确

医院组织结构设计是医院管理的基础和重要环节。在进行组织结构设计时，必须紧紧围绕医院的目标和战略展开，确保组织结构能够支持医院的发展战略和目标。这包括根据医院的长期发展规划和短期运营目标，制定相应的组织结构框架和各部门职责，以确保医院各项工作的协调和高效运行。

（二）分工合理

医院的工作涉及医疗、护理、科研、教学、行政等多个领域和环节，每个领域和环节都有其独特的工作性质和特点。因此，组织结构设计时需要根据工作性质和特点进行合理分工，明确各部门和岗位的职责和权利，避免出现职能交叉。这包括对各部门的职责进行详细划分，避免职责交叉和重叠，同时根据各部门的工作特点和工作量，合理配置人力资源，确保各部门工作的协调和高效运行。

（三）权责统一

组织结构设计时应确保各级组织和岗位的权利与职责相匹配，使每个岗位和人员都能够承担其责任，并获得相应的权力和资源支持。这包括根据各部门的职责和工作量，赋予相应的权限和资源，以确保各部门能够顺利地完成工作任务。同时，对于各岗位的职责和权限，应进行明确的规定和说明，使每个员工都能够清楚自己的职责和工作权限，避免出现权责不明的情况。

（四）高效灵活

医院组织结构设计应考虑医院工作的特点，注重高效性和灵活性。在保证组织结构稳定性的同时，能够适应外部环境和内部条件的变化，及时调整和优化组织结构。这包括根据医院的发展战略和市场环境的变化，及时调整组织结构，以适应新的发展需求。同时，在组织结构设计时，应考虑到各部门之间的协作和沟通，建立有效的沟通机制和协作模式，以确保各部门之间的信息共享和工作协调。

二、医院组织结构的层级和职责划分

医院组织结构通常包括高层管理、中层管理和基层执行三个层级。各层级的主要职责如下：

（一）高层管理

高层管理是医院的领导核心，负责制定医院的发展战略和目标，进行宏观管理和决策，并对医院的绩效负有最终责任。这一层级的管理者需要具备丰富的管理经验和战略眼光，能够敏锐地洞察市场变化和政策动向，为医院的未来发展制定科学合理的规划。具体而言，高层管理的主要职责包括：

制定医院的发展战略和目标。高层管理需要根据医院的内外部环境，结合医院的实际情况，制定符合医院发展需求的发展战略和目标。这些战略和目标应该具有可操作性和可实现性，能够引导和激励全院员工朝着共同的目标努力。

进行宏观管理和决策。高层管理需要通过对医院全局的把握，对医疗行业变化和医疗行业政策动向的敏锐洞察，及时调整和优化医院的运营策略和管理制度。同时，医院的高层管理者还需要对医院的重大决策进行审慎思考和决策，确保医院的利益最大化。

监督中层管理和基层执行的情况。医院的高层管理需要通过对中层管理和基层执行层的监督，确保医院的运营和管理活动符合战略目标和制度要求。他们需要关注医院的医疗绩效和质量，及时发现问题并采取措施加以解决。

对医院的绩效负责。高层管理需要关注医院的医疗绩效和质量，通过制定科学合理的医疗绩效评价体系和激励机制，激发全院员工的工作热情和创新精神，推动医院整体绩效的提升。

（二）中层管理

中层管理是医院的中间管理层，主要职责包括贯彻执行高层管理的战略和目标，对基层执行进行监督和管理，协调医院各科室和岗位的工作，保证医院运营的顺畅。这一层级的管理者需要具备扎实的专业知识和较强的管理能力，能够有效地组织和协调各部门的工作，推动医院运营的顺利进行。具体而言，中层管理的主要职责包括：

贯彻执行高层管理的战略和目标。中层管理需要将高层管理的战略和目标转化为具体的行动计划和实施方案，确保各部门和岗位的工作符合医院的整体发展要求。

对基层执行进行监督和管理。中层管理需要对基层执行层的工作进行监督和管理，确保各项工作任务能够按时按质完成。他们还需要及时了解和解决基层执行中遇到的问题，确保医院运营的顺畅。

协调各科室和岗位的工作。中层管理需要协调不同部门和岗位之间的工作关系，避免出现职能交叉现象，提高医院运营的效率和质量。

保证医院运营的顺畅。中层管理需要通过制定科学合理的管理制度和流程，确保医院运营的顺畅。他们需要关注医疗质量、安全、效率等方面的问题，及时采取措施加以解决，推动医院整体运营水平的提升。

（三）基层执行

基层执行是医院的执行层，主要职责包括按照中层管理的指导和要求，具体执行各项工作任务，保证医疗质量和安全。这一层级的工作人员需要具备专业的技能和良好的服务态度，能够为患者提供优质的医疗服务。具体而言，基层执行的主要职责包括：

按照中层管理的指导和要求执行各项工作任务。基层执行层的工作人员需要明确自己的工作任务和职责范围，严格按照中层管理的指导和要求开展工作。他们需要确保工作任务的按时按质完成，并提供准确及时的工作报告。

保证医疗质量和安全。医疗质量和安全是医院运营的基础和核心。基层执行层的工作人员需要严格遵守医疗规范和操作流程，确保医疗质量和安全。他们还需要关注患者的需求和意见反馈，及时采取措施加以改进和服务补救。

三、医院组织结构的优化策略

为了提高医院的绩效和竞争力，需要对医院组织结构进行不断优化。以下是几种常见的医院组织结构优化策略：

（一）扁平化管理

扁平化管理是一种通过减少管理层级、扩大管理幅度、加强横向沟通等方式，使组织更加紧凑、灵活和高效的管理策略。这种策略的目的是减少决策链条的长度，加快反应速度，提高组织效率。在医疗行业中，扁平化管理可以应用于医院的管理体系中，以优化组织结构和提高管理效率。

扁平化管理可以减少医院的管理层级。传统医院的管理结构通常是金字塔式的，管理层级过多容易导致决策效率低下和反应速度缓慢。通过减少管理层级，可以缩短决策链条，加快信息的传递速度，使医院更加灵活和高效。

扁平化管理可以扩大管理幅度。管理幅度是指一位管理者能够直接管理的下属数量。通过扩大管理幅度，可以增加一位管理者所负责的工作范围和责任，使其能够更加全面地掌握医院运营的情况，提高管理的效果和质量。

扁平化管理可以加强横向沟通。横向沟通是指同一层级之间的沟通。通过加强横向沟通，可以使部门之间更加协调和合作，避免信息不畅和协调不力的问题，提高医院整体运营的效率和质量。在实施扁平化管理的过程中，需要注意以下几点：

合理设置管理层级和管理幅度。管理层级过多或过少都会对管理效果产生不利影响，因此需要合理设置管理层级和管理幅度，确保管理的有效性和高效性。

加强横向沟通与纵向沟通的结合。横向沟通虽然重要，但纵向沟通也是必不可少的。在实施扁平化管理的过程中，需要加强横向沟通与纵向沟通的结合，确保信息的畅通和协调的有效性。

提高管理者的素质和能力。扁平化管理对管理者的素质和能力提出了更高的要求。管理者需要具备更加全面的知识和技能，能够承担更多的责任和工作任务，以适应扁平化管理的需要。

建立完善的管理制度和流程。扁平化管理需要建立完善的管理制度和流程，确保管理的规范性和有效性。同时，还需要对管理制度和流程进行持续优化和完善，以适应医院发展的需要。

（二）专业化分工

专业化分工是指根据医疗工作的特点，将工作内容相近或相似的部门和岗位进行合并或重组，使工作更加专业化、精细化。这种策略可以提高工作效率和质量，减少重复劳动和浪费。在医疗行业中，专业化分工可以应用于医院的各个部门和岗位，以提高医院整体运营的效率和质量。

专业化分工可以提高工作效率和质量。将工作内容相近或相似的部门和岗位进行合并或重组，可以使工作更加集中和专业化，减少重复劳动和浪费。同时，专业化分工可以使工作人员更加熟悉和精通自己的工作内容和技能，提高工作效率和质量。

专业化分工可以减少资源浪费。通过将工作内容相近或相似的部门和岗位进行合并或重组，可以减少人力、物力和财力的浪费。同时，专业化分工可以使医院更加专注于核心业务的发展，提高医院的竞争力和盈利能力。

专业化分工可以提高医院的综合实力。通过将部门和岗位进行合并或重组，可以加强各部门之间的协调和合作，提高医院的综合实力和适应能力。同时，专业化分工可以使医院更加专注于核心竞争力的提升和发展战略的规划与实施。

在实施专业化分工的过程中，需要注意：第一，合理划分部门和岗位。将工作内容相近或相似的部门和岗位进行合并或重组时，需要合理划分部门和岗位的职责和任务，确保工作的专业化和精细化。第二，加强部门之间的协调和合作。专业化分工虽然可以提高工作效率和质量，但也可能导致部门之间的沟通和协调不畅。因此，需要加强部门之间的协调和合作，确保工作的顺利进行。第二，培养专业人才和管理人才。专业化分工需要培养专业人才和管理人才来支撑医院的发展。医院需要注重人才的培养和发展计划的制定与实施工作，以提高医院的综合实力和竞争力。第三，建立完善的管理制度和流程。专业化分工需要建立完善的管理制度和流程来规范医疗流程和管理标准。同时还需要对管理制度和流程进行持续优化和完善以适应医院发展的需要和提高工作效率和质量。

（三）矩阵化管理

矩阵化管理是指在传统的纵向管理层级的基础上增加横向的管理层级形成矩阵式的组织结构这种结构可以加强各部门之间的协调和合作提高医院的综合能力和适应能力矩阵化管理是一种复杂而高效的组织管理模式其在医疗行业中的应用可以帮助医院更好地应对复杂多变的环境提高医院的综合实力和竞争力下面从以下两个方面对矩阵化管理进行详细阐述：

1.矩阵式组织结构的实施

矩阵式组织结构的实施需要建立相应的管理制度和流程明确各部门的职责和任务加强部门之间的协调和合作同时还需要建立相应的考核和激励机制以保证矩阵式组织结构的顺利运行实施矩阵式组织结构需要做到以下几点：

明确各部门的职责和任务。在矩阵式组织结构中需要明确各部门的职责和任务以确保工作的顺利开展同时还需要根据医院的发展战略和市场变化及时调整部门的职责和任务。

加强部门之间的协调和合作矩阵式组织结构的特点是跨部门协作和资源共享因此需要加强部门之间的协调和合作建立有效的沟通机制和医疗流程以保证工作的顺利进行。

建立相应的考核和激励机制建立相应的考核和激励机制以保证员工的工作积极性和创造性同时还需要对员工进行定期的培训和发展以提高员工的工作能力和综合素质。

逐步推进矩阵式组织结构的实施矩阵式组织结构的实施需要逐步推进不能一蹴而就，医院可以根据实际情况逐步推进矩阵式组织结构的实施同时还需要根据实施情况及时调整管理制度和流程以适应医院发展的需要。

2.矩阵式组织结构的注意事项

实施矩阵式组织结构需要注意：第一，避免资源浪费。在矩阵式组织结构中需要注意避免资源浪费特别是在人力、物力和财力方面需要合理配置资源以提高工作效率和质量。第二，加强员工培训和发展。矩阵式组织结构需要员工具备较高的综合素质和能力因此需要加强员工培训和发展以提高员工的技能和能力。第三，建立完善的管理制度和流程。矩阵式组织结构需要建立完善的管理制度和流程来规范医疗流程和管理标准同时还需要对管理制度和流程进行持续优化和完善以适应医院发展的需要。第四，注重领导力和团队建设。矩阵式组织结构需要注重领导力和团队建设领导需要具备较高的管理能力和领导力同时还需要注重团队建设以提高团队的凝聚力和创造力。

四、医院组织结构的调整与变革

随着医院内外环境的变化和发展的需要，医院组织结构也需要不断进行调整和变革。以下是几种常见的医院组织结构调整与变革的方式：

（一）渐进式变革

渐进式变革是指通过逐步推进的方式，对现有的组织结构进行小规模的调整和改进。这种变革方式相对激进式变革而言，更加温和和谨慎，着重于持续改进和调整。渐进式变革常见的做法有以下几个方面：

1. 沟通与参与

在渐进式变革过程中，沟通与参与是非常重要的一环。组织需要充分地与员工进行沟通，解释变革的原因、目标和意义，并鼓励员工积极参与变革过程。通过有效的沟通和广泛的参与，可以增强员工对变革的理解和支持，降低抵触情绪，提高变革的顺利进行。

2. 小步快走

渐进式变革强调小步快走的理念，即将变革拆分成多个小阶段，逐步实施和适应。每个阶段都应该设定明确的目标和衡量指标，并及时进行评估和反馈。这种方式可以减少风险，降低对组织运营的冲击，同时也能够及时调整和修正，使变革过程更加灵活和可控。

3. 培训和发展

渐进式变革需要组织投入足够的资源来培训和发展员工，以适应新的变革要求。培训可以涵盖相关知识、技能和行为等方面，从而提升员工的绩效和适应能力。此外，组织也可以通过内部交流、跨部门合作等方式鼓励员工学习和成长，以支持变革过程中的人力资源开发。

4. 持续改进和调整

渐进式变革并不是一次性的活动，而是一个持续改进和调整的过程。当某个阶段完成后，组织应该对整个变革过程进行评估，总结经验教训，并在下一个阶段中进行相应的调整和改进。这样做可以不断提升变革效果，降低风险，并保持组织的竞争力和适应性。

（二）激进式变革

激进式变革是指通过大规模的重组或重建的方式，对现有的组织结构进行根本性的改变。与渐进式变革相比，激进式变革更为决断和彻底，能够迅速带来较大的改革效果。然而，激进式变革也伴随着较高的风险和不确定性，因此需要谨慎考虑各方面因素。激进式变革的主要特点如下：

1. 根本性改变

激进式变革通常对组织结构进行根本性的改变，包括组织形式、业务模式、流程和制度等方面。这种变革方式可能涉及大规模的裁员、重组业务部门、调整组织文化等重要决策，对组织产生的影响较为深远。

2. 系统思维

激进式变革需要从系统层面思考和规划，充分考虑各种因素之间的相互关系和影响。在变革过程中，组织需要综合考虑战略、组织、技术、人力资源等多个维度，确保各个方面的改变相互协调和配合。

3. 领导力和执行力

激进式变革需要强有力的领导力和执行力来推动和落实变革。领导者应具备明确的变革愿景和目标，并能够激励和引导团队朝着目标努力。同时，变革执行需要各个层级的管理者积极参与，落实变革策略和措施。

4. 风险管理

激进式变革伴随着较高的风险，因此风险管理是至关重要的一环。组织应该在变革前进行充分的风险评估，明确潜在风险和应对措施，并及时调整和修正变革策略，以降低风险影响。

总结起来，渐进式变革和激进式变革都是组织进行改革和调整的有效方式。渐进式变革注重持续改进和调整，通过沟通、参与、培训等方式逐步推进变革；而激进式变革则更为决断和彻底，能够迅速带来较大的改革效果，但也伴随较高的风险。选择何种变革方式取决于组织自身的情况和需求，需要谨慎权衡利弊，并根据实际情况做出决策。

第三节　医院管理制度的制定与实施

一、医院管理制度的意义和目标

（一）医院管理制度的意义

医院管理制度是医院运营和发展的基础，其意义在于规范医院内部各个部门、各个环节的管理流程和操作规范，确保医院各项工作的有序进行。同时，医院管理制度还可以提高医院的管理水平和效率，保障医疗质量和安全，提升患者的满意度和信任度。

（二）医院管理制度的目标

医院管理制度的目标，旨在建立健全的管理框架，确保医院运行顺畅、高效、安全，为患者提供优质医疗服务。同时，医院管理制度也旨在规范医务人员的行为准则，保护患者的权益，提升医疗质量和安全。医院管理制度的目标主要包括以下几个方面：

医院管理制度的目标	
规范管理流程	医院管理制度应当明确各项工作的流程和环节，确保各项工作都有明确的责任部门和人员，提高管理效率和质量
保障医疗质量	医院管理制度应当加强对医疗质量的管理和控制，确保医疗质量和安全
提高服务水平	医院管理制度应当注重提高服务水平，为患者提供更加优质、便捷的医疗服务
加强成本控制	医院管理制度应当加强对成本的控制和管理，降低运营成本，提高医院的效益
促进信息化管理	医院管理制度应当注重信息化技术的应用和发展，推动信息化管理，提高管理效率和质量

二、医院管理制度的分类和内容

（一）医院管理制度的分类

医院管理制度可以根据不同的分类标准进行划分，如按照管理范围、管理对象、管理环节等。其中，按照管理范围可以分为综合管理制度、部门管理制度、岗位职责制度等；按照管理对象可以分为医疗管理制度、护理管理制度、后勤管理制度等；按照管理环节可以分为计划管理制度、决策管理制度、执行管理制度等。

（二）医院管理制度的内容

医院管理制度的内容非常广泛，下面列举一些重要的制度：

医院管理制度内容	
综合管理制度	医院的基本制度、组织架构、议事规则等
医疗管理制度	医疗质量管理、医疗安全制度、医护人员执业资格制度等
护理管理制度	护理人员岗位职责、护理操作规范、护理质量评估等
后勤管理制度	物资采购制度、设备维护制度、卫生保洁制度等
人事管理制度	招聘制度、培训制度、考核制度等
财务制度	预算制度、收支管理制度、审计制度等
信息化管理制度	信息系统安全制度、数据管理制度、网络管理制度等

三、医院管理制度的建立与修订流程

（一）建立与修订的原则和要求

医院管理制度的建立与修订应当遵循科学、合理、实用的原则，符合国家法律法规和行业标准的要求。同时，应当结合医院的实际情况，注重制度的可操作性和实效性。在建立与修订过程中，应当广泛征求各方面的意见和建议，充分考虑各方面的利益和需求。

（二）建立与修订的流程和方法

流程1：调查研究和现状分析。对现有的医院管理制度进行全面的调查和分析，了解制度的现状和存在的问题。

流程2：目标确定。根据调查研究和现状分析的结果，确定医院管理制度建立与修订的目标和重点。

流程3：方案制定。根据目标确定的结果，制定具体的建立与修订方案，包括制度的框架、内容、实施措施等。

流程4：意见征求。将建立与修订方案向全院公布，广泛征求各科室、部门的意见和建议。同时，开展座谈会、问卷调查等方式，深入了解各方面的意见和建议。

流程5：方案完善。根据意见征求的结果，对建立与修订方案进行完善和调整。

流程6：审核批准。将完善后的建立与修订方案提交医院领导审批，经审批通过后正式实施。

流程7：培训教育。对全院医护人员进行培训教育，确保制度的顺利实施和取得实效。同时也要加强制度的宣传和教育，提高医护人员对制度的认知度和认同感。

流程8：监测评估与反馈调整。在实施过程中对新修订的医院管理制度进行监测评估并对其效果进行追踪观察，发现问题及时反馈给院领导并对制度进行调整与优化，使其更加符合医院的实际情况并发挥最大作用。

流程9：持续改进。根据监测评估的结果和反馈意见，不断改进和完善医院管理制度，以提高医院整体运营管理水平和患者满意度，更好地服务于广大患者和社会大众。

四、医院管理制度的执行与监督

（一）执行机构及职责

为了确保医院管理制度的顺利执行，必须明确各执行机构的职责和分工。医院领导作为最高决策机构，负责制定医院管理制度并监督其执行情况，同时对各科室和部门的管理工作进行协调和指导；职能部门根据医院领导的部署和安排，负责具体实施各项医院管理制度，并对执行情况进行监督和检查；临床科室和护理单元作为一线工作人员，负责遵守和执行各项医院管理制度，并向上级管理部门反馈执行过程中出现的问题和建议；学术委员会负责对重大或复杂的医疗技术和管理问题进行研究和决策，为其他执行机构提供技术支持和建议。

（二）监督机制及措施

医院监督机制和措施守护着医疗行业的公信力，它旨在建立健全的监督框架，严厉打击违规行为，确保医院及医务人员遵守法规和职业道德，提供可靠的医疗服务。同时，医院监督机制和措施也鼓励医务人员不断提升实践水平，倡导透明和公正的医疗管理，让患者放心交付自己的生命健康。

医院应建立一套完善的监督检查机制，确保各项管理制度的执行和落实。医院可以设立专门的监督检查机构或指定专人负责监督检查工作，对全院各科室、部门的制度执行情况进行定期或不定期的检查和评估。

医院应建立健全的奖惩制度，对制度执行好的科室和部门进行表彰和奖励，对制度执行不力的科室和部门进行批评和惩罚。通过奖惩制度，可以激励全院医护人员积极遵守和执行各项管理制度。

医院应建立完善的质量监控体系，对医疗质量、护理质量、后勤服务质量等进行全面监控和管理。通过质量监控体系，可以及时发现和解决制度执行中出现的问题和不足，提高医院整体服务质量和水平。

医院应积极推进信息化管理平台的建设，通过信息化手段对各项管理制度进行实时监控和管理。信息化管理平台可以提供及时、准确的数据支持和分析功能，帮助医院领导和各科室、部门更好地了解制度执行情况和管理效果。

医院应建立良好的沟通与反馈机制，鼓励全院医护人员积极提出意见和建议，及时反馈制度执行中遇到的问题和困难。通过沟通与反馈机制，可以不断完善和优化各项管理制度，提高医院整体运营管理水平和效率。

五、医院管理制度的评估与改进

为了确保医院管理制度的持续有效性和适应性，需要进行定期或不定期的评估和改进。具体而言，医院可以从以下几个方面开展评估和改进工作：

（一）定期评估

医院应定期对各项管理制度进行评估，包括对制度的合理性、可操作性、有效性等方面进行全面评价。通过评估，可以及时发现和纠正制度中存在的问题和不足，提高制度的科学性和实用性。

（二）风险评估

医院应针对各项管理制度进行风险评估，识别制度执行中可能存在的风险和隐患。通过风险评估，可以采取相应的预防措施，降低制度执行的风险和成本。

（三）持续改进

医院应针对评估中发现的问题和不足进行持续改进，优化和完善各项管理制度。通过持续改进，可以提高医院整体运营管理水平和效率，为患者提供更加优质、便捷的医疗服务。

（四）培训教育

医院应加强对全院医护人员的培训和教育，提高他们对各项管理制度的认识和理解。通过培训教育，可以提高医护人员的制度意识和执行力，促进制度的顺利实施和取得实效。

（五）总结经验

医院在运营管理过程中要及时总结经验并吸取教训，不断完善和优化管理制度，使其更加符合实际情况并发挥最大作用；同时也要注意学习借鉴行业内外其他单位的先进管理经验和技术，不断提高医院的综合竞争力。

综上所述，医院管理制度的建立、执行、监督、评估与改进是一个动态循环的过程。通过不断优化和完善管理制度，可以提高医院整体运营管理水平和效率，为患者提供更加优质、便捷的医疗服务。

第四节　战略规划的制定与实施过程的监控与调整

一、医院战略规划的意义和目标

（一）医院战略规划的意义

医院战略规划是指医院在特定时间范围内，为实现其长远发展目标而制定的一系列战略目标和行动方案。其意义在于：第一，医院战略规划可以帮助医院明确未来发展的方向和目标，制定长期发展规划。它有助于医院领导层对医疗服务的定位，优化资源配置，提高医院的核心竞争力。第二，医院战略规划有助于医院管理层进行科学决策，从整体上规划和协调医院各部门的工作。通过明确目标，合理分配资源，提高决策效率，推动医院的快速发展。第三，医院战略规划可以促进医院内外资源的整合，引导相关利益方的共识和合作。通过搭建合作平台，发挥协同效应，医院能够更好地调动各方资源，提升综合实力。第四，医院战略规划使医院能够及时调整自身发展策略，适应市场变化和需求变化。它可以帮助医院把握机遇，应对挑战，保持竞争优势，并持续提升医院的经济效益和社会影响力。

（二）医院战略规划的目标

医院战略规划的目标是为医院未来的发展，制定长远规划和可行策略，整合各类资源，协调医疗服务的优化和创新。同时，医院战略规划也注重财务和人才建设，强化管理，建立完善的医疗服务体系，为患者提供更便捷、更优质、更透明的医疗服务。医院战略规划目标可分为四类：

1.长远发展目标

医院战略规划应当明确医院的长远发展目标，包括医疗服务水平、科研创新能力、人才队伍建设等方面的目标。通过制定明确的目标，医院能够有序地推进自身的发展，提高整体竞争力。

2.资源优化目标

医院战略规划应当注重资源的优化配置和利用效率。在有限的资源条件下，医院需要合理配置各种资源，提高资源利用效益，实现资源的最大化价值。

3.服务质量目标

医院战略规划应当重视提高服务质量和满意度。医院的发展离不开患者的信任和支持，因此优化医疗服务流程、提高医疗技术水平，加强患者沟通与关怀，提升服务质量是医院战略规划的重要目标。

4.创新发展目标

医院战略规划应当鼓励和支持科研创新，推动医院实现技术突破和创新成果转化。通过建立科研机构、加强学术合作，培养高层次人才等措施，提高医院的科研创新能力。

二、医院战略规划的制定步骤和方法

（一）医院战略规划的制定步骤

医院战略规划的制定，需要科学合理和细致周密。一般而言，医院战略规划的制定需要包括多个步骤，从内外部环境及资源分析到目标和策略制定，再到方案实施和评估监控。具体来说，可分为以下步骤：

第一步：环境分析。对医疗市场、政策环境、竞争对手等进行全面分析，了解外部环境对医院发展的影响。

第二步：内部评估。对医院内部资源、人才、设施、财务状况等进行评估，明确医院的优势和劣势。

第三步：目标制定。根据环境分析和内部评估的结果，制定医院长期和短期发展目标，并确立战略定位和核心竞争力。

第四步：制定战略方案。根据医院的发展目标，制定相应的战略方案，包括市场开拓策略、科研创新策略、人才队伍建设策略等。

第五步：资源调配。根据战略方案，进行资源配置和优化，确保医院能够顺利实施战略目标。

第六步：组织实施。明确责任分工，建立科学的管理机制，确保战略规划的有效实施。

第七步：监控与调整。建立战略规划的监控和评估体系，及时掌握进展情况，进行必要的调整和优化。

（二）医院战略规划的制定方法

在制定医院战略规划时，可实用比较有名的四种分析方法，分别为：SWOT 分析法、PEST 分析法、行业竞争分析法、环境扫描法。下面来详细阐述：

1.SWOT 分析法

通过对医院内外部环境的 Strengths（优势）、Weaknesses（劣势）、Opportunities（机会）、Threats（威胁）进行分析，识别出医院发展的优势和劣势，并抓住机遇，应对挑战。

2. PEST 分析法

通过对 Political（政治）、Economic（经济）、Social（社会）、Techndogical（技术）等方面的分析，了解外部环境对医院的影响，为制定战略提供参考。

3. 行业竞争分析法

研究医疗行业的竞争格局，分析竞争对手的优势和策略，为医院制定战略目标和行动计划提供依据。

4. 环境扫描法

通过对行业发展趋势、政策变化、患者需求等进行调研和分析，把握市场机遇，预测未来发展方向，为医院的战略决策提供指导。

三、医院战略规划实施过程的监控与评估

（一）医院战略规划的监控

医院战略规划的监控是一个持续性的过程，旨在评估和监测医院战略目标的达成情况，并及时采取必要的调整措施。只有通过有效的监控，医院战略规划才能不断优化和完善，保持与变化环境的适应性，实现可持续发展。医院战略规划的监控包括三方面内容：

建立绩效评价体系。制定科学合理的指标体系，对战略目标和行动计划进行定量化和可衡量化的评估。及时收集数据，跟踪指标的变化和趋势，分析评估结果。

考核和激励机制。建立相应的考核和激励机制，对相关责任人进行绩效评估，并根据评估结果给予相应奖惩和激励。

部门或团队例会和报告。定期召开部门或团队例会，报告工作进展情况，交流问题和经验，及时发现和解决问题，确保战略规划的顺利实施。

（二）医院战略规划的评估

医院战略规划的评估，如同检验病情的专业诊断，是确保医院未来发展方向正确的重要环节。

1. 目标达成度评估。核对战略目标的实际达成情况，比较目标与实际结果的差距，分析原因并提出改进措施。

2.实施效果评估。评估战略规划的实施效果，包括资源利用效率、服务质量、创新能力等方面，比较实施前后的差异，并进行定性和定量分析。

3.问题识别与改进。通过评估过程中的问题识别，及时发现问题和瓶颈，制定改进措施，确保战略规划的有效性和可持续性。

通过评估，医院能够对战略目标的实施情况进行全面客观的评价，识别存在的问题和挑战，并针对性地提出改进方案。医院战略规划的评估需要综合考虑医疗质量、经济效益、患者满意度等多个方面的指标，并结合内外部环境变化，以便为医院的战略规划提供有效的参考和指导，实现战略目标的持续优化与增长。

（三）策略调整与优化

医院精细化管理策略调整与优化是提升医疗服务质量、提高运营效率的重要途径。通过调整与优化管理策略，医院能够更好地满足患者需求，提升整体竞争力。

医院精细化管理策略需要对对环境变化的灵敏应对，根据外部环境的变化进行相应的调整，适时优化战略目标和行动计划，确保战略的适应性和及时性。

医院精细化管理策略需要不断学习与积累经验，对战略规划实施过程中的成功案例和经验进行总结和学习，为战略调整和优化提供参考与借鉴。

医院精细化管理策略需要不断创新与探索，医院可以鼓励医院管理层和员工进行创新和探索，推动战略规划的更新迭代，不断提升医院的核心竞争力。

四、医院战略规划的调整与适应变化

（一）灵活性和灵敏度

医院战略规划需要具备一定的灵活性和灵敏度，能够及时调整战略目标和行动计划，以适应外部环境和市场的变化。在制定战略规划时，医院管理层应考虑到市场需求、政策变化、技术发展等因素的不确定性，以确保战略规划的有效性和可持续性。

灵活性是指医院战略规划的可调整性和适应性。在制定战略目标和行动计划时，应预留一定的调整空间，以便根据市场情况的变化进行相应的调整。例如，如果医疗市场竞争加剧，医院可以灵活地调整服务定位、推出新的医疗产品或服务，以满足患者的需求。此外，医院还应对内部组织结构和流程进行灵活调整，以支持战略目标的实现。

灵敏度是指医院对于外部环境和市场变化的敏感程度。医院管理层应建立起信息收集和分析的体系，及时了解市场动态、政策变化、患者需求等信息，以便根据这些信息进行战略调整和决策。医院可以通过与患者、行业协会、政府机构等建立紧密的合作关系，获取第一手的市场信息。此外，还可以利用现代信息技术手段，如大数据分析、人工智能等，对收集到的信息进行深入分析，挖掘出有价值的洞见，为战略调整提供科学依据。

（二）信息收集和分析

医院应建立健全的信息收集和分析机制，定期收集和分析医疗行业的动向、政策变化、患者需求等信息，为战略调整和决策提供依据。信息收集和分析是医院战略规划的重要环节，它可以帮助医院管理层了解市场情况、把握机遇，从而制定出具有前瞻性和针对性的战略目标和行动计划。

信息收集的渠道可以多样化，包括通过市场调研、竞争对手分析、患者反馈等方式获取信息。医院可以派遣专门的团队或委托专业机构进行市场调研，了解患者需求、竞争态势和市场趋势。此外，医院还可以参加行业会议、学术研讨会等活动，与同行交流经验，拓宽视野。

信息分析是将收集到的信息进行整理、加工和分析的过程。医院可以利用现代信息技术手段进行数据挖掘和分析，发现隐藏在海量数据中的规律和趋势。例如，通过对患者就诊记录的统计和分析，可以了解患者偏好、治疗效果等情况，为医院优化服务和制定个性化的治疗方案提供依据。

（三）组织内部变革

医院战略调整需要考虑到组织内部的变革和调整。包括人员培训、组织结构优化、内部流程改进等方面的措施，以支持新战略的顺利实施。战略调整涉及医院的各个部门和岗位，因此需要确保组织内部的协调和配合。

人员培训是组织内部变革的重要环节。医院管理层应根据新战略的要求，确定员工的培训需求，并组织相关的培训课程。培训内容可以包括新技术、新业务模式、团队合作等方面的知识和技能。通过培训，可以提升员工的专业水平和综合素质，为新战略的实施提供人力支持。

组织结构优化是医院战略调整的一个重要举措。医院管理层应对组织结构进行评估，确定是否需要进行调整。通过优化组织结构，可以促进信息流通、加强职能协同，提高决策效率和执行效果。此外，医院还可以通过设立专门的战略规划部门或岗位，加强对战略调整的统筹和协调。

内部流程改进是医院战略调整的一个重要方面。医院管理层应对各项内部流程进行评估和优化，消除工作中的瓶颈和不必要的环节。通过流程改进，可以提高工作效率、降低成本，并为医院战略目标的实现提供良好的支撑。

（四）合作与联盟

医院可以积极寻求合作与联盟，与其他医疗机构、科研机构、企业等建立合作关系，共享资源、共同研发，提高自身的创新能力和竞争力。合作与联盟是医院战略规划的重要手段，可以帮助医院获取外部资源、增加市场份额，同时也可以降低风险、提高效率。

合作与联盟可以有多种形式，如与其他医疗机构建立合作伙伴关系，共享医疗技术、设备和人才资源；与科研机构合作开展医学研究和临床试验，提高医院的科研水平和医疗质量；与企业合作开发新产品或服务，拓展医院的业务领域和市场渠道。

在选择合作伙伴时，医院管理层应充分考虑对方的专业能力、信誉度和长期合作的潜力。合作伙伴应具备与医院战略目标和核心价值观相一致的特点，以确保合作的持续性和互利共赢。

五、战略规划实施的成功案例分析

（一）医院国际化战略的成功案例

某医院通过积极引进国际先进的医疗技术和管理经验，扩大国际交流与合作，提升医院的国际影响力和竞争力。下面将详细介绍这一医院在国际化战略方面的成功案例。

1.引进国际先进的医疗技术

该医院积极引进世界领先的医疗设备和技术，包括高精度手术机器人、超声刀、磁共振成像设备等。这些设备和技术的引进不仅提高了医院的诊疗水平，也吸引了越来越多的患者到该医院就诊。同时，医院还与国外知名医疗机构建立合作关系，开展联合科研项目，促进医学前沿技术的交流与应用。

2.国际化医疗服务

该医院为海外患者提供高质量的医疗服务，包括医疗咨询、预约挂号、国际医疗保险报销等一站式服务。此外，为了适应不同国家和地区的患者需求，该医院还开设了多语种接待中心，并且培训了专门的外语医疗团队，提供流利的外语交流和针对性的医疗服务，赢得了海外患者的认可和好评。

3.开展国际交流与合作

该医院积极参与国际医学会议、学术讲座和培训项目，提升医院医生和护士的专业水平和国际化视野。同时，医院还与国外知名医疗机构签订合作协议，开展医生互派、学术交流和科研合作，共同推动医学科研成果的转化和应用。这些国际交流与合作的机会不仅拓宽了医院员工的专业发展渠道，也提高了医院的学术声誉和国际影响力。

4.提升医院的国际影响力和竞争力

通过以上措施，该医院在国际医疗领域建立了良好的声誉和品牌形象，吸引了大量国内外患者前来就诊。同时，医院的国际化战略也为其带来了更多的知名医生、高层次人才和资金支持，进一步提升了医院的竞争力和发展潜力。

综上所述，某医院通过积极引进国际先进的医疗技术和管理经验，扩大国际交流与合作，成功实施了医院国际化战略。这些举措不仅提升了医院的诊疗水平和国际影响力，也为患者提供了更高质量的医疗服务，促进了医院的可持续发展。

（二）社区健康战略的成功案例

某医院通过建立健康管理中心，开展健康教育和预防保健服务，加强与社区居民的沟通和合作，提供全方位的健康服务，提高居民的健康水平。下面将详细介绍这一医院在社区健康战略方面的成功案例。

1.建立健康管理中心

该医院设立了专门的健康管理中心，配备了专业的医护人员和先进的设备。中心提供个体化健康管理服务，通过定期健康评估、健康咨询和健康档案管理等方式，帮助居民了解自身健康状况，制定个性化的健康管理方案，并提供后续的跟踪监测和指导。

2.开展健康教育和预防保健服务

该医院积极开展健康教育活动，包括开展健康讲座、举办培训班、撰写健康宣传资料等。此外，医院还提供预防保健服务，如定期体检、疫苗接种、健康筛查等，帮助居民及时发现和预防常见疾病，提高居民的健康意识和行为习惯。

3.加强与社区居民的沟通和合作

该医院与社区建立了紧密的合作关系，与社区居民保持频繁的沟通和互动。医院定期组织健康活动和义诊，开展专题调研和问卷调查，收集居民对医疗服务和健康需求的反馈意见，以便更好地满足居民的健康需求。

4.提供全方位的健康服务

该医院提供全方位的健康服务，包括健康咨询、健康体检、慢病管理、预防接种、康复护理等。通过整合医疗资源和社区资源，为居民提供便捷、高效的健康服务，满足居民在不同健康阶段的需求。

综上所述，某医院通过建立健康管理中心，开展健康教育和预防保健服务，加强与社区居民的沟通和合作，成功实施了社区健康战略。这些举措不仅提高了居民的健康水平和生活质量，也促进了医院与社区的紧密合作，共同构建健康社区的目标得以实现。

第四章　医院文化建设管理

第一节　医院文化概述

一、医院文化的定义与内涵

（一）医院文化的定义

医院文化是一种组织文化，它是在医院这一特定组织中形成的。医院文化是医院价值观、行为准则和期望的集合体，它反映了医院的整体形象和独特个性。医院文化是由医院全体员工在长期医疗服务过程中逐渐形成的，具有相对稳定性和可传承性。

（二）医院文化的内涵

医院文化是医院发展的灵魂，它涵盖了医院的价值观、信仰、行为准则等方面。一个积极向上的医院文化能够激发员工的归属感和使命感，提高医疗服务质量，促进医院持续发展。接下来，从医院价值观、医院精神、行为准则、形象标识四方面详细阐述医院文化的内涵。

1.医院价值观

医院价值观是医院文化的核心，它规定了医院员工的基本行为准则和道德标准。良好的医院价值观有助于培养员工积极向上的工作态度，提高医疗服务质量。

2.医院精神

医院精神是医院员工共同的追求，是推动医院发展的内在动力。医院精神体现了医院的使命和愿景，能够激励员工为实现医院的目标而努力工作。

3.行为准则

行为准则是医院员工在工作中必须遵守的基本规范，包括服务态度、医疗行为、工作纪律等方面。行为准则的制定要基于医院的价值观和精神，以确保医疗服务的质量和安全。

4. 形象标识

形象标识是医院文化的外在表现，包括医院的名称、标志、环境布置等方面。形象标识要体现医院的个性特点和文化内涵，增强患者对医院的信任和好感。

二、医院文化的特点和作用

（一）医院文化的特点

医院文化是医疗机构独特的组织文化，具有自身的特点和特色。医院文化在医疗团队中形成、传承和发展，影响着整个医院的运作和氛围。医院文化有四个主要特点：

1. 实践性。医院文化是在长期的医疗服务实践中形成的，它反映了医院的实践特点和行业特性。

2. 人本性。医院文化强调以人为本，尊重和关注患者的需求和权益，体现了对患者的人性化关怀和服务。

3. 多元性。医院文化在形成和发展过程中受到多种因素的影响，如地域文化、政策环境、员工构成等，具有多元性的特点。

4. 可塑性。医院文化可以通过有意识地培育和塑造来推动其发展和提升，具有可塑性的特点。

（二）医院文化的作用

医院文化是医疗机构的核心价值观和行为准则，发挥着重要的作用。它不仅是医院内部的精神纽带，也是医护人员行为的引导，影响着患者和家属的体验。医院文化能够塑造积极向上的工作氛围，增强医护人员的工作满意度和团队凝聚力。它促使医院建立高效运作的流程和优质的医疗服务，提升患者满意度和忠诚度。医院文化还能吸引和保留人才，推动持续创新和专业发展。总之，医院文化的作用是建立和维护一个卓越医疗机构的基石。

医院文化能够引导员工的行为和价值观，使其符合医院的目标和要求；

医院文化能够凝聚员工的意志和力量，激发其工作热情和创造力，推动医院的持续发展；医院文化能够规范员工的行为和思想，使其符合医院的价值观和精神；优秀的医院文化能够提升医院的形象和声誉，增强患者对医院的信任和认可，提高医院的竞争力。

三、医院文化与医疗服务质量的关系

（一）医院文化对医疗服务质量的影响

提高医疗服务的规范性和安全性：良好的医院文化强调规范管理和安全保障，通过制定严格的行为准则和医疗流程，确保医疗服务的质量和安全。

增强医疗团队的协作精神：医院文化强调团队合作和沟通协作，有助于提高医疗团队的合作意识和协作能力，从而提高医疗服务的质量。

提升患者的满意度：医院文化注重患者的需求和权益，通过提供人性化服务和关怀，增强患者的信任和满意度，提高医疗服务的质量。

（二）医疗服务质量对医院文化的反作用

医疗服务质量影响医院形象的塑造：优质的医疗服务能够提升医院的形象和声誉，增强患者对医院的信任和认可，进而促进医院文化的建设和发展。

医疗服务质量推动医院精神的传承和发展：优秀的医疗服务和团队形象能够激发员工的自豪感和归属感，推动医院精神的传承和发展。

医疗服务质量促进医院文化的创新和完善：随着医疗服务质量的提高，员工对工作的认知和理解将不断深化，有助于推动医院文化的创新和完善。

四、医院文化的重要性和意义

（一）提升医院的综合竞争力

医院文化作为组织文化的有机组成部分，可以显著提高医疗服务的质量和效率，从而增强医院的综合竞争力。在当今医疗服务市场日益激烈竞争的背景下，只有拥有优秀的医院文化，才能吸引更多的患者和人才，实现医院的可持续发展。

首先，优秀的医院文化可以提升医疗服务的品质。医院文化鼓励员工在提供医疗服务时遵循高标准的行为准则和道德规范，确保患者得到最优质的医疗服务。通过弘扬医院价值观和精神，员工能够以更加积极的态度为患者提供服务，从而提高医疗服务的品质。

其次，优秀的医院文化可以提高医疗服务效率。医院文化注重员工的团队协作和沟通协作，促进各科室之间的信息共享和资源整合。这种高效的工作模式可以减少医疗资源的浪费，提高医疗服务的效率，使医院在激烈的市场竞争中占据优势。

最后，优秀的医院文化还可以增强医院的品牌形象和声誉。医院文化通过形象标识、服务特色等方式传递给患者和公众，使患者对医院产生信任和认可。这种良好的声誉和形象可以吸引更多的患者前来就诊，增加医院的业务量和收入，提升医院的综合竞争力。

（二）促进员工的个人成长和发展

良好的医院文化关注员工的成长和发展，为员工提供良好的工作环境和发展空间，培养员工的综合素质和能力，激发其工作热情和创新精神，实现个人和医院的共同发展。

首先，良好的医院文化能够提高员工的职业素养和技能水平。医院文化鼓励员工不断学习和自我提升，通过提供培训和教育机会，帮助员工掌握先进的医学知识和技能。这种职业成长和发展可以增强员工的自信心和满足感，提高其工作积极性和效率。

其次，良好的医院文化能够激发员工的创新精神。医院文化鼓励员工在医疗服务中勇于创新和尝试，为医疗技术的改进和服务质量的提升贡献自己的力量。通过营造开放、包容的文化氛围，医院鼓励员工提出新的想法和建议，从而推动医疗服务的不断改进和完善。

最后，良好的医院文化还可以增强员工的归属感和忠诚度。医院文化注重员工的参与和意见表达，通过建立有效的沟通机制和员工关怀政策，增强员工对医院的归属感和忠诚度。这种积极的工作态度和情感投入可以促进员工与医院的共同发展，实现个人和组织的双赢。

综上所述，提升医院的综合竞争力和促进员工的个人成长和发展是医院文化的关键作用。通过培育优秀的医院文化，可以提高医疗服务的质量和效率，增强医院的综合竞争力，同时关注员工的成长和发展，实现个人和医院的共同进步。因此，应该高度重视医院文化建设，努力营造积极向上、团结协作的文化氛围，为医院的可持续发展提供强有力的支持。

第二节　医院文化建设的措施与途径

一、医院文化建设的基本原则

（一）以人为本原则

医院文化建设应始终坚持以人为本的原则，这是现代医疗管理的基本理念。在医疗过程中，患者是主体，医务人员是主导。因此，医院文化建设应以患者为中心，尊重和关注患者的需求和感受，提供人性化、个性化的医疗服务。同时，也要关注员工的成长和发展，创造良好的工作环境和职业发展机会，提高员工的积极性和创造力。

为了贯彻这一原则，医院需要做到以下几点：

（1）了解患者的需求和期望，以及不同患者的特殊需求，提供符合患者需要的医疗服务。

（2）注重医务人员的职业发展和个人成长，提供培训和发展机会，帮助医务人员提升技能和能力。

（3）营造积极向上的医院文化氛围，关注员工的心理健康和生活质量，为员工提供良好的工作环境和福利待遇。

（4）建立有效的激励机制，鼓励员工发挥自己的创造性和团队合作精神，推动医疗技术的创新和发展。

（二）社会效益优先原则

医院作为社会公共服务机构，应始终把社会效益放在首位。医院文化建设应有利于提高医疗服务质量和效率，提升患者满意度，树立良好的社会形象。同时，也要注重与社区、政府、行业组织的沟通与合作，加强公共关系建设，提高医院的社会认知度和影响力。

为了实现这一原则，医院需要做到以下几点：

（1）强化医疗服务质量管理和控制，建立完善的医疗质量安全管理体系，确保医疗服务的高质量和安全性。

（2）提高医务人员的职业素养和技术水平，加强医疗团队建设，提升医疗服务水平。

（3）注重患者的满意度和反馈意见，及时改进医疗服务中的不足和问题。

（4）加强与社区、政府和行业组织的合作与交流，积极参与公益活动和社会责任承担，树立良好的社会形象。

（三）诚信原则

诚信是医院文化建设的基石。医院应秉持诚信经营的理念，严格遵守法律法规和医疗伦理规范，诚实守信地提供医疗服务。同时，也要加强对员工的诚信教育和管理，树立诚信意识，营造良好的诚信氛围。

为了实现诚信原则，医院需要做到以下几点：

（1）严格遵守法律法规和医疗伦理规范，不违法违规经营，不从事非法或不良行为。

（2）建立诚信经营的理念和文化氛围，引导员工树立诚信意识，鼓励员工诚实守信地履行职责。

（3）建立健全的内部管理制度和监督机制，防止和纠正不诚信行为，保障患者的权益和安全。

（4）加强与患者的沟通和交流，建立良好的医患关系，增强患者的信任和支持。

（四）创新发展原则

医院文化建设应注重创新发展。要不断探索适应时代发展和医疗行业变革的新的医疗服务模式、管理机制和技术手段，提升医院的综合竞争力。同时，也要关注医疗行业的未来发展趋势，积极拓展新的业务领域和服务模式，推动医院的持续发展。

为了实现创新发展原则，医院需要做到以下几点：

（1）建立创新发展的理念和文化氛围，鼓励员工积极探索新的医疗服务模式和管理机制。

（2）加强医疗技术研发和创新，推动医疗技术的不断进步和发展。

（3）注重医务人员的继续教育和知识更新，鼓励员工不断学习和提高自己的专业水平。

（4）建立完善的科研管理制度和激励机制，鼓励员工开展科研工作，提升医院的科研水平和综合竞争力。

（5）关注医疗行业的未来发展趋势，及时调整和拓展新的业务领域和服务模式，推动医院的持续发展。

（6）加强与其他医疗机构的合作和交流，共同推动医疗行业的发展和创新。

二、医院文化建设的重点领域与重要举措

（一）重点领域

1.医疗质量和安全

医疗质量和安全是医院文化建设的重点领域之一。这一领域的目标是建立健全医疗质量安全管理体系，提高医疗技术和护理水平，确保患者的诊疗过程安全有效，预防和减少医疗事故的发生。为了实现这些目标，医院需要加强对医疗质量的管理和控制工作，完善医疗质量标准和质量安全指标，加强对医疗过程的监督和评估，及时发现和解决医疗质量问题。同时，医院还需要提高医护人员的专业素质和技能水平，加强医疗团队协作和沟通，确保医疗过程的安全和有效性。

2.员工队伍建设

员工队伍建设是医院文化建设的另一个重要领域。这一领域的目标是制定员工职业发展规划和培训计划，提高员工的业务素质和服务能力，同时注重员工的人文关怀和心理健康，建立健全员工激励和福利机制，增强员工的归属感和忠诚度。为了实现这些目标，医院需要加强对员工的培训和教育，提高员工的专业技能和服务意识，同时关注员工的心理健康和生活需求，为员工提供良

好的工作环境和发展平台。医院还需要建立健全员工激励和福利机制，鼓励员工积极参与医院建设和发展。

3. 内部管理机制

内部管理机制是医院文化建设的第三个重点领域。这一领域的目标是优化管理流程，提高管理效率，加强制度建设和执行力度，推行全面质量管理，实施精细化管理，加强干部队伍建设和人才培养工作，提升医院的综合管理水平。为了实现这些目标医院需要优化管理流程和完善管理制度建立健全的制度体系和执行力度加强干部队伍建设和人才培养工作提高干部和员工的综合素质和工作能力实施精细化管理提高管理效率和质量推行全面质量管理实施质量改进和创新。

4. 公共关系建设

公共关系建设是医院文化建设的第四个重点领域。这一领域的目标是加强与社区和政府机构的沟通与合作积极参与社会公益事业，加强与媒体的合作与宣传树立医院的良好形象和社会影响力，拓展医院的业务渠道和市场空间。为了实现这些目标医院需要加强与社区和政府机构的合作与沟通积极参与社会公益事业回报社会树立良好的社会形象，拓展医院的业务渠道和市场空间。医院还可以通过与媒体的合作为自己树立正面的形象从而提高社会对医院的认知度和信任度。同时医院要积极开展对外交流与合作活动拓展业务渠道促进医院业务的发展和创新。

（二）重要举措

1. 制定实施方案

制定实施方案是指针对不同的重点领域制定具体的实施方案明确目标和时间节点并落实责任部门和人员确保各项任务得到有效推进。实施方案应该包括具体的目标、任务、时间表、责任部门和人员以及评估指标等要素。通过制定实施方案可以将重点领域转化为具体的行动计划从而有利于医院文化建设的推进和发展。

2. 加大投入力度

加大投入力度是指加大对文化建设的投入力度包括人财物等方面的支持

为文化建设提供必要的保障和支持力度确保各项工作的顺利开展。医院应该设立文化建设专项经费并加强对经费的管理和使用情况的监督确保经费的有效利用。同时，医院还可以通过引进先进的管理理念和技术手段提高医院的管理水平和医疗服务质量从而为医院文化建设提供更好的支持和保障。

3.强化宣传推广

医院文化建设需要全员参与，而强化宣传推广是调动员工积极性的重要手段。医院可以通过内部宣传栏、网站、微信群等渠道，定期发布医院文化建设的进展和成果，让员工了解医院文化建设的目标和意义，提高员工的认同感和归属感。同时，医院还可以通过外部宣传，如参加公益活动、举办公开课、义诊等，提升医院的品牌形象和社会影响力，吸引更多的患者前来就诊。

4.加强团队建设

团队建设是医院文化建设的重要组成部分，有助于提高员工的凝聚力和协作能力。医院可以组织各类团队活动，如拓展训练、座谈会、分享会等，加强员工之间的交流和沟通，促进团队成员之间的相互了解和信任。同时，医院还可以鼓励团队成员参与科研项目和技术创新，提高团队的创造力和创新能力，推动医院业务的持续发展。

5.落实激励措施

激励措施是推动医院文化建设的重要手段之一。医院可以制定合理的激励制度，对积极参与医院文化建设、贡献突出的员工给予奖励和表彰，激励员工发挥自己的创造力和潜能。同时，医院还可以通过评选优秀员工、优秀团队等活动，树立榜样和标杆，引导员工向优秀榜样学习，共同推动医院文化建设的发展。

三、医院文化传播与落地的策略

（一）传播策略

1.制定传播计划

制定详细的医院文化传播计划，明确传播目标、传播渠道、传播内容、传播时间和传播预算等，确保传播工作的有序进行。

2. 多元化传播渠道

利用多种传播渠道，如内部刊物、宣传栏、网站、微信公众号、员工手册等，进行医院文化的传播。同时，可以开展文化活动、文艺演出、展览等形式，增强员工的参与度和归属感。

3. 制作宣传资料

制作精美的医院文化宣传资料，包括宣传册、海报、视频等，以便员工和患者更好地了解和感知医院文化。

4. 建立网络平台

建立医院内部网络平台，及时发布医院新闻、活动信息、政策制度等，加强与员工的互动交流，促进信息的及时传递。

（二）落地策略

1. 强化制度保障

将医院文化融入医院的各项制度中，建立健全的制度体系，使员工在执行制度的过程中不断接受和认同医院文化。

2. 领导示范

医院领导要发挥示范作用，积极践行医院文化，以身作则，引导员工树立正确的价值观和工作态度。

3. 培训和教育

通过开展各种形式的培训和教育活动，提高员工对医院文化的认识和理解，使其自觉践行医院文化。

4. 激励机制

建立健全激励机制，对积极践行医院文化的员工给予表彰和奖励，激发员工的积极性和创造力。

5. 监督与评估

定期对医院文化的落地情况进行监督和评估，及时发现问题并采取措施加以改进。同时要关注员工的反馈和建议，不断完善和优化医院文化建设工作。

总之，医院文化建设是一项长期而艰巨的任务，需要全体员工的共同努力和参与，只有通过制定科学合理的文化建设规划，在实施过程中不断调整和完善，才能真正建立起具有特色的医院文化推动医院的可持续发展提高医院的竞争力和社会影响力。

第三节　医院文化建设的评估与诊断

一、医院文化评估的目的和意义

（一）医院文化评估的目的

医院文化评估的目的主要包括以下几个方面。

1.诊断医院文化

通过对医院文化的评估，可以全面了解医院文化的现状，包括其特点、优势和存在的问题，为进一步改进医院文化提供依据。

2.引导文化变革

通过评估医院文化，发现文化中不符合医院发展战略、价值观和行为规范的部分，引导医院进行必要的文化变革。

3.促进文化传承与发展

医院文化评估可以梳理医院的历史和文化，挖掘医院的传统特色和优势，为医院的可持续发展提供精神支撑和动力。

4.提高员工参与度

通过医院文化评估，可以让员工更加了解医院文化，提高员工对医院的认同感和归属感，同时也可以让员工更加积极地参与到医院的文化建设和发展中来。

（二）医院文化评估的意义

医院文化评估的意义主要体现在以下几个方面。

1.有利于推动医院战略实施

医院文化评估可以发现医院文化中与医院战略目标相符合或相悖的部分，

通过调整和优化医院文化，可以更好地推动医院战略的实施。

2.有利于提高医疗服务质量

医院文化评估可以发现医疗服务中的优点和不足，通过改进医疗服务流程、提高医护人员素质等措施，提高医疗服务质量。

3.有利于构建和谐医患关系

通过医院文化评估，可以了解患者的需求和反馈，及时改进医疗服务中的问题，提高患者满意度，从而构建和谐医患关系。

4.有利于提高医院综合竞争力

医院文化是医院综合竞争力的重要组成部分，通过医院文化评估，可以挖掘医院的特色和优势，提高医院的综合竞争力。

二、医院文化评估的指标体系和方法

（一）医院文化评估的指标体系

医院文化评估的指标体系主要包括以下几个方面。

（1）价值观指标：包括医院的使命、愿景和核心价值观等。

（2）行为指标：包括员工行为规范、服务行为规范等。

（3）组织氛围指标：包括员工对医院的认同感、归属感、工作满意度等。

（4）品牌形象指标：包括患者对医院的信任度、满意度等。

（5）制度建设指标：包括医院各项管理制度的完善程度、执行效果等。

（6）团队建设指标：包括团队合作程度、员工培训和发展等。

（7）服务质量指标：包括医疗服务的有效性、安全性、便捷性和舒适性等。

（8）社会评价指标：包括社会对医院的评价、媒体对医院的报道等。

（二）医院文化评估的方法

医院文化评估的方法主要包括以下几个方面.

（1）问卷调查法：通过发放问卷的方式，了解员工和患者对医院文化的认知和满意度等情况。

（2）访谈法：通过对员工和管理人员进行访谈，深入了解医院文化的现状和存在的问题。

（3）观察法：通过对医院内部的日常管理、医疗服务等进行观察，了解医院文化的实际运作情况。

（4）案例分析法：通过对典型的医疗服务案例进行分析，了解医院文化的实际运作情况及其效果。

（5）资料分析法：通过对医院的文件资料进行分析，了解医院的历史、现状和发展趋势等情况。

（6）第三方评价法：通过邀请第三方机构对医院进行评估，客观地了解医院文化的现状和存在的问题。

（7）综合评价法：综合运用以上多种方法，对医院文化进行全面评估。

三、医院文化评估结果分析与问题诊断

（一）数据统计与分析方法

在完成医院文化评估后，需要对收集到的数据进行统计和分析，以进一步揭示医院文化的特点和问题。数据统计与分析方法主要包括定量分析和定性分析两种。

定量分析是指通过数学方法对收集到的数据进行处理和分析。在文化评估中，可以使用统计学方法对问卷调查、观察和访谈等收集到的数据进行描述性统计和推断性统计分析，如计算平均数、标准差、卡方检验、回归分析等，以揭示数据中的规律和趋势。

定性分析是指对收集到的数据做深入的文字描述和分析。在文化评估中，可以通过对访谈记录、观察笔记、案例描述等进行文本分析，挖掘其中的主题、模式、典型案例等，以深入了解医院文化的内涵和特点。

（二）问题诊断与原因分析

通过对数据统计与分析，可以发现医院文化中存在的问题和不足。问题诊断需要结合定量和定性分析结果，从不同角度对问题进行深入挖掘和分析。

1.价值观方面

如果医院价值观与员工价值观存在较大差异，可能导致员工工作满意度下

降、职业倦怠感增加等问题。需要分析员工对医院价值观的认同程度，以及医院价值观在实际工作中的贯彻情况。

2. 行为规范方面

如果员工行为规范与医疗服务要求存在差距，可能导致医疗服务质量下降、医患关系紧张等问题。需要分析员工行为规范的执行情况，以及员工对医疗服务要求的认知程度。

3. 组织氛围方面

如果组织氛围紧张、员工之间缺乏合作，可能导致工作效率下降、医疗服务质量下降等问题。需要分析组织氛围的现状及其原因，探讨如何改善组织氛围，如何加强团队合作并完善员工培训和发展计划。

4. 品牌形象方面

如果医院品牌形象不佳，可能导致患者信任度下降、医疗服务需求减少等问题。需要分析品牌形象的现状及其原因，探讨如何提升医院品牌形象。

5. 制度建设方面

如果制度建设不完善、执行不力，可能导致工作混乱、医疗服务质量不稳定等问题。需要分析制度建设的现状及其原因，探讨如何完善制度建设并加强执行力度。

6. 社会评价方面

如果社会对医院评价不佳、媒体对医院报道负面，可能导致医院声誉受损、医疗服务需求减少等问题。需要分析社会评价和媒体报道的现状及其原因，探讨如何改善社会评价并加强媒体公关工作。

四、医院文化改进计划的制定与实施

（一）确定改进目标

医院文化改进的目标是通过有效的管理和合理的制度建设，塑造良好的医疗服务文化，在提高医疗质量的同时增强医务人员的专业素养和服务意识，为患者提供更加安全、优质的医疗服务。在确定改进目标时，应考虑以下几个方面。

1. 提高医疗质量

通过加强医务人员的专业培训和技能提升，规范医疗行为，减少医疗事故和误诊率，提高医疗服务的安全性和可靠性。

2. 加强医患沟通

建立良好的医患关系，增强医务人员的沟通技巧和情绪管理能力，使患者能够充分参与医疗决策，增加患者对医院的信任度。

3. 强化团队合作

加强医务人员之间的合作意识和团队精神，建立协作机制，提高工作效率和医疗服务连续性。

4. 强化职业道德

加强医务人员的职业道德教育和道德规范意识，提倡医生患者相互尊重、互帮互助的价值观念，提高医生的职业荣誉感和责任感。

（二）制定改进措施

针对确定的文化改进重点领域，可以采取以下具体的改进措施和实施方案。

1. 关于提高医疗质量

加强医务人员的继续教育，鼓励参加学术交流和研究活动，提高专业水平。建立医疗质量管理体系，规范医疗操作流程，加强医疗事故的监测和报告机制。

2. 关于加强患者沟通

培训医务人员的沟通技巧，提高情绪管理和体验式沟通能力。建立患者投诉处理机制，及时解决患者的问题和反馈，提高患者满意度。

3. 关于强化团队合作

建立跨学科团队，促进不同科室之间的合作和信息共享。制定协作机制和医疗流程，明确角色和责任，加强团队的培训和沟通交流。

4. 关于强化职业道德

开展职业道德教育培训，强调医务人员的职业操守和行为规范。建立医德考评机制，加强对违规行为的监督和惩处，提高医生的职业荣誉感和责任感。

（三）组织与协调实施工作

为了确保医院文化改进计划的顺利实施，需要建立一个高效、跨部门、跨层级的实施团队。这个团队应该由医院领导、中层管理人员和基层员工代表组成，以确保各部门的意见和需求都能得到充分的反映和考虑。实施团队的主要职责是制定详细的实施计划，明确各阶段的目标和时间表，并分配责任和任务分工。同时，实施团队还需要加强部门之间的沟通与协调合作，确保各部门能够密切配合，共同推进文化改进计划的实施。

在实施过程中，要定期召开工作会议，汇报实施进展情况，及时解决实施过程中出现的问题和困难。如果遇到无法解决的问题，要及时向上级汇报，寻求支持和指导。

（四）开展培训与宣传工作

为了确保医院文化改进计划的顺利实施，需要对员工进行培训和宣传。培训内容应该包括医院的文化理念、行为规范、服务技能等方面，旨在提高员工的综合素质和服务能力。培训可以通过多种形式进行，如内部培训讲座、外部专家指导、学术交流等。同时，要加强对医院文化改进计划的宣传和推广，利用内部网站、公告栏、微信群等渠道，向员工传递改进计划的重要性和意义，营造良好的文化氛围和舆论环境。

在宣传方面，可以通过制作宣传海报、拍摄宣传视频等方式，向患者和公众展示医院的文化特色和服务优势。这不仅可以增强患者对医院的信任和认可，还可以提高医院的知名度和美誉度。

五、医院文化建设成效的评估与监控

医院文化改进是一个持续的过程，需要不断总结经验教训并调整优化计划。为了确保改进措施的有效性，需要定期开展医院文化建设评估工作。通过评估结果的分析，可以发现改进措施存在的问题和不足，及时进行调整和改进。

（一）建立评估指标体系

建立评估指标体系是评估医院文化建设成效的基础。评估指标应该全面、客观、可操作性强，能够真实反映医院文化的现状和改进效果。

1. 价值观认同度

评估员工对医院价值观的认同程度，可以通过问卷调查、访谈等方式了解员工对医院价值观的理解和认同情况，分析员工价值观与医院价值观的匹配程度。

2. 行为规范执行情况

评估员工对行为规范的执行情况，可以通过观察员工日常行为、收集患者反馈等方式进行评估。例如，观察医护人员的服务态度、言行举止是否符合医院的行为规范要求，了解患者对医护人员的满意度等。

3. 组织氛围改善程度

评估组织氛围的改善程度，可以通过调查问卷、员工访谈等方式了解员工对医院组织氛围的感受和评价，分析组织氛围是否得到改善。

4. 品牌形象提升度

评估医院品牌形象的提升程度，可以通过市场调研、患者反馈等方式了解公众对医院的认知和评价，分析医院品牌形象是否得到提升。

5. 制度建设完善度

评估制度建设的完善程度，可以通过对制度文件的梳理、员工对制度建设的满意度调查等方式进行评估。例如，检查医院各项规章制度的完善程度、执行效果等。

6. 团队建设效果

评估团队建设的实际效果，可以通过员工团队活动参与度、团队合作情况等方面进行评估。例如，了解员工参与团队活动的积极性、团队合作的默契程度等。

7. 医疗服务质量提升水平评估

医疗服务质量的提升水平，可以通过分析医疗质量指标、患者满意度调查等方式进行评估。例如，了解患者的治愈率、并发症发生率等医疗质量指标，分析医疗服务质量是否得到提升。

8. 社会评价改善度

评估社会对医院的评价改善程度，可以通过收集媒体报道、公众意见反馈等方式进行评估。例如，了解媒体对医院的报道是否积极正面，公众对医院的评价是否有所改善等。

（二）定期开展评估工作

评估工作可以采用问卷调查、访谈、观察等多种方式相结合，以便更全面地了解医院文化的现状和改进效果。

1.定期开展问卷调查

针对不同岗位和部门的员工，定期开展问卷调查，了解员工对医院文化的认知和满意度情况。问卷调查可以包括针对价值观、行为规范、组织氛围等方面的评价问题。

2.实施员工访谈

针对不同层级的员工，实施定期的员工访谈，了解员工对医院文化的感受和评价。访谈可以包括制度建设、团队建设、医疗服务质量等方面的内容。

3.观察医疗行为

通过观察医疗行为的方式，了解医护人员是否遵守行为规范、医疗服务质量是否达标等问题。观察可以包括对医护人员的工作状态、服务态度等方面的观察。

4.分析评估结果

根据问卷调查、员工访谈和观察的结果，综合分析医院文化建设的成效。找出文化建设中存在的问题和不足，提出改进措施和建议。

（三）及时调整改进计划

根据定期评估的结果，及时调整和改进医院文化建设计划。调整改进计划应该具有针对性和可操作性，能够有效地解决医院文化建设中存在的问题。

1.针对问题制定改进措施

根据定期评估中发现的问题和不足，制定相应的改进措施。例如，针对价值观认同度不高的问题，可以加强价值观的宣传和教育；针对医疗服务质量不达标的问题，可以加强医疗技能培训和质量监管等措施。

2.加强部门合作与协调

针对跨部门的问题和不足，加强部门之间的合作与协调。例如，针对组织氛围不和谐的问题，可以加强部门之间的沟通和协作；针对制度建设不完善的问题，可以加强制度文件的梳理和完善等措施。

3. 调整资源分配

根据文化建设的需求和问题所在，合理调整资源分配。例如，针对价值观认同度不高的问题，可以增加价值观宣传方面的投入。

4. 跟踪改进效果

在实施改进措施后，及时跟踪改进效果。可以采用定期评估的方式了解改进措施的实施效果是否达到预期目标。如果改进效果不理想或存在新的问题，及时调整改进计划并重新实施跟踪评估。

（四）持续监控与优化管理

医院文化建设是一个持续的过程，需要不断监控和优化管理。通过持续监控和优化管理机制来确保医院文化建设工作的顺利推进和取得长期成效。

1. 建立监控机制

建立医院文化建设的监控机制，定期收集和分析医院文化建设的有关数据和信息。可以设立专门的监控机构或由相关部门负责监控医院文化建设工作的进展情况并反馈给管理层以便及时调整和优化管理策略。

2. 优化管理流程

根据医院文化建设的实际情况和管理需求不断优化管理流程以提高工作效率和管理水平。如优化文化建设工作的流程和规范，建立完善的员工反馈机制等。

3. 强化激励与约束

针对医院文化建设中的问题和不足，强化激励与约束机制。通过制定合理的奖惩制度，鼓励先进、表彰优秀员工，同时对存在问题员工进行适当处理，以达到激励和约束的目的。

4. 持续培训与教育

医院文化建设需要持续的培训与教育，提高员工的文化意识和素质水平。培训内容包括医院文化理念、行为规范、服务技能等方面；教育形式可以采取讲座、研讨会、内部培训等多样化方式。

5. 总结经验与反思

定期总结医院文化建设的经验教训，深入反思文化建设中存在的问题和不足之处。通过总结经验教训，不断完善医院文化建设工作，提高文化建设的效果和质量。

6.保持与医疗业务同步发展

医院文化建设应与医疗业务发展保持同步，相互促进。在推进医院文化建设的过程中，要紧密结合医疗业务工作，确保文化建设与医疗业务发展相互协调、相互支撑。

7.建立文化传承机制

医院文化建设是一个长期的过程，需要建立相应的文化传承机制。通过制定文化建设规划、建立文化传承机制等方式，确保医院文化的延续性和传承性。

总之，医院文化建设成效的评估与监控是推进医院文化建设工作的重要环节。通过建立评估指标体系、定期开展评估工作、及时调整改进计划、持续监控与优化管理等方面的努力，可以有效地促进医院文化建设的发展和提升医院文化的品质。

第五章　医院流程管理

第一节　医院流程管理的概念与重要性

一、医院流程管理的定义与内涵

（一）医院流程管理的定义

医院流程管理是一种系统化的管理方法，旨在通过对医院运营过程中各种业务流程的规范化、系统化和标准化，以提高医院运营效率和服务质量。这种管理方法不仅关注单个部门或环节的优化，更强调医院整体运营的高效性和灵活性。通过医院流程管理，可以有效地解决医院运营过程中的问题，提高医疗服务水平，满足患者的需求，增强医院的竞争力和可持续发展能力。

（二）医院流程管理的内涵

1.规范化

医院流程管理的规范化是指各项业务活动的开展都应遵循一定的规范。通过制定明确的规章制度和操作规程，确保医院各项工作的有序进行。规范化的流程可以避免工作的随意性和不确定性，提高工作的质量和效率。同时，规范化还可以增强医疗人员的责任感和使命感，提高医疗队伍的整体素质。

2.系统化

医院流程管理的系统化是指注重整体性和系统性。医院运营是一个复杂的系统，包括医疗、护理、后勤保障等多个环节，这些环节之间相互衔接、相互影响，因此需要协同合作才能实现整体优化。通过系统化的流程管理，可以确保各个环节之间的衔接顺畅，提高医院运营的效率和服务质量。

3.标准化

医院流程管理的标准化是指各项业务活动的开展都应遵循统一的标准和流程。标准化的流程可以提高工作效率，减少人为因素对工作的影响。同时，标准化的流程还可以为医疗人员提供明确的指导和参考，提高医疗工作的规范性和准确性。

4.持续改进

医院流程管理是一个持续改进的过程。随着医院运营环境的变化和患者需求的变化，需要不断调整和优化流程。持续改进的流程管理可以确保医院始终保持竞争优势，满足患者的需求，提高医院的综合实力和市场竞争力。

二、医院流程管理对医院运营的重要性

（一）提高工作效率

在传统的医院运营模式中，由于缺乏统一的流程管理，各个部门之间的协作往往存在一定的混乱和低效。而通过流程规范化、系统化和标准化，医院可以建立一套完善的运营流程体系，将各个部门的工作有机地衔接起来，形成高效的工作流。这样可以使医院能够更快速地响应患者需求，提供更优质的医疗服务。

（二）提升服务质量

流程规范化、系统化和标准化可以让医院建立一套完善的质量控制体系，对医疗服务的各个环节进行严格的把关和监控。这样不仅可以确保医疗服务的质量和安全，还可以及时发现和解决潜在的问题和风险。同时，通过流程规范化、系统化和标准化，医院可以为患者提供更便捷、更人性化的医疗服务，从而增强患者的满意度和信任度。

（三）降低运营成本

流程规范化、系统化和标准化可以帮助医院发现和消除不必要的浪费和冗余，优化医疗服务的流程和结构。这样不仅可以降低医院的运营成本，还可以提高医疗服务的效率和质量，从而增加医院的收益。同时，通过流程规范化、系统化和标准化，医院可以减少医疗事故和纠纷的发生率，降低医院的法律风

险和经济损失。

（四）增强协同合作

系统化的流程管理可以加强各部门之间的协同合作，提高医院的整体运营效率。在传统的医院运营模式中，各个部门之间的协作往往存在一定的混乱和低效。通过流程规范化、系统化和标准化，医院可以建立更加紧密的合作关系，与其他医疗机构和社会各界建立更广泛的联系和合作，实现资源共享和互利共赢。

（五）促进创新和发展

持续改进的流程管理可以推动医院的创新和发展，适应不断变化的市场环境。随着医疗市场的不断变化和竞争的加剧，医院需要不断地进行创新和发展以适应市场的需求。通过流程规范化、系统化和标准化，医院可以建立一套完善的创新和发展机制，鼓励员工不断地探索新的医疗技术和医疗服务模式，推动医院的创新和发展。同时，通过流程规范化、系统化和标准化，医院可以建立更加科学的管理体系和市场导向的经营机制，适应市场的变化和需求，提高医院的竞争力和市场占有率。

第二节　医院流程管理的规划与设计

一、医院流程管理规划的目标与原则

（一）目标

医院流程管理的主要目标是优化医疗服务流程，提高医院管理效率和医疗工作质量，使患者能够获得更加安全、高效、满意的医疗服务。具体目标包括。

1.提高患者就诊体验

为了提升患者的就诊体验，需要优化就诊流程，减少等待时间，提高就医效率。通过建立科学、合理的预约系统，合理分配医疗资源，避免患者过长时间的等待，提高就诊效率。此外，还可以提供便利的就医环境与设施，提高患者的满意度和就医体验。

2. 增强医务人员协作能力

在医院流程管理中，需要建立清晰、高效的医疗流程，促进科室之间和医务人员之间的协作与合作。通过明确各岗位的职责和流程，加强科室之间的沟通与协调，提高工作效率。同时，建立快速反馈机制，及时解决问题，提高工作协同性。

3. 提高医院管理效率

通过精简流程，降低重复劳动和资源浪费，提高医院整体管理效率和运营效益。在流程设计中，应充分考虑资源的合理利用和分配，避免冗余环节和重复工作，提高工作效率。并且，利用现代信息技术手段，实现信息共享和智能化管理，提高工作效率和准确性。

（二）原则

在医院流程管理规划中，应遵循以下原则。

1. 患者为中心

以患者需求和满意度为出发点，在流程设计中注重患者的权益保护和个性化服务。关注患者的需求和感受，建立良好的沟通机制，提供温馨、舒适的就医环境，提高患者的满意度。

2. 简化流程

通过流程再造和优化，简化烦琐、冗杂的流程，减少环节，提高流程效率。对于存在的病例、检查、治疗等流程，进行评估和优化，消除不必要的环节和手续，提高工作效率。

3. 规范化操作

建立规范的操作流程和标准化的工作要求，提高医务人员的工作质量和服务水平。制定明确的操作规范，加强内部培训和考核，提高医务人员的技能水平和服务质量。

4. 数据驱动决策

借助信息化技术，采集和分析大量的医疗数据，为决策提供科学依据，改进流程管理效果。通过信息化系统收集和整理医疗数据，如患者就诊时间、病情诊断、治疗方案等，对医院流程进行评估和分析，及时调整和优化流程，提高工作效率和质量。

二、医院流程管理设计的步骤与方法

（一）步骤

医院流程管理设计一般包括以下步骤。

1.定义目标和确定范围

明确需要改进的流程和环节，并确定改进的目标和范围。这需要医院管理层和相关部门的负责人共同参与，根据医院的实际情况和需求，明确改进的目标和范围，为流程管理设计提供明确的方向和指导。

2.流程分析和优化

对目标流程进行详细分析，发现问题和瓶颈，并进行优化设计。这可以通过业务流程图、价值流图等方法进行分析和改进。通过对现有流程的梳理和分析，发现存在的问题和瓶颈，找出流程中的浪费和不合理的环节，并针对问题进行优化设计，提高流程的效率和效益。

3.设计新流程

根据优化后的流程，设计新的流程图和操作流程，明确各个环节的具体操作和责任人。这需要结合医院的实际情况和需求，设计符合医院运营特点的新流程。同时，需要明确各个环节的具体操作和责任人，确保流程的顺畅运行。

4.实施和推广

根据设计好的新流程实施，包括培训医务人员、调整医疗流程、更新相关制度和政策等。在实施过程中，需要加强对医务人员的培训和指导，确保他们能够熟练掌握新流程的操作方法。同时，需要调整相关制度和政策，为新流程的实施提供支持和保障。通过这些措施的实施和推广，确保新流程的顺利实施和推广。

5.监测和改进

通过对新流程的监测和评估，发现问题和不足，及时调整和改进。这需要建立有效的监测和评估机制，对新流程的运行情况进行实时监控和分析。同时，需要根据监测结果及时调整和改进流程，确保流程的持续优化和改进。

（二）方法

医院流程管理设计可以采用以下方法。

1. 流程图绘制

使用流程图的方式清晰地展示每个环节和操作流程，便于理解和沟通。通过绘制流程图，可以直观地展示流程中的各个环节和操作流程，使医务人员更加清晰地了解和掌握新流程的特点和要求。

2. 数据分析

通过采集和分析大量的医疗数据，找出问题所在，确定改进的重点和方向。通过对医疗数据的收集和分析，可以了解到医院运营过程中存在的问题和瓶颈，为流程优化提供数据支持和参考。

3. 标准化操作

建立标准化的工作要求和操作规范，明确每个环节的职责和要求。通过制定标准化的操作规范和要求，可以使医务人员更加明确自己的职责和要求，提高工作效率和质量。

4. 信息化支持

借助信息化技术，实现流程的自动化和数字化，提高流程管理的效率和准确性。通过信息化技术的应用，可以实现流程的自动化和数字化管理，提高流程管理的效率和准确性。例如，通过建立电子病历系统可以实现病历信息的数字化管理，提高医疗工作效率和质量。

三、医院流程管理设计中的关键要素

（一）流程理解与分析

在进行医院流程优化和重组之前，医院首先需要对各个业务流程进行全面深入的了解和分析。这包括对流程涉及的环节、流程所需资源、流程中的参与者等进行详细的研究和分析。只有深入理解业务流程，才能有效地找出问题所在，为后续的流程优化和重组提供基础。具体而言，流程理解与分析包括以下几个方面。

（1）收集和整理业务流程的相关资料和数据，包括现有的流程图、操作规程、医疗记录等。

（2）与相关人员进行深入交流和访谈，了解业务流程的实际运行情况，包括各个环节的操作步骤、时间节点、参与人员等。

（3）对业务流程进行细致的观察和分析，找出存在的问题和瓶颈，如重复环节、操作烦琐、沟通不畅等。

（4）整理和分析所得数据，对业务流程进行全面的评估和分析，发现问题产生的原因和影响。

（二）流程优化与重组

在理解业务流程的基础上，通过深入分析，找出流程中的问题和瓶颈，并进行优化和重组，以减少重复环节、简化操作步骤，提高流程效率。

具体而言，流程优化与重组包括以下几个方面。

（1）针对找出的问题和瓶颈，制定相应的优化和重组方案，明确需要改进的环节和步骤。

（2）调整和优化医疗资源的配置，合理分配人力、物力和财力等资源，提高资源利用效率。

（3）简化操作步骤和审批流程，减少不必要的环节和等待时间，提高工作效率和流程的顺畅性。

（4）对业务流程进行重新设计和规划，使其更加符合实际需求和患者的利益，提高患者满意度。

（5）制定新的操作规程和管理制度，确保业务流程的优化和重组得以顺利实施。

（三）角色明确与责任落实

在优化和重组业务流程后，需要明确每个环节和参与者的角色和职责，使得每个人清楚自己的任务，提高工作效率和流程的顺畅性。具体而言，角色明确与责任落实包括以下几个方面。

（1）根据业务流程的需求和优化后的流程设计，确定每个环节和参与者的角色和职责。

（2）通过制定详细的职责清单和工作计划，使每个参与者明确自己的任务和要求。

（3）建立有效的沟通机制和协作平台，加强各个环节之间的信息共享和协作配合。

（4）落实责任制度，确保每个环节都有明确的责任人负责监督和管理。

（5）加强对员工的培训和教育，提高员工的业务素质和工作能力，确保业务流程的高效运行。

（四）信息化支持与技术应用

借助信息化技术，实现流程的自动化和数字化，提高流程管理的效率和准确性。这可以大大简化业务流程，提高工作效率和质量。例如使用医疗信息系统、电子病历等。具体而言，信息化支持与技术应用包括以下几个方面。

（1）选择合适的信息化工具和技术，如医疗信息系统、电子病历系统等，以支持业务流程的优化和重组。

（2）建立完善的信息系统架构和管理制度，确保信息的准确性和安全性。

（3）通过信息系统实现业务流程的自动化和数字化，减少人工操作和人为错误。

（4）利用信息系统进行数据分析和监测，为医院的决策和管理提供数据支持。

（5）加强员工的信息技术培训，提高员工的信息技术应用能力。

（五）持续监测与改进

建立监测和评估机制，对每个环节和阶段进行定期监测和评估，发现问题并及时调整和改进流程。这可以帮助医院不断优化业务流程和管理体系。具体而言，持续监测与改进包括以下几个方面。

（1）建立定期监测和评估机制，对业务流程的各个环节进行定期检查和评估。

（2）设立专门的监测团队或岗位，对业务流程进行实时监控和数据分析，及时发现问题并进行改进。

（3）制定有效的绩效评估标准和方法，对业务流程的效率和效果进行全面评估和衡量。

（4）根据监测和评估结果，及时调整和改进业务流程和管理制度，提高医院的管理水平和综合竞争力。

（5）鼓励员工积极参与流程优化和改进工作，发挥员工的创造性和团队合作精神，共同推动医院的持续发展。

四、医院流程管理与信息化建设的结合

（一）信息化建设的意义

信息化建设对于现代医院管理具有重要的意义。首先，信息化建设可以为医院提供强大的技术支持，通过引入先进的信息技术，使医院能够更好地适应现代化医疗管理的需求。其次，信息化建设可以实现流程的自动化和数字化，提高流程管理的效率和准确性。可以实现数据的共享和互动，优化资源配置和决策支持。通过数据集成和分析，医院可以更好地了解患者的需求和医疗服务状况，优化医疗资源的分配和利用，提高决策的科学性和准确性。

（二）信息化建设的关键应用领域

在医院流程管理中，信息化建设可以在以下几个方面发挥重要作用。

1.电子病历系统

电子病历系统是医院信息化建设的重要组成部分。通过电子病历系统，可以实现病历的电子化管理和共享，方便医务人员随时随地获取患者的医疗信息，提高医务人员的工作效率和病历质量。同时，电子病历系统还可以提高医疗服务的协同性和跨科室合作能力，促进医疗资源的优化配置。

2.医疗信息系统

医疗信息系统是一套集成的数字化医疗设备和管理系统，可以实现医疗过程的智能化和自动化管理。例如，预约挂号系统可以方便患者进行网上预约和挂号，药品管理系统可以实现药品的智能化管理和调配，检验检查系统可以自动化处理患者的检验检查结果等。这些系统的应用可以提高医疗服务的效率和质量，减少医疗差错和事故的发生。

3. 医院管理系统

医院管理系统是一套集成的数字化管理系统，包括人力资源管理系统、财务管理系统、设备管理系统等。通过这些系统的应用，可以提高医院整体管理效率和运营效益。例如，人力资源管理系统可以实现员工的招聘、培训、考核等全流程管理，财务管理系统可以实现医院的财务预算、核算、结算等管理，设备管理系统可以实现设备的采购、维护、报废等全生命周期管理。

（三）信息化建设与流程管理的结合

在医院流程管理中，信息化建设与流程管理的结合非常重要。首先，在信息化建设过程中，应充分考虑流程管理的需求和特点，确保信息系统能够支持和满足流程管理的要求。例如，在开发新的医疗信息系统时，需要考虑如何满足医疗行业的规范和标准，如何实现跨科室的合作和信息共享，如何处理医疗数据的安全和隐私保护等问题。其次，流程管理可以通过信息化手段来实现。例如，通过信息系统的工作流功能来规范和监管流程，通过数据分析来优化流程效果。通过信息系统的智能化处理和数据分析，可以发现医疗服务中的问题和缺陷，及时纠正和改进医疗服务流程，提高医疗服务的质量和效率。

（四）信息安全与隐私保护

在信息化建设过程中，要重视信息安全和隐私保护。首先，要建立健全的信息安全管理制度和规范，加强信息安全的组织和管理。其次，要加强技术安全措施的落实，提高信息安全保障能力。例如，采用加密技术、访问控制技术等手段来保护信息安全和隐私不受侵犯。最后，要加强员工的信息安全意识和培训，提高员工的信息安全意识和技能水平。只有做好信息安全和隐私保护工作，才能确保医院信息化建设的安全性和可靠性。

第三节　医院流程管理的优化与改进

一、医院流程管理的持续改进理念与方法

（一）持续改进的理念

医院流程管理的持续改进理念是指通过不断地优化和升级医院内部各项流程，提高就诊效率和医疗质量的思想观念。其核心思想是将流程看作是一个持续演化的系统，并通过周期性的评估和反馈机制，不断地提高流程的效能和适应性。

（二）持续改进的方法

1. 流程分析

通过对医院各项流程进行详细的分析，了解每个环节的具体操作步骤、时间消耗等信息。可以采用价值流分析、流程图、事务流程模型等工具和方法进行分析。

2. 缺陷识别

在流程分析的基础上，识别出存在的问题和瓶颈，包括延误、重复、低效的环节等。可以借助质量控制工具如鱼骨图、流程图等来帮助识别问题。

3. 团队合作

建立跨职能的改进团队，包括医生、护士、行政人员等，共同参与流程改进工作，充分发挥各自的专业优势。通过团队合作，可以集思广益，提出更多创新和改进的建议。

4. 制定目标

根据分析结果和团队讨论，制定具体的改进目标。目标应该明确、可量化，并与医院整体战略和患者需求相一致。

5. 实施改进

针对识别出的问题和瓶颈，制定具体的改进措施和计划，包括优化流程、

简化操作、提高信息化支持等方面。在实施改进过程中，需要关注各项指标的变化，及时调整和优化。

6.监测评估

建立有效的监测和评估机制，定期对已实施的改进进行追踪和评估。可以通过收集数据、患者满意度调查、业务指标分析等方式，评估改进效果，并反馈给改进团队，以便进一步优化流程。

二、医院流程管理的瓶颈与问题分析

（一）病历信息录入环节的瓶颈和问题

1.手写病历容易出现字迹不清、难以阅读的问题，影响医生之间的沟通和交流。手写病历存在字迹不清、模糊不准确等问题，这给医生之间的沟通和交流带来了困难。医生在医疗团队协作中需要查看和理解其他医生记录的病历，如果字迹不清晰，可能会造成误解和错误的判断。此外，在将病历传递给其他科室或医院之间，也容易由于字迹问题产生传递错误或延误。

2.手动录入病历信息耗时较长，容易出现错误和遗漏。手动录入病历信息的过程比较烦琐，需要耗费医护人员较多的时间。在繁忙的工作环境中，医生可能会出现疏忽或遗漏的情况，导致病历信息不完整。另外，手动录入信息容易出现文字输入错误，如打错字、错位等问题，增加了病历信息的错误风险。

3.病历信息的整合和共享困难，不利于患者随时随地的就诊。传统的手写病历存储方式使得多份病历信息难以整合和共享。患者就诊不同科室时，需要医护人员进行重复的信息录入，浪费了医疗资源和时间。对于患者而言，他们不能方便地随时随地获取自己的病历信息，不利于个人健康管理和远程转诊等医疗需求的满足。

（二）排队候诊环节的瓶颈和问题

1.排队等待时间长，患者容易产生不满情绪，影响医院形象。由于患者数量众多和医院资源有限，排队等待时间往往较长，容易导致患者产生不满情绪，甚至影响就诊效果和治疗效果。这种不满情绪容易通过口碑传播，影响医院的声誉和形象。

2.排队过程中存在的信息不对称、不准确等问题，导致患者得不到正确的信息指引。例如，医生临时有变动或调整导致患者等待时间延长，如果不能及时告知患者，容易引发不满和投诉。另外，医院也缺乏有效的信息反馈机制，难以及时了解患者的排队等待情况，无法根据实际需求进行资源调配。

（三）医疗资源调度和利用方面的瓶颈和问题

1.医生和护士的工作负荷不均衡，导致部分科室人手紧张，难以满足患者的需求。例如，一些热门科室可能会经常出现人满为患的情况，而其他不太热门的科室则人力闲置较多。这种资源调度不均衡既浪费了医疗资源，也不利于提供高效的医疗服务。

2.医疗设备的使用效率低下，存在闲置或重复购置等问题。一些医院可能存在设备闲置的情况，这浪费了资金投入和空间资源。同时，一些医院在购置设备时，由于缺乏统一的规划和资源共享机制，容易出现同类型设备重复购置的情况。

3.就诊流程中存在的多次重复检查和重复填写信息的问题，浪费医疗资源。在就诊流程中，由于信息沟通不畅或系统不完善，存在多次重复检查和重复填写信息的问题。一些患者可能需要反复进行相同的检查过程，浪费了医疗资源和时间。另外，由于缺乏统一的电子病历系统，患者需要在不同科室重复填写相同的基本信息，增加了患者的负担和医护人员的重复劳动。

（四）信息化支持和管理的瓶颈和问题

1.医院信息系统之间缺乏有效的数据共享和互通机制，导致信息孤岛和重复录入。例如，医生在不同科室工作时，可能需要登录和使用多个不同的信息系统，导致信息重复录入和传递困难。这不仅增加了医护人员的工作量，也容易出现信息不一致和错误的情况。

2.医院信息系统的兼容性和稳定性有待提高，存在系统漏洞和数据安全风险。医院信息系统的兼容性和稳定性是信息化支持和管理中的瓶颈问题之一。由于不同系统之间的技术和数据标准存在差异，导致系统之间的数据共享和交互受阻，影响信息的整合和利用。另外，医院信息系统的稳定性也是一个关键问题，系统漏洞和数据安全风险容易导致信息泄露和医疗事故的发生。

3.医院信息化应用水平参差不齐，员工培训和应用推动不到位。医院信息化应用水平的参差不齐是一个瓶颈问题。一些医院在信息化建设和应用推动方面投入较多，并取得了一定的成绩，但也有一些医院在信息化应用方面进展缓慢。医院内部员工对于信息系统的培训和应用推动不到位，导致医护人员对于信息化系统的使用不熟悉，影响了信息化管理的效果和实施效率。

三、医院流程改进的关键策略与措施

（一）建立患者为中心的流程导向

1.优化患者就诊体验，提高患者满意度。通过提供舒适的候诊环境、合理的排队管理和病情评估等措施，减少患者等待时间。另外，加强对患者需求的了解和关注，提供个性化的医疗服务，增强患者的就诊体验和满意度。

2.强化患者教育，提高患者对就医流程的理解和配合度。通过设立患者教育中心，向患者提供详细的就医指南和流程介绍，帮助他们全面了解就诊流程和注意事项。同时，可以开展健康教育活动，提高患者对疾病预防和管理的认识，促进患者主动参与治疗过程。

（二）优化流程设计

1.通过流程再造和优化，简化烦琐环节，提高工作效率。对医疗流程进行全面的分析和评估，剔除不必要的环节和重复操作，简化流程，并引入自动化和数字化技术支持，提高工作效率和流程的顺畅性。

2.引入科学的排队管理方法，缩短患者等待时间。通过实施科学的预约挂号系统和分诊制度，合理安排患者的就诊顺序，有效减少患者的等待时间。同时，可以利用智能化排队系统和大数据分析技术，根据患者的病情和就诊需求，进行优先处理和分流，提高就诊效率。

3.建立跨科室协同的工作机制，提高医疗资源的调度和利用效率。建立跨科室的协作和沟通机制，加强不同部门之间的合作与协调。通过设立跨科室的会诊制度、建立交流平台等方式，提高医疗资源的调度和利用效率，避免资源的浪费和重复。

（三）引入信息化技术支持

1.加强医院信息系统的整合和共享，实现数据的无缝传递。整合医院内部各个业务系统，实现信息的共享和协同。通过建立统一的医疗信息平台，实现数据的无缝传递和共享，避免信息孤岛的出现，提高流程管理的准确性和效率。

2.推行电子病历系统，减少手写病历的使用，提高信息录入效率和准确性。引入电子病历系统，替代传统的手写病历，实现医疗数据的数字化和自动化管理。通过规范化的数据录入和自动化的数据处理，提高信息录入的效率和准确性，减少人为因素带来的错误和漏洞。

3.推动医疗机构间的信息交换和协同，实现患者信息的互通。加强与其他医疗机构的信息交换和协同，实现患者信息的互通共享。通过建立标准化的数据格式和接口，实现不同医疗机构之间的信息流通和互操作，提高患者在不同机构间的就医便利性和医疗质量。

（四）持续改进与培训

1.建立持续改进的机制和流程，定期进行流程评估和改进。建立持续改进的流程管理机制，设立流程改进团队或委员会，负责定期评估现有流程的效果和问题，并制定相应的改进方案。充分借鉴国内外的优秀实践，通过开展意见征询和改革试点等方式，不断完善流程管理体系，提高流程的效率和质量。

2.加强流程改进团队的建设和沟通，共享经验和最佳实践。建立流程改进团队，吸纳各部门的专业人才参与。定期组织团队会议和交流活动，分享改进经验、探讨问题，并推广最佳实践。通过跨部门的合作和知识共享，促进流程改进的连续性和可持续发展。

（五）数据分析与决策支持

1.建立完善的数据收集与分析系统，实时监测和评估流程改进效果。建立数据收集与分析系统，采集和整理医疗流程相关的数据。通过数据分析和可视化展示，实时监测和评估流程改进的效果，发现问题和瓶颈，并及时调整和优化流程。

2.利用数据分析结果，支持决策和优化流程的调整。将数据分析结果应用于决策和优化流程的调整。通过数据挖掘和预测分析技术，深入了解患者需求和流程瓶颈，制定科学合理的改进方案，并进行试点和评估，以确保流程的持续改进和优化。

3. 建立跨部门的流程管理委员会，负责制定流程改进的策略和指导原则。建立跨部门的流程管理委员会，由各部门的主管和专家组成。该委员会负责制定流程改进的策略和指导原则，统筹协调各部门的工作，推动流程管理的全面实施和优化。同时，通过定期的会议和报告，监督和评估流程改进的进展情况，并提出改进建议。

四、医院流程优化与协同管理的推动

（一）领导层的重视与参与

1. 领导层要树立流程管理的意识，将其作为医院发展的重要战略之一。领导层应该明确流程管理对提高医院运营效率、优化服务质量和患者满意度的重要影响，并将其纳入医院的发展战略之中。领导层要认识到流程管理是持续改进的过程，需要长期的坚持和投入。

2. 领导层要积极参与流程优化和管理的具体工作，给予工作团队充分支持和资源保障。领导层应当亲自参与流程优化项目的决策和执行过程，为流程管团队提供清晰的目标和方向。同时，领导层还应提供必要的资源支持，包括人力、物力和财力等，确保流程管理能够得到有效推进。

（二）建立跨部门协同的流程改进团队

1. 建立由不同科室代表组成的团队，共同参与流程改进工作。流程改进需要多个科室的协同合作，因此需要建立跨部门的团队。该团队成员应该由来自各个科室的代表组成，以确保不同科室的需求和利益得到充分考虑。团队成员应具备丰富的临床经验和专业知识，能够准确分析和评估各个环节的问题，提出科学合理的改进方案。

2. 团队成员要具备项目管理能力。流程改进是一个复杂的项目，需要有一定的项目管理经验和能力。团队成员应具备项目管理的知识和技能，能够有效组织和指导项目的执行过程，确保项目能够按时、按质量要求完成。

（三）确立绩效评估与激励机制

1.建立完善的绩效评估体系，对流程改进工作进行量化评估。建立科学合理的绩效评估指标体系，包括流程效率、患者满意度、医务人员参与度等方面的指标。通过数据收集和分析，对流程改进工作进行定量评估，了解改进效果和问题所在，为优化流程提供依据。

2.设定激励机制，根据绩效评估结果给予相应的奖惩和激励措施。针对参与流程改进工作的医务人员或团队，建立奖励机制，通过物质奖励、职称晋升、学术交流等方式激励他们的积极性和创新能力。同时，对于流程改进工作中出现的问题和不足，也要及时进行纠正和反馈，避免重复出现。

（四）建立信息共享和沟通机制

1.建立医院内部的信息共享平台，促进各部门之间的沟通和协作。通过建立信息化系统和平台，实现患者信息、医疗数据等的共享与传递。不同科室之间可以及时了解患者的就诊情况和治疗经过，提高协同工作的效率和质量。

2.加强内外部的合作与交流，借鉴其他医院的优秀经验和做法。与其他医院、研究机构等建立良好的合作关系，定期开展学术交流和经验分享活动。通过借鉴其他医院的成功案例和先进经验，为本院的流程改进工作提供借鉴和参考，推动医院流程管理水平的提升。

五、医院流程管理优化与改进的效果评估

（一）指标评估

流程改进的效果需要通过客观的指标进行评估和监测。以下是一些重要的指标，用于评估医院流程管理的改进效果。

1.患者等待时间

患者等待时间是评估医院流程管理效率和服务质量的重要指标之一。通过监测患者等待时间，可以了解医院在预约、挂号、就诊等方面的效率，以及医疗资源的利用情况。与之前相比，如果等待时间明显缩短，则说明流程改进取得了积极效果。

2. 就诊效率

就诊效率是衡量医院医疗服务质量的另一个重要指标。通过监测医生和患者的互动时间、诊疗过程、治疗效果等，可以了解就诊效率的高低。如果就诊效率得到提高，则说明医生的工作效率和服务质量得到了提升。

3. 医疗资源利用率

医疗资源包括医生、护士、医疗设备等，是医院运营的重要保障。监测医疗资源的利用情况，可以了解医院资源的分配和利用是否合理。通过对医疗资源利用率的监测和对比，可以发现资源利用的瓶颈和改进空间，提高医疗资源的利用效率。

4. 病床周转率

病床周转率是反映医院床位使用情况的重要指标。通过监测病床周转率，可以了解医院的床位使用效率，以及患者住院时间和康复情况。如果病床周转率得到提高，则说明医院的床位使用更加合理和高效。

5. 药品和医疗器械库存管理

药品和医疗器械的库存管理直接影响到医疗服务的提供。通过对药品和医疗器械库存的监测和管理，确保医院有足够的库存来满足患者的需求，同时避免过多的库存积压。

为了确保流程改进效果的评估准确可靠，需要对上述指标进行定期的监测和对比，最好能够建立数据分析和报告制度，以便及时发现问题并采取相应措施。

（二）患者满意度评估

患者满意度是评估医院流程改进效果的重要依据之一。通过定期进行患者满意度调查，可以了解患者对医院流程改进的反馈和评价，从而判断流程改进是否达到了预期目标。以下是评估患者满意度的具体方法。

1. 定期调查：定期进行患者满意度调查是评估流程改进效果的重要手段之一。可以通过问卷调查、电话访问、面对面访谈等方式进行调查，以收集患者的反馈和建议。

2. 指标设置：在患者满意度调查中，需要设置相关的指标来衡量患者对流程改进的评价。例如，可以设置"就诊流程是否清晰明了""就诊过程中是否需要长时间等待""医生是否提供了详细的诊疗服务"等指标。

3. 数据分析：对患者满意度调查的数据进行深入分析，了解患者在哪些方面对医院的流程改进不满意，以及哪些方面还需要进一步改进。通过数据分析，可以发现医院在服务和管理方面存在的问题和不足。

4. 及时改进：根据患者满意度调查的结果，及时发现医院在服务和管理方面存在的问题和不足，并采取相应的改进措施。例如，针对患者反映的长时间等待问题，可以优化预约和挂号流程；针对患者反映的诊疗服务不详细问题，可以加强医生培训和管理。

（三）医院绩效评估

将流程改进的效果纳入医院绩效评估体系中，与其他指标一起评价医院的绩效水平是一种有效的评估方法。以下是具体评估方法。

1. 绩效评估指标：将流程改进的相关指标纳入医院绩效评估指标体系中，例如患者满意度、病床周转率、药品和医疗器械库存管理等。通过与其他指标一起评估医院的绩效水平，可以更加全面地了解医院的运营情况和改进效果。

2. 横向比较：与其他医院进行横向比较，了解自己在同类医院中的绩效水平。通过比较同类医院的各项指标数据，可以发现医院自身的不足之处，并借鉴其他医院的成功经验进行改进。

3. 目标设定与考核：制定医院绩效目标并进行考核是推动医院持续改进的重要手段之一。根据医院的实际情况和发展需求设定绩效目标，例如病床周转率、药品库存周转率等。同时，针对这些目标制定具体的考核办法和奖惩措施，以激励医院各部门共同努力实现目标。

4. 数据分析与反馈：定期对医院的各项绩效指标进行深入的数据分析，了解医院的运营情况和问题所在。同时，将绩效评估结果及时反馈给医院领导和相关部门负责人，以便发现不足之处并采取相应措施进行改进。

5. 持续改进：根据绩效评估结果和反馈意见，持续改进医院的流程管理和服务质量。制定相应的改进措施计划，确保医院在各个方面都得到持续的改进和提高。同时还需要制定长期的改进计划和目标来确保医院在未来的发展中保持竞争优势并持续提高整体实力水平!

第四节 医院流程管理的监控与评估

一、医院流程监控的目的与重要性

（一）目的

医院流程监控的主要目的是确保医院内部各个环节的顺利运行，提高工作效率和服务质量，保障患者的权益和安全，为医院的长期发展提供支持。具体目的包括：

1. 优化流程：通过对医院内不同流程进行监控和分析，确定存在的问题并及时改进，提高流程的效率和质量，减少资源浪费。

2. 安全保障：医院是一个涉及患者生命安全的场所，流程不畅或者错误可能会导致严重的后果。通过监控流程，可以及时发现潜在的安全隐患，并采取相应措施进行预防和纠正。

3. 资源管理：医院是一个复杂的组织机构，涉及大量的人力、物力和财力资源。通过监控流程，可以了解资源的使用情况和效益，合理配置资源，提高资源利用效率。

（二）重要性

医院流程监控的重要性主要表现在以下几个方面：

1. 提高工作效率：医院流程监控能够帮助医院发现流程中的瓶颈和问题，及时进行改进和优化，提高流程的效率和执行力。有效的流程监控可以减少不必要的等待时间，提高医务人员的工作效率，提升医院整体运作效果。

2. 提升服务质量：医院是为患者提供医疗服务的场所，良好的服务质量是医院吸引患者的重要因素。通过流程监控可以及时发现服务环节存在的问题，及时改进和纠正，提高服务质量和满意度。

3. 保障患者安全：医院是患者生命健康的守护者，流程监控有助于及时发现和处理可能存在的患者安全隐患，确保患者在接受医疗过程中的安全和权益不受损害。

4.资源优化管理：医院资源有限，如何合理利用和管理资源是医院管理的重要课题。流程监控可以帮助医院了解资源的使用情况和效益，发现资源浪费和闲置现象，并采取相应措施进行调整和优化，提高资源利用效率。

5.支持医院长期发展：医院流程监控不仅能够解决当前存在的问题，还能够为医院的长期发展提供支持。通过对流程的监控和分析，可以发现改进的空间和方向，为医院的管理和发展提供指导和依据。

二、医院流程监控的指标体系与方法

（一）指标体系

医院流程监控的指标体系需要综合考虑医院内部各个流程环节的特点和目标，具体指标体系可包括以下几个方面的指标：

1.时间指标：如候诊时间、就诊时间、手术时长等，用于评估流程的快捷性和效率。

2.资源利用指标：如人力资源利用率、设备利用率等，用于评估资源使用的效益和合理性。

3.安全指标：如预约失误率、病历错误率、药物输送错误率等，用于评估医疗安全风险。

4.满意度指标：如患者满意度、员工满意度等，用于评估流程对患者和员工的满意程度。

5.成本指标：如流程成本、操作成本等，用于评估流程的经济效益和成本控制情况。

（二）方法

医院流程监控的方法可以综合运用定性与定量的方法，具体包括以下几个方面：

1.数据收集：通过建立信息系统和数据采集机制，收集流程运行过程中产生的相关数据，包括时间、资源利用情况、安全事件等。

2.数据分析：针对收集到的数据进行统计分析和挖掘，通过数据可视化的方式展示流程的运行情况和问题，发现潜在的异常和瓶颈。

3. 流程图分析：通过绘制流程图，对各个环节之间的关系和作用进行分析，确定可能存在的问题点和改进空间。

4. 比较分析：对不同时间段、不同科室或不同医院的流程进行对比分析，找出差异和改进的潜力。

5. 反馈机制：及时将分析结果反馈给相关部门和人员，促使其采取改进措施，并跟踪改进的效果。

（三）技术支持

医院流程监控可以借助现代信息技术提供支持，如利用智能感知设备进行实时监测、利用大数据和人工智能技术进行数据分析和预测等，提高监控的精确性和效率。

（四）持续改进

医院流程监控是一个持续改进的过程，需要定期评估指标体系的可靠性和有效性，并根据监控结果不断调整和完善监控方法和指标体系，以实现更好的监控效果。

三、医院流程监控结果分析与问题诊断

（一）结果分析

医院流程监控的结果分析是对收集到的数据和信息进行综合分析和解读的过程，旨在获取关键信息和指标，发现流程存在的问题和异常情况，查找原因和影响因素，为问题的诊断和解决提供依据。

1. 时间指标分析：对候诊时间、就诊时间等时间指标进行统计分析，比较实际值与预设目标的偏差，找出存在的问题和异常情况。

2. 资源利用指标分析：对人力资源利用率、设备利用率等资源利用指标进行分析，找出资源使用的不合理和浪费现象。

3. 安全指标分析：对预约失误率、病历错误率、药物输送错误率等安全指标进行分析，发现存在的安全隐患和风险。

4. 满意度指标分析：对患者满意度、员工满意度等满意度指标进行统计和

分析，了解流程对患者和员工的影响程度。

（二）问题诊断

医院流程监控结果分析的目的是诊断存在的问题和异常情况，并找出问题的原因和影响因素，为问题的解决提供依据。

1.问题识别：根据流程监控结果分析的结论，明确问题的具体表现和影响范围，确定需要解决的主要问题点。

2.原因分析：通过深入调查和分析，找出问题产生的原因和影响因素，如组织管理不规范、人员流程培训不足、设备故障等。

3.影响评估：评估问题对医院运营和服务质量的影响程度，确定需要优先解决的问题和改进方向。

4.解决方案：针对诊断出的问题，制定相应的解决方案和改进措施，并明确责任部门和时间节点，推动问题的解决和改进。

四、医院流程管理评估的指标与流程

（一）指标选择

医院流程管理评估的指标应综合考虑医院的整体目标和战略，涵盖医院流程管理的各个方面，具体指标选择可包括以下几个方面：

1.流程效率：如候诊时间、就诊时间等，用来评估流程的快捷性和效率。

2.资源利用率：如人力资源利用率、设备利用率等，用来评估资源的合理利用情况。

3.安全指标：如预约失误率、病历错误率、药物输送错误率等，用来评估医疗安全风险。

4.患者满意度：通过患者满意度调查等方式获取数据，用来评估患者对流程的满意度和体验。

5.经济效益：如流程成本、操作成本等，用来评估流程的经济效益和成本控制情况。

（二）评估流程

医院流程管理评估的流程一般包括以下几个步骤：

1.确定评估范围：明确需要评估的流程范围和目标，确定评估的重点和关注点。

2.数据收集：收集与评估流程相关的数据和信息，包括时间指标、资源利用指标、安全指标、满意度指标等。

3.数据分析：对收集到的数据进行统计分析和挖掘，得出指标的实际值和与目标值的差距。

4.评估结果分析：根据数据分析的结果，评估流程的优劣和存在的问题，确定需要改进和优化的方向。

5.制定改进方案：根据评估结果，制定相应的改进方案和措施，并明确责任部门和时间节点。

6.实施改进措施：将改进方案落实到具体的流程中，跟踪改进的进展和效果。

7.定期评估和迭代：定期对流程进行评估和迭代，根据评估结果和反馈意见，调整评估指标和流程改进方案，实现持续改进。

（三）关键要素

医院流程管理评估的关键要素包括指标选择的科学性和全面性、数据收集的准确性和及时性、评估结果的客观性和精确性、改进措施的有效性和可操作性等。同时，还需要重视流程评估的参与和支持，确保评估工作的顺利进行和结果的有效落实。

第六章　医疗质量管理

第一节　医疗质量管理的定义与重要性

一、医疗质量管理的定义

医疗质量管理是指以医疗机构日常工作中的核心价值为依据，通过一系列科学、合理、规范的管理手段和方法，对医疗服务进行全面、系统、有效的质量控制和安全管理，以提高医疗服务的整体水平，保障患者安全和健康。医疗质量管理是医疗机构管理的重要组成部分，也是衡量医疗机构整体水平的重要指标之一。

二、医疗质量管理的重要性

医疗质量管理是医疗机构管理的重要组成部分，它的重要性主要体现在以下几个方面。

（一）提高医疗服务质量

医疗质量管理是提高医疗服务质量的重要手段。通过对医疗服务的过程、结果和环境进行全面、系统、有效的质量控制和安全管理，可以及时发现和纠正医疗服务中的问题，提高医疗服务的准确性和安全性，从而提高医疗服务的质量。

具体而言，医疗质量管理可以通过以下措施提高医疗服务质量。

1. 建立完善的医疗质量管理体系，制定科学、合理、规范的管理制度和方法，明确医疗服务的质量标准和要求。

2. 加强对医疗服务的过程监控，及时发现和纠正医疗服务中的问题，确保医疗服务的质量和安全。

3.建立医疗服务质量评估机制，定期对医疗服务的质量进行评估和考核，及时反馈评估结果，督促医疗机构改进服务质量。

4.加强对医疗人员的培训和管理，提高医疗人员的专业素质和服务能力，确保医疗服务的质量和安全。

（二）保障患者安全和健康

医疗质量管理的主要目标是保障患者的安全和健康。通过加强医疗质量管理，可以减少医疗差错和事故的发生率，降低患者的并发症和病死率，提高患者的满意度和信任度。

可以加强对患者的健康教育和管理，提高患者的自我保健意识和能力，促进患者的康复和生活质量的提高。

（三）提升医疗机构的社会形象

医疗质量管理是医疗机构管理的重要组成部分，它反映了医疗机构的综合实力和整体水平。通过加强医疗质量管理，可以提高医疗机构的社会形象和声誉，吸引更多的患者前来就诊。

具体而言，医疗质量管理可以通过以下措施提升医疗机构的社会形象。

1.加强医疗质量管理的宣传和推广，提高医疗机构在公众心目中的形象和声誉。

2.加强对医疗机构的评价和评估，建立科学的评价机制和方法，提高医疗机构的服务质量和水平。

3.加强对医疗机构的监督和管理，建立科学的监督机制和方法，提高医疗机构的管理水平和信誉。

（四）促进医疗卫生事业的发展

医疗质量管理是促进医疗卫生事业发展的重要手段。通过加强医疗质量管理，可以推动医疗卫生事业的规范化、标准化和现代化，提高整个医疗卫生行业的水平和服务质量。

具体而言，医疗质量管理可以通过以下措施促进医疗卫生事业的发展。

1.医疗质量管理可以推动医疗卫生行业的规范化和标准化。通过制定科学、合理、规范的管理制度和方法，明确医疗服务的质量标准和要求，可以促进医疗机构服务的规范化、标准化和现代化。这不仅可以提高医疗服务的质量和效率，也有助于整个医疗卫生行业的健康发展。

2. 医疗质量管理可以提升医疗卫生行业的整体水平。通过加强对医疗人员的培训和管理，提高医疗人员的专业素质和服务能力，可以促进医疗服务水平的整体提升。同时，通过加强对医疗服务的过程监控和评估，可以发现和纠正医疗服务中的问题，进一步推动医疗服务质量的持续改进。

3. 医疗质量管理可以促进科技创新和成果转化。通过对医疗服务的过程、结果和环境进行全面、系统、有效的质量控制和安全管理，可以发现医疗服务中的瓶颈和问题，为科技创新提供重要的需求导向和支持。同时，通过推广先进的医疗质量管理技术和方法，可以促进科技成果的转化和应用，推动医疗卫生事业的现代化建设和发展。

4. 医疗质量管理可以加强国际交流与合作。通过与国际先进医疗机构和专家的交流与合作，可以引进和吸收国际先进的医疗质量管理技术和方法，学习国际先进的医疗服务理念和实践经验，进一步推动我国医疗卫生事业的发展和进步。

三、医疗质量管理对医疗机构的影响

医疗质量管理对医疗机构的影响主要体现在以下几个方面。

（一）提高医疗机构的综合实力

医疗质量管理是医疗机构运营管理的重要组成部分，通过加强医疗质量管理，可以提高医疗机构的医疗服务质量和管理水平，增强医疗机构的综合实力和竞争力。具体而言，通过制定和实施严格的质量管理标准和流程，可以确保医疗服务的安全性和有效性，提高医疗人员的专业素质和能力，优化医疗资源的配置和使用，提高医疗机构的运营效率和服务质量。同时，良好的医疗质量可以树立医疗机构的社会形象和声誉，吸引更多的患者前来就诊，增加医疗机构的收益和市场份额。

（二）促进医疗机构内部的协作与交流

医疗质量管理涉及医疗机构的各个部门和各个环节，需要各部门之间的协

作与交流。通过加强医疗质量管理，可以促进医疗机构内部的协作与交流，提高工作效率和服务质量。例如，通过建立跨部门的医疗质量管理小组，可以共同解决医疗服务中出现的问题。同时，也可以通过开展内部培训和教育活动，提高医疗人员的专业素质和团队协作能力。

（三）优化医疗资源的配置和使用

医疗资源是有限的，如何合理配置和使用医疗资源是医疗机构面临的重要问题。通过分析医疗服务的需求和趋势，可以合理安排医疗资源的使用计划和优先级，提高医疗资源的利用效率和服务质量。同时，也可以通过对医疗服务的过程和质量进行全面、系统、有效的监控和管理，及时发现和解决问题，避免问题的积累和扩大化。

（四）预防和减少医疗纠纷的发生

随着社会的发展和人们法律意识的提高，医疗纠纷已经成为社会关注的热点问题之一。通过制定和实施严格的质量管理标准和流程，可以确保医疗服务的高质量、安全性和有效性，减少医疗差错和事故的发生率，预防和减少医疗纠纷的发生。同时，通过对医疗服务的过程和质量进行全面、系统、有效的监控和管理，及时发现和解决问题，避免问题的积累和扩大化，也可以减少医疗纠纷的发生。

四、医疗质量管理对患者的影响

医疗质量管理对患者的影响主要体现在以下几个方面。

（一）提高患者的满意度和信任度

加强医疗质量管理是提高患者满意度和信任度的关键。医疗质量管理旨在确保患者得到安全、有效、高质量的医疗服务，这不仅可以提高患者对医疗机构的信任度，也有助于增强患者对医生的信任度和满意度。

在医疗质量管理中，医院应关注患者的需求和反馈，不断优化医疗服务流程和质量，提高患者的就医体验。同时，医院应加强对医务人员的培训和管理，提高医务人员的专业素养和服务质量，确保患者在就医过程中得到良好的服务和关怀。

（二）促进患者的康复和生活质量的提高

加强医疗质量管理可以促进患者的康复和生活质量的提高。医院应建立完善的医疗服务流程和质量标准，确保患者得到全面、系统、有效的医疗服务。同时，医院应关注患者的康复和生活质量，为患者提供必要的康复支持和健康指导。通过加强医疗质量管理，患者能够得到更加全面、系统、有效的医疗服务，从而促进患者的康复和生活质量的提高。

第二节 医疗质量管理的标准与指标

一、医疗质量管理的国家标准

（一）医疗质量管理的基本标准

医疗质量管理的基本标准是关于医疗质量管理的基本框架和原则，它明确了医疗质量管理的基本要求和标准。基本标准包括医疗质量管理的组织架构、职责与制度、流程与控制等，以及医疗质量评价与监督和持续改进等方面的要求。

1.医疗质量管理的组织架构

医疗机构应建立健全医疗质量管理的组织架构，明确各级管理层的职责与权限，确保医疗质量管理工作的有效开展。医疗质量管理部门应配备专业人员，负责医疗质量管理的规划、组织、实施和监督。

2.医疗质量管理的职责与制度

医疗机构应明确医疗质量管理的职责与制度，包括责任追究制度、医疗错误报告制度、医疗事件处理制度等。各级管理层和医务人员应按照相关制度执行工作，确保医疗质量的安全、高效和可持续改进。

3.医疗质量管理的流程与控制

医疗机构应建立健全医疗质量管理的流程与控制措施，包括临床医疗流程、手术室管理流程、药物管理流程等，以确保医疗服务的规范性、一致性和连续性。

4.医疗质量评价与监督

医疗机构应建立医疗质量评价与监督体系，通过内部评估、外部评审、职业能力考核等手段，对医疗质量进行定期评估和监督，发现问题并及时采取改进措施。

（二）医疗服务质量安全标准

医疗服务质量安全标准是关于医疗服务质量的评价和保障患者安全的准则。它包括医疗服务的基本要求、诊疗规范与操作流程、医疗安全管理与预防措施等方面的标准，以及医疗事故和不良事件的报告与处理等方面的要求。

1.医疗服务的基本要求

医疗机构应提供高质量的医疗服务，包括准确诊断、合理治疗、患者信息保密等。医疗机构应根据患者的特点和需求，制定个性化的诊疗方案，提供安全、有效、及时和人性化的服务。

2.诊疗规范与操作流程

医疗机构应依据最新的诊疗指南和规范，制定科学合理的诊疗规范和操作流程，确保诊疗过程的安全和质量。

3.医疗安全管理与预防措施

医疗机构应建立健全的医疗安全管理体系，包括药品安全、手术安全、感染控制等方面的管理措施。医务人员应严格遵守操作规范，保证医疗过程的安全性和可靠性。

4.医疗事故和不良事件的报告与处理

医疗机构应建立医疗事故和不良事件的报告与处理制度，鼓励医务人员及时报告医疗事故和不良事件，进行事故调查和责任追究，并采取改进措施预防类似事件再次发生。

（三）医疗技术管理标准

医疗技术管理标准是关于医疗技术的研发、应用、评估和改进的管理准则。它包括医疗技术的研发与应用、临床试验与审批、应用评估与监测等方面的标准，以及医疗技术的持续改进与更新等方面的要求。

1. 医疗技术的研发与应用

医疗机构应鼓励医疗技术的研发创新，推广先进的医疗技术，提高医疗技术的水平和质量，确保技术的安全性和有效性。

2. 医疗技术的临床试验与审批

医疗机构应根据相关法律法规，开展医疗技术的临床试验，并按照程序和要求进行审批、注册和上市。医务人员应在试验过程中遵守伦理和科学规范，确保试验的安全和可靠性。

3. 医疗技术的应用评估与监测

医疗机构应建立医疗技术的应用评估与监测机制，对新引进的技术进行评估和监测，了解技术的效果和安全性，及时纠正不良应用，推广和应用优质技术。

4. 医疗技术的持续改进与更新

医疗机构应关注医疗技术的发展趋势，持续改进和更新医疗技术，提高技术的先进性和安全性。医务人员应不断学习和更新专业知识，提高自身的技术水平和素质能力。

（四）医疗人员素质能力标准

医疗人员素质能力标准是关于医疗人员的职业素质和能力的准则。它包括医生的执业资格与素质要求、专业技术与临床能力等方面的标准，以及护士、药剂师等其他医疗工作人员的素质和能力要求。

1. 医生的执业资格与素质要求

医生应具备合法有效的执业资格，符合相关法律法规的要求。医生应具备职业道德和职业操守，具备良好的沟通能力和人际关系处理能力，保持专业知识的更新和提升。

2. 医生的专业技术与临床能力

医生应具备扎实的医学理论基础和专业知识，熟练掌握各类常见疾病的诊断和治疗方法。医生应具备良好的临床思维能力、判断能力和操作技能，确保医疗服务的质量和效果。

3. 护士的护理技术与服务能力

护士应具备专业的护理技术和服务能力，熟悉各种护理操作和技术，包括病情观察、护理操作、危重护理等。护士还应具备良好的沟通能力和心理疏导能力，提供温暖、关怀和安全的护理服务。

4.药剂师的药物管理与咨询能力

药剂师应具备药物管理和咨询能力，包括药物的配药、储存、使用、监测等方面的能力。药剂师应准确解读、解答患者和医务人员的药物相关问题，保障药物使用的安全性和有效性。

以上是医疗质量管理的基本标准、医疗服务质量安全标准、医疗技术管理标准和医疗人员素质能力标准的详细解释。这些标准的制定和实施，可有效保障医疗质量的安全和可靠，提高患者的满意度和信任度。医疗机构和医务人员应遵守这些标准，并不断完善和提高医疗质量管理工作，为患者提供更好的医疗服务。

二、医疗质量管理的各级标准

（一）国家级医疗质量管理标准

国家级医疗质量管理标准是由国家卫生健康委员会等部门制定和发布的质量管理标准，具有普遍的适用性和指导意义。国家级医疗质量管理标准主要包括以下几个方面的标准内容：

1.医疗质量管理基本标准：该标准主要规范医疗机构的质量管理基本要求，包括组织结构、人员配备、工作流程、风险管理、质量评估等方面的内容。通过建立完善的质量管理体系，确保医疗机构的运行符合规范要求，提高医疗服务的安全性和可靠性。

2.医疗服务质量安全标准：该标准主要关注医疗服务的质量安全问题，包括诊疗过程中的安全管理、患者权益保护、医疗纠纷处理等内容。通过推动医疗机构加强安全管理和风险控制，减少医疗事故和纠纷的发生，保障患者的生命安全和合法权益。

3.医疗技术管理标准：该标准主要规范医疗技术的管理要求，包括设备设施管理、医疗器械使用与维护、医疗技术人员培训与考核等内容。通过加强医疗技术的管理和控制，保证医疗技术操作的科学性和规范性，提高医疗诊疗水平和效果。

4.医疗人员素质能力标准：该标准主要关注医疗人员的素质和能力要求，包括医务人员的资质要求、继续教育培训、临床技能评估等内容。通过建立健全的医务人员培训和考核机制，提高医务人员的专业水平和服务质量，确保医疗人员的素质达到国家规定的标准。

国家级医疗质量管理标准的制定和实施，对于推动医疗服务质量的提升、优化医疗资源配置、提高医疗机构的竞争力具有重要的意义。通过全面贯彻执行这些标准，可以加强医疗机构的规范化管理，提高医疗服务质量和安全水平，提升患者满意度，有效推动我国医疗事业的发展。

（二）省级医疗质量管理标准

省级医疗质量管理标准是由各省卫生健康委员会等部门制定和发布的质量管理标准，主要适用于本省范围内的医疗机构。省级医疗质量管理标准在遵循国家级标准的基础上，结合本省的实际情况制定，具有地方特色和实际操作性。

省级医疗质量管理标准的制定与发布，旨在进一步明确和细化国家级医疗质量管理标准的内容，并根据本省的具体情况进行修订和补充。这些标准主要包括以下方面的内容。

1.医疗机构管理要求

规范医疗机构的组织结构、管理模式、人员配备、经营管理等方面的要求，以适应本省的区域特点和发展需求。

2.质量管理指标体系

制定与本省实际相符的质量管理指标体系，用于评价医疗机构的运行质量和服务水平，为优化资源配置和提升医疗服务质量提供依据。

3.质量管理流程与方法

制定质量管理流程和方法，包括质量评估、持续改进、医疗风险管理等方面的要求，帮助医疗机构加强管理，优化医疗过程和服务质量。

4.医疗质量安全保障措施

制定本省的医疗质量安全保障措施，包括医疗纠纷处理机制、患者权益保护、医疗服务监督等方面的要求，加强医疗质量安全管理，保障患者的合法权益。

省级医疗质量管理标准的制定，有利于更好地推动本省医疗机构的质量管理工作，促进医疗服务质量的提升。通过确立本省特色和实际可行性，指导医疗机构的质量管理工作，加强对医疗机构的监督和指导，提高医疗服务的规范化水平，为患者提供安全、高效的医疗服务。

（三）医疗机构内部质量管理标准

医疗机构内部质量管理标准是由医疗机构自行制定和实施的质量管理标准，主要适用于本机构内部的医疗质量管理。医疗机构内部质量管理标准应当遵循国家和省级标准的要求，结合本机构的实际情况制定，具有实际操作性和有效性。

医疗机构内部质量管理标准的制定是为了加强医疗机构内部质量管理、提高医疗服务水平和安全性，确保医疗机构的运行达到预期的质量要求。这些标准主要包括以下几方面的内容。

1.内部管理体系

规范医疗机构的组织架构、职责分工、岗位设置等方面的要求，确保医疗机构内部管理的科学性和规范性。

2.质量控制流程

制定医疗机构内部的质量控制流程，包括医疗过程管理、药物治疗管理、医疗器械使用管理等方面的要求，帮助医疗机构加强对医疗过程和操作规范的控制。

3.质量评估与改进

建立医疗机构内部的质量评估与改进机制，包括患者满意度调查、医疗事故报告与处理、质量问题分析与改进等方面的要求，促进医疗机构不断改进和提高服务质量。

4.人员培训与管理

制定医疗机构内部的人员培训与管理要求，包括医务人员的继续教育、技能培训、职业道德约束等方面的要求，提高医务人员的专业水平和职业素养。

医疗机构内部质量管理标准的制定和实施，有助于医疗机构加强内部管理，提升医疗服务质量和安全水平。通过规范医疗机构内部质量管理流程和要求，加强对医务人员的教育培训和管理，推动医疗机构内部质量管理工作的有效开展，提高医疗服务的规范性和可靠性，确保患者的安全和满意度。

三、医疗质量管理的指标体系

（一）医疗质量指标体系

医疗质量指标体系是评估和监测医疗服务质量的重要工具。它是由一系列反映医疗服务效果和患者感受的指标组成。这些指标包括治愈率、好转率、病死率等反映医疗服务效果的指标，以及住院病人满意度、门诊病人满意度等反映患者感受的指标。

治愈率是一个衡量医疗服务效果的重要指标，它反映了医疗机构对患者疾病进行治疗的能力。治愈率高，说明医疗机构的诊断和治疗水平较高，能够有效地控制和治愈疾病。好转率则表示患者在接受医疗服务后症状得到明显改善的比例。病死率是指患者在治疗过程中死亡的比例，它可以反映医疗机构对危重病患者的救治水平。

住院病人满意度和门诊病人满意度是两个重要的指标，它们可以从不同侧面反映患者对医疗服务的满意程度。通过调查问卷或其他方式收集患者的意见和建议，可以了解他们对医疗机构的评价，为改进医疗服务提供有益的参考。

医疗质量指标体系的建立和使用对于提高医疗服务质量具有重要意义。通过对这些指标的监测和分析，可以全面了解医疗服务的质量状况，发现问题和不足之处，并及时采取措施进行改进。同时，医疗质量指标体系也是评估医疗机构绩效的基础，可以用于比较、评价和排名不同医疗机构的医疗服务质量水平。

（二）医疗效率指标体系

医疗效率指标体系是评估和监测医疗机构运营效率的重要工具。它是由一系列反映医疗服务效率和资源利用效率的指标组成。这些指标包括平均住院日、平均诊疗时间等反映医疗服务效率的指标，以及医疗资源利用率等反映医疗机构运营效益的指标。

平均住院日是衡量住院患者平均住院时间长短的指标，它可以反映医疗机构对患者进行治疗和护理的效率。平均诊疗时间则是指患者在接受门诊或急诊服务时的平均等候时间和就诊时间，它可以反映医疗机构提供门诊服务的效率。

医疗资源利用效率是另一个重要的指标，它可以反映医疗机构对人力、设备、药品等资源的利用情况。例如，医疗机构的手术室利用率反映了手术室资源的使用情况，药品费用占总费用比例反映了药品使用的合理性，这些指标都可以用来评估医疗机构的资源利用效率。

医疗效率指标体系的建立和使用对于提高医疗机构的经济效益和社会效益具有重要意义。通过对这些指标的监测和分析，可以了解医疗机构的运营状况，发现运营过程中存在的问题和不足，并采取相应的措施进行改进。同时，医疗效率指标体系也可以用于比较、评价和排名不同医疗机构的运营效率水平。

（三）医疗安全指标体系

医疗安全指标体系是评估和监测医疗机构保障患者安全的重要工具。它是由一系列反映医疗服务安全性和医疗产品安全性的指标组成。这些指标包括医疗事故发生率、不良事件发生率等反映医疗服务安全性的指标，以及药品不良反应发生率、医疗器械不良事件发生率等反映医疗产品安全性的指标。

医疗事故发生率是衡量医疗机构发生医疗事故的频率的指标，它可以反映医疗机构保障患者安全的能力。不良事件发生率是指在医疗过程中出现的与患者健康有关的不良事件的比例，例如手术并发症、药物过敏等，它可以反映医疗机构的质量控制能力和风险管理水平。

药品不良反应发生率和医疗器械不良事件发生率是两个重要的指标，它们可以反映医疗产品的安全性。药品不良反应发生率是指在药品使用过程中出现的不良反应的比例，医疗器械不良事件发生率则是指在医疗器械使用过程中出现的不良事件的比例。通过对这些指标的监测和分析，可以了解医疗机构的安全状况，及时发现和解决可能存在的安全隐患，提高医疗服务的安全性。

医疗安全指标体系的建立和使用对于提高医疗机构保障患者安全的能力和水平具有重要意义。通过对这些指标的监测和分析，可以发现医疗机构在安全管理方面的不足，并采取相应的措施进行改进。同时，医疗安全指标体系也可以用于比较、评价和排名不同医疗机构的安全保障水平。

四、医疗质量管理的评价指标

（一）治愈好转率

治愈好转率是衡量医疗服务效果的重要指标之一，它指的是一定时期内治愈好转的病人数量占同期治疗病人的百分比。这个指标可以直观地反映出医疗机构的治疗效果和医生的诊疗水平，是医疗质量管理中不可或缺的一个指标。

为了计算治愈好转率，需要收集医疗机构的治疗数据，包括病人的诊断、治疗方式、治疗效果等信息。通过对这些信息的分析和比较，可以得出治愈好转率的数值。这个数值可以用来评估医疗机构的治疗效果和医生的诊疗水平，也可以用来监测和预警医疗服务中出现的问题。

（二）病死率和术后并发症率

病死率和术后并发症率是反映医疗服务质量和安全性的重要指标。病死率是指一定时期内死亡的病人数量占同期治疗病人数量的百分比，它可以反映出医疗机构的诊疗水平和安全性。术后并发症率是指手术后出现并发症的病人数量占同期手术病人数量的百分比，它可以反映出医疗机构的手术技能和术后管理水平。

通过对病死率和术后并发症率的监测和评估，可以及时发现和解决医疗服务中出现的问题，提高医疗质量和安全性。同时，这些指标也可以用来评估医疗机构和医生的声誉和信誉，为患者选择医疗机构和医生提供参考。

（三）平均住院日

平均住院日是反映医疗机构运营效率和服务质量的重要指标。它指的是每个住院病人平均住院的天数，可以反映出医院在管理病人、控制成本以及提高效率方面的能力。平均住院日的长短不仅可以影响到医疗机构的运营成本和服务质量，也会影响到病人的治疗效果和生活质量。

通过对平均住院日的监测和评估，可以发现医疗机构在管理病人、控制成本以及提高效率方面存在的问题和不足。通过对这些问题进行分析和改进，可以提高医疗机构的运营效率和服务质量，为病人提供更好的医疗服务。

（四）病人满意度

病人满意度是反映医疗服务质量的重要指标之一。它指的是病人对医疗服务的满意程度，可以反映出医疗机构在满足病人需求、提高服务质量方面的效果。通过对病人满意度的调查和分析，可以了解病人在接受医疗服务过程中的体验和感受，发现医疗服务中的问题和不足，为改进医疗服务提供依据。

病人满意度调查可以通过多种方式进行，例如通过电话、短信、邮件等方式向病人发送调查问卷，或者通过满意度测评系统对病人进行在线调查。通过对调查数据的分析和处理，可以得出病人对医疗服务的满意度情况，以及医疗服务中的问题和不足。针对这些问题和不足，医疗机构可以采取相应的措施进行改进和完善，提高病人的满意度和医疗服务质量。

五、医疗质量管理的提升指标

（一）培训与教育

1.医疗人员的培训和教育的重要性

医疗人员的培训和教育是提高医疗质量的关键环节。医疗人员是医疗机构的核心力量，他们的专业素质和能力直接决定了医疗服务的质量。通过系统的培训和教育，可以提升医疗人员的专业知识和技能，提高他们的工作效率和服务质量。同时，培训和教育还可以增强医疗人员的安全意识，提高他们对于工作标准的理解和执行能力，从而降低医疗事故的风险。

2.患者教育的重要性

除了对医疗人员进行培训和教育外，医疗机构还应当加强患者教育。患者对于医疗服务的认知和配合程度直接影响了医疗服务的质量。通过向患者普及医学常识、解释诊断和治疗方案、告知注意事项等，可以增加患者对医疗服务的理解和信任，提高他们的配合度。同时，良好的患者教育还可以增强医患沟通，减少误解和冲突，提高患者满意度。

3.培训与教育的实施方法

为了实现有效的培训和教育，医疗机构需要制定详细的计划和实施方案。首先，要根据医疗人员的专业需求和实际工作中遇到的问题，制定有针对性的培训课程。其次，要定期组织专业知识和技能的考核，以检验医疗人员的学习效果。同时，还要为医疗人员提供持续学习的机会和平台，例如参加学术会议、研讨会等。对于患者教育，可以通过开设健康讲座、制作和发放健康宣传册、提供患者咨询服务等方式进行。

（二）持续改进与创新

1.持续改进的重要性

持续改进和创新是提高医疗质量的动力。医疗机构应当建立完善的持续改进机制，对医疗服务中的不足和问题进行持续的改进和创新。只有不断追求卓越，才能适应不断变化的医疗市场需求，提高医疗机构的核心竞争力。

2.持续改进的实施方法

为了实现持续改进，医疗机构需要关注以下几个方面。

（1）建立医疗服务质量标准：制定并执行严格的质量标准是持续改进的基础。医疗机构应当根据国家和行业的标准，结合实际情况，制定适用于自身的医疗服务质量标准。

（2）收集和分析反馈信息：医疗机构应当建立完善的反馈机制，收集患者、员工以及其他相关方的反馈信息。通过对反馈信息的分析，发现医疗服务中的问题，找出改进点。

（3）进行问题整改：针对分析出的问题，制定整改措施并落实整改。整改措施应当具有可操作性和针对性，能够切实解决问题。同时，还要对整改措施进行跟踪和评估，确保整改效果达到预期。

（4）分享和推广经验：对于成功的改进案例和经验，医疗机构应当在内部进行分享和推广。这不仅可以激发员工的改进热情和积极性，还可以促进医疗机构内部的交流和学习。

3.关注医疗技术进展和市场需求

除了持续改进外，医疗机构还应当关注医疗技术的进展和市场需求，积极引进和应用新技术、新方法。随着科技的不断发展，新的医疗技术和治疗方法不断涌现，这些新技术和方法往往能够提高医疗服务的效率和质量。因此，医疗机构应当保持敏锐的市场洞察力，及时掌握最新的医疗技术信息，并根据实际情况进行引进和应用。

（三）信息化管理

1.信息化管理的重要性

信息化管理是提高医疗质量的重要手段。通过加强信息化管理，可以提高医疗服务的效率和质量，降低医疗成本。信息化管理可以实现医疗资源的优化配置、患者信息的共享和利用、医疗服务过程的监控和管理等功能，从而提高医疗机构的运营效率和服务质量。

2.信息化管理的实施方法

为了实现信息化管理，医疗机构需要做好以下几个方面：

（1）建立信息化管理系统：医疗机构应当建立完善的信息化管理系统，包括电子病历系统、临床信息系统、影像信息系统等。这些系统能够实现患者信息的数字化存储、共享和利用，提高医疗服务的质量和效率。

（2）推广智能化设备：医疗机构应当积极推广智能化设备的应用，如智能化诊疗设备、机器人辅助诊疗设备等。这些设备能够提高医疗服务的精准度和效率，减少人为错误和漏诊现象的发生。

（3）实现数据分析和利用：医疗机构应当建立完善的数据分析系统，对医疗服务过程中的数据进行实时监测和分析。通过数据分析，可以及时发现医疗服务中的问题，为改进和创新提供数据支持。

（4）加强信息安全保护：在实现信息化管理的同时，医疗机构还要加强信息安全保护措施。保证患者信息的安全性和隐私性是信息化管理的关键问题之一。因此，医疗机构应当建立完善的信息安全管理制度和技术保障体系，防止信息泄露和被恶意攻击。

（四）质量监测与评估

1.质量监测与评估的重要性

质量监测与评估是提高医疗质量的重要保障。医疗机构应当建立完善的质量监测与评估机制，对医疗服务的质量进行实时监测和评估，及时发现和解决问题。同时，定期进行内部审核和外部审核，确保医疗质量管理的持续性和有效性。质量监测与评估不仅能够确保医疗服务的质量符合标准，而且能够及时发现医疗服务中的问题并采取有效的改进措施，从而提高医疗质量，减少医疗事故的发生，提高患者满意度，构建良好的医患关系。质量监测与评估是一种有效的管理工具和方法，它可以帮助医疗机构了解自身的优势和不足，识别潜在的风险和问题，并采取相应的改进措施，提高医疗质量和运营效率。

2.质量监测与评估的实施方法

为了实现有效的质量监测与评估，医疗机构需要做好以下几个方面：

（1）制定监测与评估标准：医疗机构应当根据国家和行业的标准，结合实际情况，制定适用于自身的质量监测与评估标准。这些标准应当明确、具体、可操作，能够客观地反映医疗服务的实际情况。

（2）建立监测与评估机制：医疗机构应当建立完善的质量监测与评估机制，包括定期检查、随机抽查、患者满意度调查等方式。通过这些机制，可以收集到全面的医疗服务质量数据，及时发现和解决问题。

（3）数据分析与反馈：医疗机构应当对收集到的质量数据进行分析和评估，找出医疗服务中的不足和问题。同时，将这些分析结果及时反馈给相关部门和人员，以便采取有效的改进措施。

（4）跟踪改进措施：针对分析出的问题，医疗机构应当制定具体的改进措施并跟踪其执行情况。措施应当具有针对性和可操作性能够切实解决问题同时还要对改进效果进行评估和反馈以便持续改进和提高医疗质量。

（5）建立奖惩机制：医疗机构应当建立完善的奖惩机制激励员工积极参与质量监测与评估工作对于表现优秀的员工给予奖励和表彰对于不遵守标准的员工进行批评和处罚从而促进全体员工对质量管理的重视和参与度。

第三节　医疗质量管理的实施策略与方法

一、医疗质量管理的基本原则

（一）患者为中心的原则

医疗质量管理应始终以患者为中心，这是医疗服务的核心和宗旨。患者的利益应放在首位，无论是在医疗服务的设计、提供还是管理方面，都应以满足患者的需求和利益为出发点。患者不仅仅是医疗服务的接受者，更是医疗服务工作的中心。医疗质量管理应关注患者的感受和需求，不断提高医疗服务的质量，为患者提供安全、有效、优质的医疗服务。

为了实现这一目标，医院需要建立以患者为中心的服务理念和文化。医务人员应尊重患者的人格尊严和权利，关注患者的心理和情感需求，为患者提供全面、细致、人性化的医疗服务。同时，医院应关注患者的就医体验，优化医疗服务流程，提高患者的满意度和信任度。

（二）质量第一的原则

医疗质量管理是医院管理的核心，应始终坚持质量第一的原则。医疗质量是医院生存和发展的基础，是保证患者安全和医疗服务效果的关键。因此，医院应强化质量意识，建立严格的质量管理体系，确保医疗质量和安全。

在实践中，医院应制定明确的质量目标和标准，建立科学的质量评估和监督机制。医务人员应遵守医疗规范和操作规程，注重医疗质量的持续改进和创新。同时，医院应加强对医务人员的培训和教育，提高医务人员的专业素养和服务质量，确保医疗服务的安全性和有效性。

（三）预防为主的原则

医疗质量管理应注重预防为主的原则。在医疗服务过程中，由于各种因素的影响，可能会出现医疗质量问题。因此，医院应加强医疗风险的预防和控制，及时发现和解决潜在的医疗质量问题，防止医疗事故的发生。

　　预防为主的原则要求医院建立完善的风险防范机制，定期进行医疗质量的检查和评估。对于容易出现问题的环节和病例，应加强管理和监督。同时，医院应加强对医务人员的培训和教育，提高医务人员的风险防范意识和能力。此外，医院还应建立完善的应急预案和危机管理机制，确保在突发情况下的应对能力和安全保障。

　　（四）客观公正的原则

　　医疗质量管理应坚持客观公正的原则。在医疗服务的过程中，可能会涉及各种复杂的医疗问题和纠纷。为了保障患者的权益和医疗安全，医院应对医疗服务进行客观评估和监督。同时，应建立完善的投诉处理机制，及时处理患者投诉，积极改进医疗服务。

　　客观公正的原则要求医院建立独立的投诉处理机构和程序，保证投诉处理的公正性和透明度。同时，医院应加强对医务人员的培训和教育，提高医务人员的法律意识和职业道德水平。在处理医疗纠纷时，医院应积极与患者沟通协商解决问题及时纠正服务中的缺陷保障患者的合法权益和安全可靠提高医院的可信度和公信力。

二、医疗质量管理的组织架构

　　（一）质量管理委员会

　　医院质量管理委员会是医院内负责医疗质量管理的重要机构，其职责主要包括制定医疗质量管理计划和政策、监督医疗质量的执行情况以及协调解决重大医疗质量问题。为确保质量管理委员会的权威性和代表性，建议由医院领导、科室主任和专家组成。

　　1.医院领导

　　医院领导在质量管理委员会中起到决策和指导的作用，能够提供资源支持和政策倡导，推动医疗质量管理工作的开展，并对医疗质量进行最终监督和评估。

　　2.科室主任

　　科室主任作为各科室的代表，能够将科室内部的情况与质量管理委员会进行沟通和协调，将质量管理的要求落实到科室工作中，同时也能将科室的实际情况反馈给质量管理委员会，促进医疗质量的改进和提升。

3.专家

专家拥有丰富的临床经验和专业知识，在质量管理委员会中能够发挥其专业优势，对医疗质量进行评估和监督，并提出专业意见和建议。他们的参与能够保障质量管理委员会的专业性和准确性。

（二）质量管理办公室

医院质量管理办公室是全面负责日常医疗质量管理和监督工作的机构。为确保其有效运作，质量管理办公室应具备以下特点和职责。

1.工作制度和流程

质量管理办公室应建立完善的工作制度和流程，包括医疗质量管理手册、规章制度等，以规范和指导医疗质量管理工作的进行。同时，要加强与其他科室和医务人员的沟通和协作，形成合力，推动医疗质量的持续改进。

2.监督和评估

质量管理办公室应对医疗服务进行全面监督和评估，通过建立有效的监测机制和评估指标，及时发现和解决医疗质量问题。同时，要收集和分析医疗事故和不良事件的数据，进行适当的统计和分析，为医院的决策提供依据。

3.培训和指导

质量管理办公室应开展医疗质量管理的培训和指导工作，提高医务人员的质量意识和技能水平。通过组织培训班、讲座等形式，向医务人员传授医疗质量管理的知识和方法，促进其参与到医疗质量改进活动中来。

（三）科室质量控制小组

科室质量控制小组是医院内各科室负责本科室的医疗质量控制和改进工作的机构。推荐由科室主任、护士长和其他骨干人员组成，其职责主要包括。

1.医疗质量评估和监督

科室质量控制小组应定期对本科室的医疗服务进行评估和监督，了解医疗工作的实际情况，发现存在的问题和不足，并提出相应的改进措施。

2.质量控制方案的制定和实施

科室质量控制小组应根据本科室的实际情况和需要，制定适合本科室的质量控制方案，并组织实施。通过建立和完善相关的工作制度和流程，明确责任和权限，确保质量控制工作能够得到有效地开展。

3.医疗质量改进和经验分享

科室质量控制小组应开展医疗质量改进活动，促进医务人员的学习和经验的分享。通过组织讨论会、病例讨论等形式，交流和分享优秀的医疗质量管理经验，推动医疗质量的不断提升。

（四）医务人员自我管理

医务人员是医疗服务的主体，其自觉遵守医疗规范和操作规程，是确保医疗质量的重要保障。因此，医务人员应注重自我管理和自我约束，并积极参与医疗质量改进活动。

1.遵守医疗规范和操作规程

医务人员应严格遵守医疗规范和操作规程，确保医疗服务的安全和有效性。在日常工作中，要时刻关注医疗质量问题，对于不符合规范和操作流程的行为及时纠正，保障患者的权益和安全。

2.参与医疗质量改进活动

医务人员应积极参与医疗质量改进活动，如病例讨论、学术交流等，通过与同行的交流和学习，不断提高自身的专业水平和医疗质量管理能力。同时，要主动反馈问题和建议，为医院的质量管理工作提供有益的意见和建议。

3.学习和培训

医务人员应持续学习和培训，关注最新的医疗质量管理理念和方法，不断更新自己的知识和技能。通过参加各类培训班和学术会议，了解国内外医疗质量管理的最新进展，提高自身的综合素质和竞争力。

三、医疗质量管理的管理流程

（一）制定医疗质量管理计划和政策

医院在制定医疗质量管理计划和政策时，首先需要考虑医院的实际情况和需求。医疗质量管理计划是医院为了提高医疗服务质量而采取的一系列措施的总体规划，它包括质量管理的目标、任务和方法。医疗质量政策则是医院明确医疗质量管理原则和要求的文件，为全体医务人员提供明确的指导。

在制定医疗质量管理计划和政策时，医院应当参考国家法律法规和行业规范的要求，确保医疗质量管理与相关法律法规相一致。此外，医院还应结合自身情况，制定符合医院实际的医疗质量标准和规范，以确保医疗质量管理的科学性和可操作性。

（二）医疗服务质量的评估和监督

医院应建立完善的医疗服务质量评估和监督体系，以实现对医疗服务过程和质量的全面评估和监督。医疗服务质量评估和监督可以采用多种形式，如定期检查、专项检查、患者满意度调查等。

定期检查是医院常用的一种评估和监督方法，通过对关键科室和关键环节进行检查，发现医疗质量问题并及时解决。专项检查则是针对某一具体问题或特定科室进行的评估和监督，旨在全面改善医疗质量。患者满意度调查是一种重要的评估方法，可以了解患者对医疗服务质量的满意程度，为医院改进提供依据。

通过评估和监督，医院可以及时发现和解决医疗质量问题，保障医疗服务的安全性、有效性和合理性。

（三）医疗质量问题的反馈和改进

医院应建立完善的医疗质量问题的反馈和改进机制，以确保医疗质量问题得到及时解决和改进。

对于医疗服务过程中出现的质量问题，医院应当及时向相关科室反馈，并责令其进行整改。医院应定期对整改情况进行监督和检查，确保整改措施得到有效执行和落实。对于具有普遍性的质量问题，医院还应组织相关专家进行深入研究和分析，找出问题的根源，并制定针对性的措施进行改进。

通过建立健全的反馈和改进机制，可以不断提高医疗服务的质量和水平，为患者提供更加安全、优质的医疗服务。

（四）医疗质量的持续改进和创新

医院应注重医疗质量的持续改进和创新，以适应不断变化的医疗需求和提高患者满意度的要求。

首先，医院应根据医疗服务的需求和患者的反馈，不断优化医疗服务流程和技术水平。通过改进医疗服务流程，可以提高医疗效率和服务质量；通过提高技术水平，可以提升医疗治疗效果和安全性。其次，医院应积极引进先进的医疗技术和设备，以提高医院的综合诊疗能力。先进的医疗技术和设备可以为医务人员提供更好的工具和手段，提高医疗服务的水平和质量。

此外，医院还应鼓励医务人员进行科研和创新活动，推动医疗技术的创新和发展。通过开展科研和创新活动，可以不断提高医务人员的专业水平和能力，促进医疗质量的持续改进和创新。

四、医疗质量管理的信息化建设

（一）建立医疗质量管理信息系统

医院应建立完善的医疗质量管理信息系统，实现医疗服务信息的实时采集、分析和反馈。系统应具备数据存储、查询、统计和分析等功能，能够为医疗质量管理提供科学依据和支持。同时，系统应具备安全性和稳定性，保障患者信息和医疗数据的保密性和安全性。

（二）医疗质量管理信息系统的功能

医疗质量管理信息系统应具备以下功能。

1. 数据采集

系统能够自动采集医疗服务过程中的各类数据，如患者信息、诊断结果、治疗方案、检查结果等。

2. 数据处理和分析

系统能够对采集的数据进行处理和分析，生成各类数据报表和图表，如患者满意度调查报告、医疗质量评估报告等。

3. 实时监控和预警

系统能够实时监控医疗服务的过程和质量，及时发现和预警潜在的医疗质量问题。

4.信息共享和交流

系统能够实现信息共享和交流，让医务人员能够及时获取相关的医疗信息和管理信息，提高工作效率和质量。

5.决策支持

系统能够为医院领导提供决策支持，帮助领导做出科学合理的决策，提高医院的管理水平和综合实力。

（三）医疗质量管理信息化建设的意义

医疗质量管理信息化建设具有以下意义。

1.提高医疗服务质量

通过信息化手段，实现对医疗服务过程和质量的实时监控和评估，及时发现和解决医疗质量问题，提高医疗服务的质量和效率。

2.加强医疗安全管理

通过信息化手段，实现对医疗风险的预防和控制，减少医疗事故的发生，加强医疗安全管理。

3.优化医疗流程

通过信息化手段，优化医疗服务流程，提高医疗服务效率和质量，减少患者的等待时间和诊疗时间。

4.促进医疗资源共享

通过信息化手段，实现医疗资源的共享和优化配置，提高医疗资源的利用效率和质量。

5.提高医院管理效率

通过信息化手段，实现医院管理的信息化和智能化，提高医院管理效率和质量。

（四）医疗质量管理信息化建设的未来发展趋势

未来，医疗质量管理信息化建设将朝着以下方向发展。

1.大数据应用

随着医疗数据的不断积累和增多，大数据应用将成为医疗质量管理的重要方向。通过对大量数据的分析和挖掘，能够发现医疗服务中的潜在问题和规律，为医疗质量的持续改进和创新提供科学依据和支持。

2.智能化诊疗

借助人工智能、物联网等技术手段，实现智能化诊疗将成为未来医疗质量管理的重要趋势。智能化诊疗能够提高诊疗的准确性和效率，减少误诊和漏诊的发生，提高医疗质量。

3.患者参与和互动

随着患者对医疗服务的要求不断提高，患者参与和互动将成为未来医疗质量管理的重要方向。通过信息化手段，建立患者与医务人员的互动平台，让患者能够更好地了解自己的病情和治疗方案，提高患者对医疗服务的满意度和质量信任度。

4.远程医疗和移动医疗

随着信息技术的发展和应用，远程医疗和移动医疗将成为未来医疗质量管理的重要趋势。通过远程医疗和移动医疗，能够实现跨地域的医疗服务，方便患者随时随地获取优质的医疗服务资源。

第四节　医疗质量持续改进的机制

一、医疗质量持续改进的理念和原则

（一）理念

医疗质量持续改进的理念是将患者安全和满意度放在首位，以提高医疗服务的质量和效果为目标。其核心思想是通过不断追求卓越，持续改善医疗过程和结果，实现医疗质量的提升。

（二）原则

1.患者为中心

医疗质量持续改进的首要原则是以患者的需求和利益为出发点，确保他们得到安全有效的医疗服务，提高患者的满意度。

2.以证据为基础

医疗质量持续改进应依赖于科学的、可靠的证据，通过收集和分析数据，制定改进方案，确保决策的科学性和可行性。

3.团队合作

医疗质量持续改进需要各个部门和职业团队之间的密切合作，促进信息共享、协同工作和资源整合，实现整体质量的提升。

4.循环反馈

持续改进是一个循环过程，需要建立健全的反馈机制，及时收集和分析医疗质量数据，并进行评估，以便进行改进和调整。

5.追求卓越

医疗质量持续改进应不断追求卓越，持续提高医疗技术水平和管理水平，为患者提供更好的医疗服务。

二、医疗质量持续改进的方法和工具

（一）方法

1. PDCA 循环

采用 PDCA（Plan-Do-Check-Act）循环方法，即计划、执行、检查和行动，通过循环迭代的方式不断改进医疗质量。

2.问题解决

采用系统性的问题解决方法，如根本原因分析、鱼骨图等，找出医疗过程中的问题和隐患，提出改进措施。

3.流程再造

对医疗流程进行再造，提高工作效率、降低错误风险，优化医疗质量。

4.团队培训

加强医务人员的培训和教育，提高专业素养和技能水平，为持续改进提供有力支持。

（二）工具

1.指标体系

建立科学合理的指标体系，用于监测和评估医疗质量的各个方面，如安全性、有效性、及时性、人性化等。

2. 临床路径

制定和推广临床路径，明确患者的诊疗流程和标准，提高临床工作的规范性和一致性。

3. 质量评估工具

使用各种质量评估工具，如问卷调查、抽样检查等，收集患者的反馈和满意度信息，为改进提供依据。

4. 信息化系统

建立健全的医院信息化系统，实现对医疗过程和结果的全面监测和管理，提高质量管理的效率和准确性。

三、医疗质量持续改进的反馈机制

（一）内部反馈

1. 医疗团队会议

定期召开医疗团队会议，分享医疗质量数据和信息，讨论问题和改进措施，并进行经验交流和学习。

2. 患者投诉和意见箱

设立患者投诉和意见箱，鼓励患者积极反馈，及时解决问题，改进医疗服务质量。

3. 内部审核和评估

定期进行内部审核和评估，发现问题和不足之处，及时采取措施进行纠正和改进。

（二）外部反馈

1. 第三方评估

邀请第三方机构进行医疗质量评估和认证，获取外部专业机构的反馈和建议，促进医疗质量持续改进。

2. 患者满意度调查

定期开展患者满意度调查，了解患者对医疗服务的评价，发现问题并改进。

四、医疗质量持续改进的评估与监测

（一）内部评估与监测

1.定期自查

定期自查是医院内部评估与监测的重要手段之一。为了确保医疗服务的质量和安全性，医院应设立专职部门或委员会负责定期自查工作。这些部门或委员会应由医院内部专业人士组成，具备较高的专业素养和丰富的临床经验。

在定期自查中，医院可以通过对医疗服务过程和结果的检查来发现问题。具体而言，可以从医疗流程、医疗设备的维护与管理、临床操作规范的执行情况、医疗错误与事故的分析等方面进行自查。通过这些自查活动，医院能够及时发现问题，并采取相应的改进措施，在源头上提高医疗服务的质量和安全性。

2.数据收集与分析

建立健全的数据收集和分析系统是医院内部评估与监测的另一个重要环节。通过收集和分析医疗质量指标的数据，医院能够客观评估和追踪医疗服务的质量水平。

在数据收集方面，医院可以采用各种信息化技术，如电子病历系统、医院信息管理系统等，对医疗质量相关数据进行规范化的收集和记录。这些数据可以包括病案资料、手术记录、医疗错误与事故的报告等。

在此基础上，医院应建立专业的数据分析团队，对收集到的数据进行深入分析。通过统计学方法和质量管理工具，如流程图、鱼骨图、帕累托图等，对医疗质量指标进行分析和评估。同时，医院还可以通过与其他医院、行业标准的比较，进一步了解自身医疗服务的优势和不足之处，并制定相应的改进措施。

（二）外部评估与监测

1.荣誉评选

参与各类医疗质量荣誉评选是医院外部评估与监测的一种方式。国内外有许多评选机构致力于对医院的医疗质量进行评估和监测，通过评选出优秀的医院来提高医疗服务的整体水平。

医院可以根据自身的特点和实际情况选择参与适合的评选活动。参与评选不仅可以提升医院的知名度和声誉，还可以促使医院在医疗质量方面不断改进和创新。同时，评选机构的专业意见和评价也为医院提供了宝贵的参考，有助于发现医疗服务中存在的问题并加以改善。

2.同行评审

同行评审是医院外部评估与监测的另一种方式。通过邀请同行专家对医院的医疗质量进行评审和指导，医院可以获得专业的建议和意见，促进医疗质量的持续改进。

同行评审可以通过组织专题讨论会、学术交流会等形式进行。医院可以邀请具有丰富经验和权威地位的同行专家担任评审员，对医院的医疗服务进行全面的评估。评审过程中，专家可以对医院的组织架构、工作流程、质量管理体系等方面进行审查，并提出改进建议和意见。医院应认真对待专家的评审意见，并及时采取措施进行改进。

（三）患者评估与监测

1.患者满意度调查

患者满意度调查是医院评估和监测医疗质量的重要手段之一。通过定期开展患者满意度调查，医院可以了解患者对医疗服务的满意程度、对医院管理和医护人员的评价，以及对医院未来改进的需求。

患者满意度调查可以通过问卷调查、电话访谈、面对面访谈等方式进行。在调查设计方面，应确保问卷内容全面、科学，并且保护患者隐私。医院可以邀请专业机构或独立第三方进行调查，以保证调查结果的客观性和可信度。

通过患者满意度调查，医院可以及时发现患者对医疗服务的不满之处，并采取相应的改进措施。同时，医院还可以根据调查结果开展培训和教育活动，提高医护人员的专业水平和服务态度，提升医疗服务的质量和安全性。

2.患者参与

患者参与是医院评估和监测医疗质量的重要途径之一。通过鼓励患者参与医疗质量的评估和监测，医院能够更加全面地了解患者对医疗服务的评价和需求，从而改进和提高医疗服务的质量和安全性。

医院可以通过多种方式鼓励患者参与，如设置意见箱、开展座谈会、征求患者对医疗服务的反馈等。医院应建立畅通的反馈渠道，及时听取患者的意见和建议，并对其采取积极的回应。患者参与的过程中，医院要注重保护患者的隐私权和信息安全，确保患者的意见和建议能够得到妥善处理。

（四）持续改进与调整

根据评估和监测结果，医院应及时采取措施进行持续改进和调整，修正不足，提高医疗服务的质量和安全性。评估和监测只是医院提高医疗质量的前提和基础，关键在于将评估和监测结果转化为实际的改进行动。医院应建立完善的改进机制，确保评估和监测结果的有效运用。具体而言，医院应制定详细的改进计划，明确目标、责任和时间节点。同时，医院还应加强内部沟通和协作，形成科学的改进措施，并监督和推动改进工作的实施。

（五）绩效考核与奖惩机制

医疗质量绩效考核与奖惩机制是医院评估和监测医疗质量的重要手段之一。通过对医务人员的工作业绩和医疗质量进行评估和激励，可以促使医务人员充分发挥专业水平和技术能力，持续改进医疗服务的质量和安全性。

医院应建立科学合理的考核指标体系和评估方法，对医务人员的工作业绩和医疗质量进行全面评估。评估结果可以作为激励医务人员的依据，包括晋升、奖金、荣誉称号等方式。同时，医院还应建立健全的奖惩机制，对工作业绩优秀和医疗质量突出的个人和团队给予适当的奖励和表彰，对工作业绩不达标和医疗质量存在问题的个人和团队进行相应的惩罚和整改。

通过绩效考核与奖惩机制，医院能够激发医务人员的积极性和创造力，形成持续改进医疗质量的良好氛围和机制。

第七章　医院人力资源管理

第一节　人力资源管理的定义与重要性

一、人力资源管理的定义

人力资源管理是指在一定的组织内，通过招聘、培训、考核、激励、调整等一系列过程，对组织内外的人力资源进行合理配置和有效利用，以实现组织目标的过程。这个过程包括了对员工的能力、技能、态度、行为和绩效等方面的管理和引导，以及对组织的战略目标、文化氛围、管理制度等方面的规划和设计。

具体来说，人力资源管理包括以下内容。

（1）人力资源规划：根据组织的战略目标和发展规划，制定相应的人力资源规划，包括人员数量、结构、质量和未来发展趋势等方面的规划和安排。

（2）招聘与选拔：根据组织的需求和人力资源规划，进行招聘和选拔合适的人员，包括招聘渠道的选择、招聘广告的发布、面试和测评等环节。

（3）培训与开发：对员工进行各种形式的培训和教育，以提高其素质和能力，包括新员工培训、岗位技能培训、职业发展培训等。

（4）绩效管理：通过制定绩效指标和评估标准，对员工的工作绩效进行评估和管理，以引导员工行为和实现组织目标。

（5）薪酬福利管理：根据员工的绩效和能力，制定相应的薪酬福利政策和标准，包括工资、奖金、福利、保险等方面。

（6）劳动关系管理：处理员工与组织之间的劳动关系，包括劳动合同的签订、变更、解除等方面的事务，以及劳动争议的处理等。

二、人力资源管理的重要性

人力资源管理在医院管理中具有非常重要的地位和作用。以下是人力资源管理对医院运营和员工发展的重要性。

（一）提升医院整体运营效率

有效的人力资源管理对于提升医院整体运营效率起着至关重要的作用。医院是一个复杂而庞大的组织，每天都要面对大量的患者和各种医疗服务需求。通过科学的人力资源管理，医院可以更好地规划和配置人力资源，使医生、护士和其他医疗工作人员能够更好地满足患者的需求，提高医疗服务的效率和质量。具体而言，提升医院整体运营效率的人力资源管理措施包括。

1. 招聘与选拔：根据医院的需求和战略目标，招聘和选拔具备专业知识和技能的医疗人才。通过制定科学的招聘流程和选拔标准，确保新员工能够快速适应医院的工作环境和文化，提高医疗服务的质量和效率。

2. 培训与开发：对员工进行系统的培训和开发，提高他们的专业素质和服务技能。针对不同的岗位和员工需求，制定个性化的培训计划，使员工能够充分发挥自己的能力和潜力，提高医疗服务的效率和质量。

3. 绩效管理：通过制定科学的绩效指标和评估标准，对员工的工作绩效进行评估和管理。激励员工提高工作效率和质量，鼓励员工创新和进取，促进医疗服务的持续改进和优化。

4. 薪酬福利管理：根据员工的绩效和能力，制定合理的薪酬福利政策和标准。通过激励员工的工作积极性和创造力，提高员工的工作满意度和忠诚度，进而提高医院的运营效率和服务质量。

5. 人力资源规划：根据医院的发展战略和目标，制定科学的人力资源规划。预测未来的人力资源需求和趋势，提前做好人才储备和培养计划，确保医院在不同时期都能够保持高效运转。

（二）增强医院的竞争力

人力资源管理是增强医院竞争力的关键因素之一。在当今激烈的医疗市场竞争中，医院需要通过有效的人力资源管理吸引和留住更多的优秀医疗人才，提高自身的医疗水平和竞争力。具体而言，增强医院竞争力的人力资源管理措施包括。

1. 人才引进与留任：通过建立完善的人才引进和留任机制，吸引更多的优秀医疗人才加入医院的团队中。提供具有竞争力的薪酬福利、职业发展机会和良好的工作环境，增加员工对医院的忠诚度和满意度，从而稳定人才队伍和提高医疗水平。

2. 人才梯队建设：建立合理的人才梯队，充分发挥不同层次人才的作用。通过制定人才培养计划和职业发展路径，激发员工的积极性和创造力，提高医疗服务的水平和质量。同时，合理配置不同层次的人才，使得每个员工都能够发挥出自己的最大潜力。

3. 学术交流与培训：鼓励员工参加学术交流活动和培训课程，提高医疗人员的专业素质和技术水平。通过与国内外同行进行交流和学习，员工可以获取最新的医学知识和技术，进而提高医院的医疗水平和竞争力。

4. 团队协作与沟通：加强团队内部的协作与沟通，促进信息共享和资源整合。通过建立良好的团队合作关系，充分发挥每个人的优势和特长，提高整体医疗服务的水平和质量。同时，加强部门之间的沟通与协调，确保医疗服务流程的顺畅和高效运转。

5. 创新与研发：鼓励员工进行创新和研发，推动医疗技术的不断进步。通过加大对科研创新的投入和支持力度培养医疗人员的创新意识和实践能力进而推动医院在医疗领域取得更多的突破和创新成果提升医院的竞争力。

（三）促进医院的可持续发展

人力资源管理不仅要满足医院当前的需求还要考虑医院的长远发展促进医院的可持续发展是人力资源管理的核心目标之一。通过制定科学的人力资源规划和培养计划可以更好地为医院的未来发展提供支持和保障同时建立良好的劳动关系和员工关系可以增强员工的归属感和忠诚度为医院的可持续发展提供稳定的人才基础。具体而言促进医院的可持续发展的人力资源管理措施包括。

1. 人力资源规划：根据医院的战略目标和长远发展规划制定科学的人力资源规划。预测未来的人力资源需求和趋势制定相应的人才引进、培养和留任计划确保医院在不同时期都能够保持高效运转并适应市场变化的需求实现可持续发展。

2. 职业发展计划：为员工制定个性化的职业发展计划帮助他们实现职业目标和职业发展。提供持续的职业发展机会和支持鼓励员工不断学习和成长使他们的能力和素质能够适应医院长远发展的需要进而促进医院的可持续发展。

3. 创新与研发能力培养：鼓励员工进行创新和研发培养他们的创新意识和实践能力推动医疗技术的不断进步和发展。加大对科研创新的投入和支持力度培养医疗人员的创新能力和实践能力进而推动医院在医疗领域取得更多的突破和创新成果实现可持续发展。

三、人力资源管理对医院运营的影响

人力资源管理对医院的运营和发展具有重要影响。以下是人力资源管理对医院运营的具体影响。

（一）影响医院的医疗服务质量

1. 人才选拔与招聘

招聘和选拔优秀的医疗人才是医院提供高质量医疗服务的基础。通过有效的人力资源管理，医院可以确保招聘到的人才具备优秀的专业素质和职业道德，同时适应医院的特殊工作环境和文化。在选拔和招聘过程中，人力资源部门需要制定科学的招聘计划和策略，采取多种渠道和方式，吸引和选拔优秀的医疗人才。例如，通过校园招聘、社会招聘、内部推荐等方式，选拔具备不同背景和经验的医疗人才，为医院的医疗服务提供坚实的人才基础。

2. 员工培训与发展

通过培训和发展，可以提高员工的素质和能力，进而提高医院的医疗服务质量。人力资源管理部门需要制定科学的培训计划和策略，根据员工的职业发展需求和医院的业务发展需要，提供系统化和针对性的培训内容。例如，针对新员工，可以提供基础的业务培训和职业发展规划指导；针对资深员工，可以提供专业深化和领导力培训等。通过培训和发展，员工可以更好地适应工作环境和岗位要求，提高工作积极性和满意度，同时为医院的医疗服务质量提供保障。

3. 人才配置与优化

合理的人力资源配置可以更好地发挥每个员工的能力和特长，提高医院的医疗服务水平和整体竞争力。人力资源管理部门需要根据员工的个人特点和职业发展需求，制定科学的人才配置计划和策略。例如，根据员工的特长和兴趣，将其安排到合适的岗位和工作任务中；根据业务发展和市场需求，对员工进行跨学科、跨部门的调配等。通过合理的人力资源配置和优化，员工可以更好地发挥自己的优势和潜力，提高工作效率和质量，同时为医院的医疗服务提供持续改进的动力。

（二）影响医院的成本和效益

1. 招聘策略与成本效益

科学的招聘策略可以有效降低医院的招聘成本和提高效益。通过制定合理的招聘计划和流程，医院可以减少招聘过程中的浪费和不必要的开支。例如，通过精准的职位分析和招聘需求计划，可以减少招聘过程中的人力、物力和财力消耗；通过高效的面试和选拔流程，可以缩短招聘周期和提高招聘效率。同时，科学的招聘策略还可以提高招聘的质量和效果，进而提高医院的医疗服务质量和整体效益。

2. 绩效管理与效益提升

对员工的工作绩效进行评估和管理是实现组织目标的重要手段之一。通过绩效管理，医院可以引导员工行为，提高工作效率和质量，进而提高医院的效益和效率。绩效管理不仅关注员工的工作业绩和工作效果，还关注员工的发展潜力和职业规划。通过制定科学的绩效评估标准和流程，医院可以对员工的工作绩效进行客观、公正的评估，进而为员工的晋升、奖励、培训等提供依据和支持。同时，通过绩效管理，医院可以及时发现员工工作中存在的问题和不足之处，及时采取措施进行改进和完善，进而提高医院的医疗服务质量和整体竞争力。

3. 人力资源规划与成本控制

合理的人力资源配置可以降低医院的运营成本和提高效益效率。通过人力资源规划和管理，医院可以根据业务发展需求和市场变化趋势，对人力资源进行合理的配置和优化。例如，根据业务发展需求和市场变化趋势，对人力资源进行合理的调配和优化；根据员工特点和职业发展需求，制定个性化的培训和发展计划等。通过合理的人力资源配置和优化，医院可以减少人力资源的浪费和提高工作效率和质量降低医院的运营成本和提高效益效率。同时还可以提高员工的工作积极性和满意度为医院的持续发展提供保障和支持。

第二节 人才的招聘与培训

一、人才招聘的策略与方法

（一）招聘渠道策略

医院应采取多种招聘渠道，包括但不限于以下几种。

1. 校园招聘：与医学院校建立合作关系，定期组织校园招聘活动，吸引优秀毕业生前来应聘。

2. 社会招聘：通过医院官网、社交媒体、招聘网站等途径发布招聘信息，吸引社会上有经验的专业人士前来应聘。

3. 内部推荐：鼓励员工推荐优秀人才，对推荐成功的员工给予一定的奖励。

4. 猎头公司：对于高级别、紧缺的人才，可以通过猎头公司寻找合适的人选。

（二）面试策略

面试是人才招聘的重要环节，医院应采取以下策略确保面试的有效性。

1. 制定面试流程：制定规范的面试流程，确保每个应聘者都能得到公正、公平的考察。

2. 面试官培训：对面试官进行专业培训，提高面试官的面试技巧和判断能力。

3. 结构化面试：采用结构化的面试方式，确保每个应聘者接受相同的考察。

4. 行为面试：通过询问过去的工作经历和行为，了解应聘者的能力和素质。

5. 情景模拟：通过模拟实际工作场景，考察应聘者的应变能力和团队合作精神。

（三）薪酬福利策略

薪酬福利是吸引和留住人才的关键因素之一，医院应采取以下策略提供具有竞争力的薪酬福利。

1. 市场调查：定期进行市场调查，了解同行业的薪酬水平和福利政策，确保医院的薪酬福利政策处于行业领先地位。

2. 绩效奖励：对于表现优秀的员工给予额外的奖励和激励，激发员工的工作积极性。

3. 福利待遇：提供完善的福利待遇，包括五险一金、带薪年假、带薪病假等。

4. 培训机会：为员工提供丰富的培训和发展机会，帮助员工提升技能和能力。

5. 工作环境：营造良好的工作环境和氛围，提高员工的工作满意度和忠诚度。

（四）人才储备策略

为了应对未来可能的人才需求变化，医院应采取以下策略储备人才。

1. 建立人才库：通过招聘、实习、项目合作等方式，建立人才库，储备各类专业人才。

2. 实习生计划：与医学院校合作，选拔优秀的实习生，提供实习机会，培养未来的专业人才。

3. 项目合作：与其他机构或企业合作，共享人才资源，共同开展项目合作。

4. 培训与开发：鼓励员工参加培训和学习活动，提高员工的专业技能和知识水平，为未来的发展做好准备。

5. 人才梯队建设：建立不同层次的人才梯队，确保在人才流失时能够及时补充和调整。

二、人才培训的规划与实施

（一）培训需求分析

在制定培训规划之前，首先需要对培训需求进行分析。通过收集员工意见、调查问卷等方式了解员工的需求和期望，结合医院的战略目标和业务发展需要，确定培训的重点和方向。

（二）培训内容设计

根据培训需求分析的结果，设计培训内容。培训内容应包括基础知识、技能提升、团队协作等多个方面，确保员工得到全面的培训和发展。同时，针对不同层次和岗位的员工，设计不同的培训内容和方案，提高培训的针对性和实效性。

（三）培训方式选择

在确定培训内容后，需要选择合适的培训方式。培训方式可以根据培训内容和员工特点进行选择，包括以下几种。

1. 内部培训：由医院内部专业人士进行培训，培训内容更加贴近医院实际，有利于员工将理论知识转化为实践操作。

2. 外部培训：由专业培训机构或专家进行培训，培训内容更加系统和全面，有利于员工提升综合素质和技能水平。

3. 在线培训：利用网络平台进行培训，培训时间和地点更加灵活，有利于员工自主安排学习时间和进度。

4. 实践操作培训：通过实际操作和演练进行培训，有利于员工更好地掌握技能和操作技巧。

（四）培训效果评估

为了确保培训的有效性，需要对培训效果进行评估。评估方式包括以下几种。

1. 考试评估：对员工进行考试，评估员工对培训内容的掌握情况。

2.实际操作评估：对员工的实际操作进行评估，评估员工将理论知识转化为实践操作的能力。

3.反馈评估：对员工进行问卷调查或面谈，了解员工对培训的反馈和建议，为今后的培训提供参考。

4.绩效评估：对员工的绩效进行评估，了解培训对员工工作表现的影响。

三、人才绩效的评估与反馈机制

（一）绩效评估标准制定

为了确保绩效评估的公正性和客观性，需要制定明确的绩效评估标准。标准可以包括工作质量、工作效率、团队合作等多个方面，根据不同岗位和职责进行具体化和量化。

1.绩效评估标准指定的原则

在制定绩效评估标准时，需要遵循以下原则。

（1）明确具体：评估标准应该明确具体，避免模糊不清的表述。每个标准都应该对应到具体的工作要求和期望结果，以便员工和评估者能够准确理解并执行。

（2）可量化：评估标准应该尽可能量化，以便进行客观评估。对于难以量化的标准，可以使用关键绩效指标（KPI）或平衡计分卡等方法进行细化和分解。

（3）与工作实际相符：评估标准应该与实际工作情况相符，避免脱离实际。这需要评估者对员工的工作内容和要求有深入的了解，以确保评估标准能够真实反映员工的实际表现。

（4）定期更新：随着医院发展和工作要求的变化，评估标准也应该定期更新。这有助于确保评估标准的适用性和有效性，同时能够使员工了解到医院对工作要求的不断变化。

2.绩效评估标准指定的步骤

在制定绩效评估标准时，可以按照以下步骤进行。

（1）确定评估对象和评估周期：首先需要确定绩效评估的对象，包括各个岗位的员工。然后根据医院的实际情况，确定绩效评估的周期，例如季度评估、半年评估或年度评估等。

（2）分解工作任务和期望结果：针对每个岗位的工作任务和职责，将工作目标分解为可衡量的关键绩效指标和期望结果。这些指标应该与医院的发展战略和目标相一致。

（3）制定评估标准：根据分解的关键绩效指标和期望结果，制定具体的评估标准。这些标准应该包括工作质量、工作效率、团队合作等多个方面，并针对每个方面进行详细描述和量化。

（4）征求意见和建议：制定好的评估标准应该征求员工和相关部门的意见和建议。这有助于确保评估标准的公正性和客观性，同时也能使员工了解到医院对工作要求的期望。

（5）试行和修订：在正式实施前，可以先试行一段时间，根据实际运行情况进行修订和完善。同时，也要根据医院的发展变化和工作要求的变化，定期对评估标准进行更新和修订。

（二）绩效评估周期确定

绩效评估的周期可以根据医院的实际情况进行确定。一般来说，医院可以采取季度、半年或年度评估的方式，对员工的绩效进行定期评估。同时，可以根据需要进行不定期的临时评估，及时了解员工的工作表现和问题。

1.绩效评估周期确定的因素

在确定绩效评估周期时，需要考虑以下因素。

（1）工作任务的性质和复杂程度：对于一些周期较长、复杂度较高的工作任务，需要适当延长评估周期。例如，一些重要的手术或治疗项目可能需要数月或更长时间才能完成，因此需要相应延长评估周期以确保对员工绩效的准确评估。

（2）员工和管理者的时间安排：如果员工和管理者时间紧张，可以适当缩短评估周期。这样可以减少对正常工作的干扰，同时能够提高评估的频率和效率。

（3）激励作用和员工认可度：如果医院希望通过绩效评估来激励员工提

高工作表现和积极性，可以适当缩短评估周期。这样可以及时反馈员工的工作表现和不足之处，促进员工自我反思和改进。

（4）数据收集和处理难度：绩效评估需要收集和处理大量数据和信息。如果数据收集和处理难度较大或需要较长时间才能完成，可以适当延长评估周期以确保数据的准确性和完整性。

2.绩效评估周期确定的步骤

在确定绩效评估周期时，可以采取以下步骤。

（1）确定评估对象和范围：首先需要确定绩效评估的对象和范围，包括各个岗位的员工以及需要进行评估的具体项目或任务。

（2）分析工作任务和时间要求：针对每个岗位的具体工作任务和职责要求进行分析，了解工作任务的性质、复杂程度以及时间要求等方面的情况。

（3）设定初步评估周期：根据上述分析，初步设定评估周期。如果工作任务较为复杂或需要较长时间才能完成，可以适当延长评估周期；如果工作任务较为简单或需要频繁反馈员工表现，可以适当缩短评估周期。

（4）考虑员工和管理者意见：将初步设定的评估周期与员工和管理者进行讨论和征求意见。了解他们对该评估周期的看法和建议，根据反馈情况进行相应的调整。

（5）试行和修订：在正式实施前，可以先试行一段时间，根据实际运行情况进行修订和完善。同时，也要根据医院的发展变化和工作要求的变化，定期对评估周期进行更新和修订。

（三）绩效反馈与面谈

在绩效评估后，需要及时将评估结果反馈给员工，并与其进行面谈。反馈面谈可以采取一对一、一对多、多对一的形式，根据需要进行选择。在面谈中，员工可以了解自己的优点和不足之处，同时也可以了解医院对自己的期望和建议。通过反馈面谈，可以促进员工自我反思和改进，提高工作表现和满意度。

在进行绩效反馈与面谈时，需要注意以下几点。

1.及时性：绩效反馈与面谈应该及时进行，避免拖延时间过长导致员工对评估结果失去关注度。在评估结果出来后，应该尽快安排面谈，并给予员工反馈。

2. 准确性：绩效反馈与面谈应该准确无误地传达评估结果和意见。员工应该能够清楚地了解自己的优点和不足之处，以及医院对自己的期望和建议。同时，管理者也应该准确把握员工的工作表现和问题，避免出现误解或模糊不清的情况。

3. 建设性：绩效反馈与面谈应该具有建设性，能够促进员工自我反思和改进。员工和管理者应该共同探讨如何改进工作表现和提高工作效率的方法和措施。同时，也应该注重员工的个人职业发展，提供必要的培训和晋升机会。

4. 保密性：绩效反馈与面谈应该保守秘密，保护员工的隐私权。管理者不应该将员工的评估结果和意见随意泄露给其他人，避免对员工造成不必要的困扰和影响。

5. 定期性：绩效反馈与面谈应该定期进行，以便于员工和管理者都能够及时了解和跟进评估结果和意见。可以根据医院的实际情况设定具体的反馈和面谈周期，例如每季度一次或每年一次等。

四、人才流动与留存的策略

（一）人才引进策略

除了在招聘环节上吸引优秀人才外，医院还可以采取以下策略引进外部优秀人才。

1. 校企合作：与高校和科研机构建立合作关系，引进优秀的毕业生和研究人员。

2. 人才交流：参加国内外人才交流活动和招聘会，吸引更多的优秀人才来医院工作。

3. 网络招聘：利用网络平台发布招聘信息，吸引更多的在线投递简历。

（二）人才留存策略

留住现有人才，对于医院的长远发展同样重要。以下是一些人才留存的策略。

1. 职业发展：为员工提供清晰的职业发展路径和晋升机会，让员工看到在医院内部发展的可能性。

2. 福利待遇：提供具有竞争力的薪酬福利，包括五险一金、带薪年假、带薪病假等，减少员工流动的意愿。

3. 工作环境：营造积极向上、富有团队精神的工作氛围，让员工感受到医院的关怀和支持。

4. 培训机会：为员工提供各种培训和发展机会，帮助员工提升技能和能力，增强自信心和满足感。

5. 员工关怀：关注员工的生活和工作状况，提供必要的支持和帮助，让员工感受到医院的关心和重视。

6. 激励措施：对于表现优秀的员工给予奖励和激励，让员工感到自己的价值得到认可和赞赏。

（三）人才流动策略

合理的人才流动是医院保持活力和发展的必要条件。以下是一些人才流动的策略。

1. 内部流动：鼓励员工在不同岗位和部门之间流动，增加员工的经验和能力，同时也可以促进部门之间的交流和合作。

2. 外部流动：通过人才引进和对外合作等方式，吸引外部优秀人才加入医院，为医院带来新的思路和方法。

3. 轮岗制度：实施轮岗制度，让员工在不同的岗位上工作一段时间，增加员工对医院的全面了解和认识。

4. 人才交流：与其他医院或机构进行人才交流，让员工有机会到外部学习、参观和交流，增加员工的见识和经验。

（四）人才流失应对策略

面对人才流失问题，医院可以采取以下策略应对。

1. 建立人才储备库：通过招聘、实习、项目合作等方式，建立人才储备库，确保在人才流失时能够及时补充和调整。

2. 加强员工关怀：关注员工的工作和生活状况，提供必要的支持和帮助，减少员工的流失意愿。

3.提高薪酬福利：根据市场调查结果，提供具有竞争力的薪酬福利，增加员工对医院的满意度和忠诚度。

4.制定留人政策：针对不同层次和岗位的员工，制定个性化的留人政策，让员工感受到医院对自己的重视和关注。

5.加强培训和发展机会：为员工提供更多的培训和发展机会，帮助员工提升技能和能力，增强自信心和满足感。

6.建立人才流失预警机制：通过大数据分析等方式，及时发现人才流失的迹象，采取有效的应对措施。

第三节　人才岗位胜任力模型分析

一、人才岗位胜任力模型的构建原则

（一）以战略为导向

医院的人才岗位胜任力模型应以医院的战略目标为导向，确保人才队伍的发展与医院的战略发展紧密相连。医院作为一个组织，需要根据市场需求、患者需求、行业发展趋势等因素制定战略目标，这些目标将指引医院的发展方向和重点。在构建人才岗位胜任力模型时，应充分考虑医院的战略目标，并将其融入模型中，以确保人才队伍的构建与医院的战略需求相匹配。

（二）以绩效为基础

人才岗位胜任力模型的构建应以绩效为基础，即通过分析优秀员工的关键绩效因素，确定胜任岗位的标准。绩效是衡量员工工作表现的重要依据，优秀员工的关键绩效因素往往反映了在该岗位上成功的关键能力和行为。通过对不同岗位的绩效进行分析，可以找出各岗位的关键绩效因素，并将其纳入胜任力模型中，以确保模型的有效性和实用性。

（三）以能力为核心

人才岗位胜任力模型的构建应以能力为核心，即强调员工的专业技能、实践经验、团队协作等综合能力。在医院这样的知识密集型组织中，员工的能力水平和素质对于岗位胜任具有重要影响。在构建人才岗位胜任力模型时，应将能力作为核心因素进行考虑，明确各岗位所需的专业技能和综合能力，并将其纳入胜任力模型的评估指标中，以确保员工具备胜任岗位所需的能力和技能。

（四）以文化为支撑

医院的文化对人才岗位胜任力模型的构建与应用具有重要影响。良好的医院文化可以激发员工的归属感和自豪感，提高员工的工作积极性和主动性。医院的文化特点和文化价值应该充分融入人才岗位胜任力模型的构建中，作为一种支撑因素，以引导员工在工作中展现符合医院文化的行为和态度。此外，医院可以通过营造有利于员工发展和成长的文化氛围，为人才岗位胜任力模型的实施提供必要的支持。

二、人才岗位胜任力模型的关键要素

（一）知识储备

医院作为一个专业性很强的机构，要求员工具备丰富的医学知识和实践经验。这是因为医院的工作涉及广泛的医学领域，包括疾病诊断、治疗方案制定、药物使用等。员工需要通过系统的学习和培训，掌握扎实的医学基础知识，了解各种疾病的病因、发病机制、临床表现以及相应的治疗方法。此外，员工还需要了解医学技术的最新进展，关注前沿科研成果，以不断更新自己的知识储备。

在构建人才岗位胜任力模型时，应将知识储备作为关键要素之一。这可以通过设立严格的岗位要求和选拔机制来确保员工具备胜任岗位所需的专业知识和技能。医院可以提供多样化的学习资源和培训机会，帮助员工进行持续的学习和知识积累。此外，医院还可以鼓励员工参与学术交流和科研活动，促进他们的知识更新和专业成长。

（二）技能水平

除了丰富的医学知识外，医院员工还需要具备一定的技能水平，以提供高水平的医疗服务。技能水平包括临床技能、手术技能、诊断技能等方面。这些技能的掌握需要在实践中不断积累和提升。

在构建人才岗位胜任力模型时，应将技能水平作为重要指标进行评估和考核。医院可以通过内部培训、师徒传承等方式，提供专业技能的培训和实践机会，帮助员工不断提高自己的技能水平。此外，医院还可以鼓励员工参与继续教育和专业认证，以确保其技能水平符合行业要求。

（三）实践能力

实践能力是检验员工理论知识掌握程度和应用能力的重要标准。员工在实践中所积累的经验和解决问题的能力，对于胜任工作至关重要。

在构建人才岗位胜任力模型时，应将实践能力作为关键要素之一。医院可以通过提供实践机会，让员工参与到临床工作中，锻炼实践能力。同时，医院还可以鼓励员工在临床实践中进行自我反思和总结，不断改进实践能力，并通过评估和反馈机制，及时发现问题并提供指导和支持。

（四）团队协作

医院的工作具有协作性特点，不同科室、不同岗位的员工需要相互配合、协作完成工作。团队协作能力是医院员工必备的素质之一。

在构建人才岗位胜任力模型时，应将团队协作作为关键要素之一。医院可以通过组织团队合作项目、分配跨科室任务等方式，培养员工的团队协作能力。此外，医院还可以加强内部沟通交流，建立良好的团队合作氛围，鼓励员工分享知识和经验，提高团队整体的效能。

三、人才岗位胜任力模型的应用方法

（一）制定人才发展战略

医院在制定人才发展战略时，可以应用人才岗位胜任力模型，以确保其人才发展策略更加科学合理和有效。该模型将医院的战略目标和市场需求作为参考，通过评估不同岗位所需的人才类型和数量，制定相应的人才引进、培养和激励政策，以满足医院的发展需要。

首先，医院可以通过分析市场需求和人才供给状况，确定不同岗位所需的人才类型。例如，在临床科室中，可能需要具备临床专业知识和技能的医生和护士；在管理岗位中，可能需要具备领导能力和沟通协调能力的管理人员。通过明确不同岗位所需的人才类型，医院可以有针对性地进行人才引进和培养。

其次，医院可以根据人才岗位胜任力模型的评估结果，确定不同岗位所需的人才数量。通过量化分析，可以了解到每个岗位的工作强度和工作量，并据此来决定人员配置的合理性。这种基于数据的决策有助于避免人员过剩或不足的情况，提高医院的运作效率和质量。

最后，医院可以制定相应的人才引进、培养和激励政策，以满足人才发展的需要。例如，对于紧缺的人才类型，可以采取积极引进的措施，如与高校、科研机构合作，开展人才培养计划；对于现有员工，可以通过内部培训和晋升机制，提供发展机会和激励措施，激发其工作动力和创造力。

通过应用人才岗位胜任力模型，医院能够更好地理解自身的战略需求，并根据实际情况制定相应的人才发展战略。这将有助于医院优化人力资源配置，提高组织绩效，实现可持续发展。

（二）优化招聘流程

在医院的招聘流程中，应用人才岗位胜任力模型可以帮助优化招聘效果和质量。通过该模型，医院可以根据岗位的要求和关键要素，评估和选择具备胜任力的候选人，并实现人岗匹配。

首先，医院可以根据模型中确定的关键要素，明确每个岗位所需的能力和技能。这些关键要素可能包括专业知识、技术能力、沟通协调能力等。通过明确这些要素，医院可以在招聘过程中更加准确地评估候选人的胜任力，以确保其与岗位的匹配度。

其次，医院可以通过模型中的评估工具和方法，对候选人进行全面的评估和考核。例如，可以采用面试、能力测试、案例分析等方式，结合关键要素进行综合评估。这样的评估方法有助于筛选出最适合的候选人，提高招聘的效果和质量。

同时，医院还可以通过比较不同岗位的胜任力要求和候选人特点，实现人岗匹配。例如，对于临床岗位，医院可能更注重候选人的专业知识和实践经验；对于管理岗位，医院可能更注重候选人的领导能力和团队合作能力。通过针对性地评估和比较，医院可以将具备胜任力的候选人分配到最适合的岗位上，提高员工的工作效能和满意度。

通过应用人才岗位胜任力模型，医院可以优化招聘流程，提高招聘效果和质量。这将有助于医院吸引和留住高素质的人才，保证医院人力资源的稳定和可持续发展。

（三）开展培训和发展计划

应用人才岗位胜任力模型，医院可以根据员工的能力短板和未来发展需求，开展个性化的培训和发展计划。通过模型中确定的关键要素和绩效标准，为员工提供有针对性的培训和发展建议，帮助他们提升专业素养和实践能力。

首先，医院可以通过模型中的评估工具对员工进行能力诊断，找出其能力短板和发展潜力。通过了解员工的现有能力水平，医院可以确定针对性的培训内容和目标，以帮助员工弥补不足并提升能力。

其次，医院可以根据模型中确定的关键要素和绩效标准，制定相应的培训和发展计划。例如，对于技术岗位的员工，可以提供专业技能培训和实践机会；对于管理岗位的员工，可以提供领导力和团队管理培训等。通过个性化的培训和发展计划，医院可以激发员工的学习热情，提高其专业素养和实践能力。

同时，医院还可以关注员工的职业发展需求，为其提供晋升和发展机会。通过制定职业规划和晋升路径，医院可以激励员工积极进取，提高其工作动力和满意度。这种有针对性的培训和发展计划有助于提升员工的综合素质，为医院的发展提供坚实的人才支持。

（四）评估员工绩效

应用人才岗位胜任力模型，医院可以更加科学地评估员工的绩效。根据模型中确定的关键绩效因素和标准，医院可以对员工的工作表现进行全面评估和反馈，并将评估结果与激励机制相结合，激发员工的工作积极性和创造力。

首先，医院可以根据模型中确定的关键绩效因素，制定绩效评估指标和评估方法。这些关键绩效因素可能包括工作业绩、工作态度、团队合作等。通过明确这些因素，医院可以在评估过程中更全面地考察员工的表现，并给予客观准确的反馈。

其次，医院可以结合评估结果，制定激励机制和奖惩措施，激发员工的工作积极性和创造力。例如，对于表现优秀的员工，可以给予薪酬激励、晋升机会或其他奖励；对于表现不佳的员工，可以提供培训和改进机会，并根据具体情况采取相应的纠正措施。通过将评估结果与激励机制相结合，医院可以激发员工的工作动力，提高绩效水平。

通过应用人才岗位胜任力模型，医院可以更加科学地评估员工的绩效，并采取针对性的激励措施。这将有助于医院提高工作效率和质量，促进组织的持续发展。

四、人才岗位胜任力模型的持续优化

（一）定期评估与修订

随着医院战略目标的调整、市场需求的变化以及医疗技术的不断更新发展，人才岗位胜任力模型也需要不断进行优化和修订。为了确保模型的有效性和实用性，医院需要定期对模型进行评估和修订，以适应外部环境和内部需求的变化。

为了实现定期评估与修订的顺利进行，可以采取以下措施：

设立专门的评估小组：医院可以成立专门的工作小组，负责定期对人才岗位胜任力模型进行评估和修订。小组成员应包括医院高层领导、人力资源部门负责人、各科室负责人以及优秀员工代表等，以确保评估和修订工作的全面性和客观性。

制定评估计划和流程：评估小组需要制定详细的评估计划和流程，包括评估的时间、内容、方法和标准等。在评估过程中，应注重数据的收集和分析，通过定量和定性相结合的方式，对模型进行全面的评估和修订。

重视员工意见和建议：员工是人才岗位胜任力模型的主要应用对象，他们的意见和建议对于模型的优化和改进具有重要意义。在评估过程中，应积极收集员工的意见和建议，了解员工的需求和期望，将其纳入模型的修订中。

持续调整和优化：根据评估结果，对人才岗位胜任力模型进行持续的调整

和优化。对于存在的问题和不足，应提出改进方案并及时进行调整。同时，根据医院战略目标的变化和市场需求的变动，对模型进行适时的更新和升级。

（二）加强数据支持与分析

为了使人才岗位胜任力模型更加科学和客观地反映医院的人才需求和发展趋势，医院需要加强数据支持与分析工作。通过对各科室、各岗位的人才数据进行分析和挖掘，了解员工的绩效表现、能力短板以及发展趋势等信息，为模型的优化提供有力支持。

为了实现数据支持与分析的强化，可以采取以下措施：

1.建立完善的人才数据库

医院需要建立完善的人才数据库，将各科室、各岗位的员工信息进行全面记录和存储。数据库应包括员工的基本信息、教育背景、工作经历、绩效表现、能力评估和发展潜力等方面的信息。

2.数据分析与挖掘

通过对人才数据库中的信息进行分析和挖掘，了解员工的能力短板和绩效表现等情况。通过横向比较不同员工之间的数据，找出优秀员工的关键能力和行为特征；通过纵向比较员工在不同时间段的数据，了解员工的成长和发展趋势。

3.数据支持与反馈

将数据分析的结果作为重要的数据支持，为人才岗位胜任力模型的优化提供依据。同时，将数据分析的结果及时反馈给各科室和员工本人，以便员工了解自己的不足之处并加以改进。

4.动态更新与维护

人才数据库应进行动态更新和维护，确保数据的准确性和时效性。及时更新员工的信息和数据，以便更好地支持模型的优化和改进。

（三）加强员工参与和反馈

员工是医院人才队伍的重要组成部分，他们的参与和反馈对于优化人才岗位胜任力模型具有重要意义。通过积极鼓励员工参与到模型优化过程中，可以了解员工的需求和期望，收集员工的意见和建议，不断完善和改进模型。

为了实现员工参与和反馈的强化，可以采取以下措施：

建立员工参与机制：医院应建立员工参与机制，鼓励员工参与到人才岗位胜任力模型的优化过程中。可以组织员工代表进行讨论和协商，共同制定和修订模型的标准和要求。同时，可以邀请员工参与到模型的实践和应用中，以便更好地了解员工的实际需求和能力状况。

畅通反馈渠道：医院应畅通员工反馈渠道，为员工提供方便快捷的途径来反映问题和意见。可以设立专门的意见箱或在线平台，鼓励员工提出对模型的改进建议或意见。同时，可以组织定期的员工座谈会或问卷调查等活动，了解员工的真实想法和需求。

重视员工意见和建议：对于员工提出的意见和建议，医院应给予高度重视和及时回应。对于合理的建议可以及时纳入到模型的优化中，对于不合理的建议可以进行适当的解释和引导。通过重视员工的意见和建议，可以提高员工的参与度和满意度。

总之，人才岗位胜任力模型的构建与优化是医院人才管理的关键环节，对于提高医院的核心竞争力、推动医疗事业的发展具有重要意义。医院应从战略高度出发，结合自身实际情况，积极推进人才岗位胜任力模型的构建与优化工作，为医院的可持续发展提供有力支撑。

第四节　绩效评估与激励机制的设计与实施

一、绩效评估指标的确定与权重分配

（一）确定绩效评估指标

医院绩效评估的指标应该包括多个层面，如医疗质量、患者满意度、医疗安全、经济效益等。可以根据医院的特点和定位确定适合的指标。例如，医疗质量可以包括手术成功率、治愈率、住院感染率等；患者满意度可以通过问卷调查来评估；医疗安全可以通过不良事件发生率、药品误用率等来衡量；经济效益可以包括收入增长、成本控制等。在确定指标时，应该综合考虑医院的使命、战略目标以及国家相关政策和规定。

（二）权重分配

确定绩效评估指标后，需要对各个指标进行权重分配，以反映各项指标的重要性。权重分配可以采用专家打分法、层次分析法等方法。在确定权重时，需要广泛征求医院内外的意见，并确保公正性和合理性。权重分配应该充分考虑指标之间的相互关系，以及医院的战略目标和发展需求。

（三）建立指标体系

在确定绩效评估指标和权重分配后，需要建立一个完整的指标体系。指标体系应该包括指标的名称、定义、计量方法、权重以及数据来源等内容。同时，指标体系应该能够满足医院内部管理和外部监管的需求，并能够进行数据采集和报告。

（四）监测和调整

绩效评估指标和权重的确定是一个动态的过程，需要进行监测和调整。医院应该建立健全的绩效评估管理机制，定期对指标体系进行评估和修订。同时，医院应该设立专门的绩效评估团队，负责数据的收集、分析和报告，以及绩效评估结果的解读和反馈。

二、绩效评估方法与工具的选择

（一）综合评估法

综合评估法是综合多种指标来评估医院绩效的方法。可以通过构建绩效评估指标模型，利用加权求和或层次分析法对各个指标进行综合评估。综合评估法可以全面地反映医院的整体绩效水平，但在实施过程中需要考虑各个指标的权重分配和数据收集的难点。

（二）对比评估法

对比评估法是通过与其他医院进行对比，来评估医院绩效的方法。可以选择同行业的其他医院或者国内外的优秀医院进行对比。对比评估法可以帮助医院发现自身的优势和劣势，并借鉴他人的经验和做法，但需要注意选择合适的对比对象，并考虑环境差异的影响。

（三）过程评估法

过程评估法是通过评估医疗服务过程中的各个环节和操作流程，来评估医院绩效的方法。可以通过审核、检查、观察等方式对医疗质量、安全管理、患者体验等方面进行评估。过程评估法可以帮助医院发现问题所在，并及时采取措施进行改进，但需要充分考虑评估方法的客观性和可靠性。

（四）结果评估法

结果评估法是通过评估医疗服务结果的好坏来评估医院绩效的方法。可以通过收集和分析患者的临床数据、康复情况等来评估医疗质量和效果。结果评估法可以直接反映医院的绩效水平，但需要注意数据的真实性和可比性。

三、激励机制的设计与实施策略

（一）目标导向的激励

激励机制应该与医院的目标和战略相一致。可以设定明确的目标和指标，并与绩效评估结果挂钩。通过设立绩效奖励制度，激励医务人员积极努力，提高工作质量和效率。

（二）公平公正的激励

激励机制应该公平、公正地对待各个岗位和个体。可以根据不同岗位的特点和职责，设计适合的激励方式。同时，应该建立透明的激励机制，公开激励政策和标准，防止不公平现象的发生。

（三）多元化的激励手段

激励机制应该采用多种手段来激励医务人员。除了经济激励外，还可以通过提供培训机会、晋升空间、荣誉表彰等非经济激励来激励医务人员。通过多元化的激励手段，可以满足不同人员的需求和动力。

（四）有效监督和管理

激励机制的实施需要建立有效的监督和管理机制。可以设立激励机制的管理团队，负责激励政策的制定、执行和监督。同时，应该建立绩效评估与激励机制的信息系统，及时收集、分析和反馈相关数据，确保激励机制的有效性和公正性。

第五节　员工职业生涯规划的思路与内容

一、员工职业生涯规划的重要性

（一）明确方向与目标

员工职业生涯规划有助于员工明确自己的职业方向和个人目标。每个人在职业发展中都应有一个明确的方向和目标，这有助于员工更好地了解自己的兴趣、能力和价值观，并将其与市场需求进行匹配，制定适合自己的职业发展方向，从而更加明确个人目标。通过规划职业生涯，员工可以有计划地选择培训和发展机会，提升自己的职业素质和竞争力。

（二）提升自我认知和意识

职业生涯规划可以帮助员工深入了解自己的优势和劣势，发现自己的潜在能力和发展机会。通过对自身特点的认知，员工能更好地发挥自己的优势，提高工作绩效。同时，职业生涯规划也能够帮助员工认识到自己的短板，进而通过学习和成长来改善和提升。通过增强自我认知和意识，员工能够更好地应对工作挑战，做到在岗位上发挥最大潜能。

（三）增强自信心与动力

职业生涯规划有助于员工树立自信心和积极的工作态度。通过规划，员工可以理清自己的职业发展路径，有计划地提升自己的能力和技能，从而增强对未来的信心和动力。同时，规划也帮助员工认识到自己的成长潜力，使他们更加乐观地面对挑战和困难，保持职业发展的积极性和韧性。

（四）提供晋升机会和职业发展通道

职业生涯规划可以帮助员工制定职业发展的长远目标，并规划如何实现这些目标。通过明确的规划，员工可以有针对性地积累相关经验和技能，逐步提升自己的竞争力，为自身的职业晋升和发展铺平道路。职业生涯规划还可以帮助员工了解不同岗位之间的关系和晋升路径，为员工提供明确的晋升机会和职业发展通道，使其在职业生涯中获得更多的机会和发展空间。

二、员工职业生涯规划的方法与工具

（一）自我评估

员工进行自我评估是了解自己的兴趣、价值观、优势和劣势等个人特点的重要步骤。通过自我评估，员工可以更好地认识自己，找到适合自己的职业发展方向。

在进行自我评估时，可以利用一些自我评估工具和方法。比如职业能力测评可以帮助员工了解自己在不同职业能力维度上的水平，性格测试可以揭示员工的性格特点和适合的工作环境。此外，还可以通过反思和自省的方式，审视自己的兴趣爱好、价值观念、个性特点以及成就感来源等，辅助员工进行深入的自我认知。

（二）职业调研

员工进行职业调研是为了了解不同职业领域的发展趋势、就业前景、薪资水平等信息，从而做出明智的职业选择。

在进行职业调研时，员工可以采取多种方式。首先，可以通过参观企业、参加行业展会、参与行业交流活动等方式，实地了解相关行业和企业的工作环境和职业发展机会。其次，可以利用网络资源，浏览行业相关网站、论坛等，获取行业趋势和职位需求的最新信息。此外，员工还可以与从事相关职业的人进行交流，了解他们的工作经验和心得体会，从而更准确地评估自己是否适合该职业。

（三）制定目标与计划

员工应根据自身情况和职业发展的目标，制定明确的目标和计划。这样可以有针对性地规划自己的职业发展道路，提高成功的可能性。

在制定目标和计划时，员工可以将职业发展目标分为长期目标和短期目标，然后制定相应的实施计划。长期目标可以是 3~5 年内想要达到的职位或成就，而短期目标则是实现长期目标所需的具体步骤和时间安排。制定目标和计划时，员工应考虑自身的兴趣、优势和短板，同时也要考虑到行业的需求和发展趋势，以确保目标的可行性和适应性。

（四）寻求指导与辅导

员工可以寻求专业的指导与辅导，在职业发展过程中获得有针对性的建议和指导。这样可以帮助员工更加明确自己的职业目标，规划职业道路，并在职业决策中做出更加明智的选择。

寻求指导与辅导的方式有多种。员工可以寻找职业顾问或职业咨询师进行咨询，在专业人士的指导下梳理自己的职业定位和发展规划。此外，员工还可以通过与资深员工或导师交流，获取他们的经验和建议，从而更好地了解职业发展的机会和挑战。

三、员工职业生涯规划的内容与目标设定

（一）职业发展目标

职业发展目标是指员工根据自身情况和发展需求所明确的长远目标。这些目标可以是晋升到某个管理职位、获得某项专业资格或成为行业专家等。制定职业发展目标有助于员工在职场中保持明确的方向感，并激励自身不断努力和学习，达到更高的职业成就。

职业发展目标的设定应符合员工的兴趣和能力，同时需要考虑行业的发展趋势和市场需求。例如，一个员工在某个领域积累了丰富的经验和知识，可以将晋升到该领域的高级管理职位作为自己的职业发展目标。另外，员工也可以通过获得相关专业资格证书来提升自身的竞争力和专业知识水平。还有一些员工可能更倾向于在特定领域成为行业专家，通过深入研究和实践，为行业的发展做出贡献。

为了实现职业发展目标，员工可以制定具体的行动计划，并明确相应的时间节点和里程碑。此外，员工还可以通过寻求导师或参加行业交流活动等方式，获取更多的指导和支持，不断完善自己的职业发展计划。

（二）能力和技能提升

员工在职业发展过程中，需要不断提升自身的能力和技能，以适应职场的需求和挑战。制定提升能力和技能的目标是实现职业发展的重要一环，包括以下几个方面：

1. 学习新的技术

随着科技的不断进步，各行各业都在不断涌现出新的技术和工具。员工应根据自身所从事的工作领域，了解并学习最新的技术趋势，掌握与之相关的技能和知识。

2. 提升沟通与领导能力

良好的沟通和领导能力对于职业发展至关重要。员工可以通过参加培训课程、阅读相关书籍、积极参与团队合作等方式，提升自己的沟通与领导能力，从而更好地与他人协作和管理团队。

3. 培养团队合作意识：

在现代职场中，团队合作能力成为一个重要的素质。员工可以通过积极参与团队项目、协作解决问题等方式，培养自己的团队合作意识和能力，提高在团队中的影响力和协同效能。

4. 不断学习和自我提升

职场发展需要员工具备持续学习和自我提升的意识。员工可以利用各种学习资源，如在线教育平台、专业培训机构等，不断学习和更新知识，提高自身的专业素养和综合能力。

（三）职业发展路径规划

职业发展路径规划是指员工根据自身兴趣和能力，制定适合自己的职业发展道路。一个好的职业发展路径规划需要结合自身的职业发展目标和行业的发展趋势，考虑以下几个方面：

1. 深耕某个特定领域

员工可以选择在某个特定领域深耕，成为该领域的专家。通过持续学习、研究和实践，提升自身在该领域的专业知识和技能，不断扩大自己在该领域的影响力和竞争力。

2. 跨部门、跨行业经验

员工在职业发展过程中，可以考虑通过跨部门或跨行业的经历来拓宽自己的职场发展机会。这种经验可以帮助员工获取更广泛的工作经验和视野，提高自身的适应能力和灵活性。

3.寻求导师和指导

寻找一位合适的导师能够为员工的职业发展提供宝贵的指导和建议。导师可以根据自身经验和专业知识，帮助员工识别自己的优势和短板，并制定相应的职业发展计划。

4.不断反思和调整

职业发展路径规划是一个动态的过程，需要随时进行反思和调整。员工应常态化地审视自身的职业发展规划，并根据个人的成长和变化，及时进行调整和优化。

总之，职业发展目标、能力和技能提升以及职业发展路径规划是员工实现职业发展和个人成长的重要因素。员工应该根据自身情况和发展需求，明确自己的长远目标，并制定相应的行动计划，不断提升自身的能力和技能，探索适合自己的职业发展道路。

第八章　医院科研教育管理

第一节　科研教育管理的定义与重要性

一、科研教育管理的定义

科研教育管理是指医院通过制定和实施一系列政策和程序，对科研和教育活动进行规划、协调、监督和评估，以提高医院的科研水平和教育质量，促进医学科学的发展和进步。科研教育管理不仅包括对科研项目的组织、协调和管理，还包括对科研人员的培训、激励和评估，以及对教育工作的规划、实施和评估等。

二、科研教育管理对医院的重要意义

科研教育管理对医院具有重要意义，具体表现在以下几个方面：

（一）提高医院的科研水平和教育质量

科研水平的提高：科研教育管理通过组织和协调医院的科研工作，为科研人员提供必要的资源和支持，促进科研工作的顺利进行。这包括对科研项目的立项、实施、结题和成果转化等环节进行管理和监督，确保科研工作的质量和效率。通过加强科研教育管理，医院的科研水平将得到显著提高，研究成果将更加丰富，从而提升医院在相关领域的知名度和影响力。

科研教育管理负责对医院的教育工作进行规划和评估，以提高教育质量。这包括对医学专业课程设置、教学方法、教师队伍等方面进行管理和优化，确保医学教育的高质量和高水平。通过加强科研教育管理，医院的教育质量将得到明显提升，医学人才的培养将更加符合社会需求，为医院的可持续发展提供

有力支撑。

（二）增强医院的综合实力和竞争力

在当今激烈的医疗市场竞争中，医院的综合实力和竞争力至关重要。通过加强科研教育管理，可以提高医院的科研水平和教育质量，进而增强医院的综合实力和竞争力。具体表现在以下几个方面：

1. 吸引优秀人才

科研教育管理通过制定优惠政策、提供良好的科研环境和优质的医疗服务，吸引更多的优秀医学人才加入医院的研究和教育工作中。这将为医院的科研工作注入新的活力，进一步提升医院的科研水平和教育质量。

2. 提高医疗技术水平

科研教育管理通过鼓励医学研究人员不断探索新的医学技术和方法，提高医院的医疗技术水平。这将使医院在相关领域处于领先地位，为患者提供更加优质的医疗服务。

3. 提升服务质量

科研教育管理通过优化医疗服务流程、提高医护人员的专业素养和服务意识，提升医院的服务质量。这将使患者在医院得到更加周到的照顾和关怀，提高患者的满意度和忠诚度。

4. 扩大市场份额

在激烈的医疗市场竞争中，只有具备较高科研水平和教育质量的医院才能获得更多的市场份额。通过加强科研教育管理，医院将能够在竞争中占据优势地位，扩大市场份额，提高经济效益和社会效益。

（三）推动医学科学的发展和进步

医学科学的发展和进步是医院的重要使命之一。通过加强科研教育管理，可以推动医学科学的发展和进步，为人类的健康事业做出更大的贡献。具体表现在以下几个方面：

1. 促进科技创新

科研教育管理鼓励医学研究人员进行科技创新，推动医学科学的发展和进步。这将为人类健康事业的发展提供强有力的支撑，为疾病的预防、诊断和治疗提供更加有效的方法和技术。

2.培养优秀医学人才

科研教育管理通过优化医学教育体系和培养计划，培养更多的优秀医学人才。这些人才将成为推动医学科学发展的中坚力量，为人类的健康事业做出更大的贡献。

3.推动学术交流与合作

科研教育管理通过组织学术会议、研讨会和国际合作项目等方式，推动学术交流与合作。这将促进国际间的医学交流与合作，推动医学科学的国际化发展，为人类的健康事业带来更多的机遇和挑战。

4.提升社会影响力

通过加强科研教育管理，医院的研究成果将更加丰富，教育质量将更加优秀。这将提升医院在社会的影响力，为医院的可持续发展提供有力支撑。同时，医院的科研教育管理工作也将对社会的科技进步和文化发展产生积极的影响。

（四）满足患者的需求和提高医疗服务质量

随着社会的发展和人民生活水平的提高患者对医疗服务的需求也越来越高这对医院的科研教育管理工作提出了更高的要求通过加强科研教育管理可以提高医院的医疗技术和服务水平满足患者的需求提高医疗服务质量具体表现在以下几个方面：

1.提供优质的医疗服务

通过加强科研教育管理医院可以引进先进的医疗技术和设备提高医疗服务水平，为患者提供更加优质的医疗服务，这将使患者在医院得到更好的治疗和照顾提高患者的满意度和忠诚度。

2.满足患者的个性化需求

随着人们对医疗服务的需求日益多样化，患者对个性化医疗服务的需求也越来越高。通过加强科研教育管理医院可以针对患者的不同需求制定个性化的治疗方案，使患者得到更加贴心的照顾和治疗，这有助于提高医院的服务质量和口碑。

3.提高医护人员的专业素养和服务意识

通过加强科研教育管理可以提高医护人员的专业素养和服务意识，使医护人员更加了解患者的需求并为其提供更加周到的服务，这将有助于提高医院的服务质量和患者满意度。

4.促进医护人员的沟通和协作

加强科研教育管理可以促进医护人员之间的沟通和协作，使医护人员更加紧密地协作起来为患者提供全方位的医疗服务，这将有助于提高医院的服务质量和效率。满足患者的需求和提高医疗服务质量是医院的重要使命之一，也是医院可持续发展的关键所在，因此加强科研教育管理对于医院的未来发展具有重要意义。

三、科研教育管理对医学进步的推动作用

（一）促进医学科技创新

组织和协调医院的科研工作，可以促进医学科技创新。科研项目立项后，科研教育管理部门需要组织和协调各方面的工作，确保项目的顺利进行。这包括协调实验设备、实验场地、经费使用等方面的事宜，以及监督科研人员的研究进展，确保项目按照既定的计划和目标进行。

1.激发科研人员的创新热情和创造力

通过评估和监督科研项目，可以激发科研人员的创新热情和创造力，提高科研成果的质量和水平。科研教育管理部门需要制定科学、客观、公正的评估指标，对科研成果进行评估和监督，同时还需要对科研人员进行激励和奖励，以激发他们的创新热情和创造力。

2.推动医学科学的发展和进步

通过组织和协调医院的科研工作，可以推动医学科学的发展和进步。这包括通过科研项目的实施，解决医学领域中的难题和技术瓶颈，提高医疗水平和治疗效果，同时也可以通过科研项目的转化和应用，推动医学科学的社会化进程，为人类的健康和发展做出贡献。

（二）培养医学人才队伍

培养更多的医学人才。科研教育管理部门需要制定教育规划和评估指标，

培养更多的医学人才。这包括制定医学教育计划、组织医学培训、开展医学讲座等，以提高医学人才队伍的整体素质和能力水平。

1.提高医学人才队伍的整体素质和能力水平

通过制定严格的评估指标和教育计划，可以提高医学人才队伍的整体素质和能力水平。这包括对医学毕业生进行规范化培训、开展专业技能培训、组织学术交流活动等，使医学人才队伍具备更高的素质和能力水平。

2.吸引更多的优秀人才加入医学科学研究

通过加强科研教育管理，可以吸引更多的优秀人才加入医学科学研究中来。这包括通过制定激励政策和提供良好的研究条件，吸引高水平的医学研究人员加入本医院的科研项目中来，进一步壮大医学人才队伍。

（三）提升医院的核心竞争力

提高医院的科研水平和教育质量。医院的科研水平和教育质量是医院核心竞争力的重要组成部分。通过加强科研教育管理，可以提高医院的科研水平和教育质量，进而提升医院的核心竞争力。

1.提升医院的核心竞争力

通过加强科研教育管理，可以提高医院的科研水平和教育质量，进而提升医院的核心竞争力。这包括通过科研项目的实施，提高医院的医疗技术水平和服务质量，同时也可以通过教育规划和评估指标的制定，提高医院的教育质量和水平。

2.使医院在激烈的医疗市场竞争中立于不败之地

随着医疗市场的竞争日益激烈，医院需要不断提高自身的核心竞争力才能立于不败之地。通过加强科研教育管理，可以使医院具备更高的医疗技术水平、更好的服务质量以及更优秀的人才队伍，进而提高医院的核心竞争力。

3.推动医院的文化建设和社会责任履行

通过加强科研教育管理，可以推动医院的文化建设和社会责任履行。这包括通过科研项目的实施，推动医院的科技创新和发展，同时也可以通过教育规划和评估指标的制定，提高医院的教育质量和水平，为医院的可持续发展提供有力支撑。

（四）推动医学科学的国际化发展

1.推动医院的科研和教育水平的国际化发展

随着经济全球化和医学科学的国际化发展，医院的科研和教育水平也需要与国际接轨。通过加强科研教育管理，可以推动医院的科研和教育水平的国际化发展，提高医院的国际影响力和竞争力。

2.促进国际间的医学交流与合作

通过加强科研教育管理，可以促进国际间的医学交流与合作。这包括通过参与国际医学研究项目、举办国际医学学术会议等方式，加强国际的医学交流与合作，推动医学科学的国际化发展。

3.推动医学科学的国际化发展

通过加强科研教育管理，可以推动医学科学的国际化发展。这包括通过引进国际先进的医疗技术和管理模式、参与国际医学研究项目等方式，促进国际间的医学交流与合作推动医学科学的国际化发展同时也可以促进国际间的医学交流与合作为推动我国医学科学的发展和进步做出贡献。

第二节　科研项目的组织与实施策略

一、科研项目的筛选与立项流程

（一）项目需求分析与初筛

在科研项目的筛选与立项过程中，首先要对项目的需求进行深入的分析和理解。这包括对当前研究领域的热点和难点进行深入研究，了解行业的发展趋势和市场需求，同时也要结合自身的科研实力和特点，寻找适合自己的研究领域。

在完成对项目需求的深入分析后，需要进行初步的筛选。这个过程主要是根据需求分析的结果，对已有的科研项目进行比较和筛选，初步确定一批有研究价值的项目。

（二）项目可行性研究与立项申请

对于初步筛选出来的项目，需要进行深入的可行性研究。这包括对项目的目标、内容、方法、技术路线、预期成果等进行全面的分析和评估。在可行性研究阶段，还需要对项目的预算和资源需求进行详细的规划和估算。

在完成可行性研究后，需要根据研究结果撰写立项申请书。立项申请书需要清晰地阐述项目的意义和价值，同时也要详细说明项目的实施计划和预期成果。在提交立项申请书之前，还需要对申请书进行严格的审查和修改，确保其质量和可行性。

（三）项目评审与立项决策

提交立项申请书后，需要进行严格的评审。评审过程通常包括内部评审和外部评审两个环节。内部评审主要是由科研机构内部的专家和学者进行评估，外部评审则是由外部专家或同行进行评估。评审过程需要遵循公平、公正、公开的原则，对项目的科学性、创新性、可行性和应用价值等方面进行全面的评价。

在评审结束后，需要根据评审结果做出立项决策。如果一个项目被批准立项，则需要正式签订项目合同，明确项目的目标、任务、预算、计划等内容。同时也要成立项目组，分配任务，指定负责人，并制定详细的研究计划和时间表。

二、科研项目的团队组建与合作机制

（一）人才选拔与团队组建

科研项目的成功实施离不开优秀的人才支持。在团队组建阶段，需要注重选拔具备不同专业背景和技能特长的优秀人才加入团队。同时也要考虑团队成员的年龄、性别、性格等方面的搭配，以实现团队的全面和协调。

在组建团队时，需要明确每个成员的角色和职责。这包括根据每个人的专业背景和技能特长进行合理的分工，同时也要指定一名具备领导能力和丰富经验的成员担任团队负责人。此外，还需要建立有效的沟通机制和协作模式，确保团队成员能够密切合作、协同完成任务。

（二）合作机制的建立与完善

科研项目的实施过程中需要加强合作与交流。为了确保项目的顺利进行，需要建立和完善合作机制。这包括定期召开项目进展会议、组织学术交流活动、加强跨学科合作等。通过多种形式的合作与交流，可以促进团队成员之间的知识共享和思维碰撞，同时也可以有效解决项目实施过程中遇到的各种问题。

在建立合作机制时，需要注重公平、开放和共享的原则。这包括鼓励团队成员之间的互相学习、互相尊重和互相支持，同时也需要积极与其他科研机构、企业或政府部门开展合作与交流，共享资源和技术成果。通过建立完善的合作机制，可以实现多学科交叉、多团队协同的创新研究模式，提高科研项目的整体水平和实施效果。

（三）团队文化的建设与传承

一个优秀的团队需要具备独特的团队文化。在科研项目的实施过程中，需要注重团队文化的建设与传承。这包括培养团队成员的共同价值观、行为规范和团队精神等。通过加强团队文化建设，可以增强团队凝聚力和向心力，提高团队成员的工作积极性和创新精神。

在建设团队文化时，需要注重以下几点：一是要树立共同的价值观和目标，让每个团队成员都深刻理解项目的意义和价值；二是要建立良好的沟通机制和协作模式，鼓励团队成员之间的交流与合作；三是要注重培养团队精神，让每个团队成员都感到自己在团队中的重要性和价值；四是要加强团队成员之间的互相学习和互相支持，促进知识的共享和思维的碰撞。通过加强团队文化建设与传承可以不断提升团队的综合素质和整体水平为项目的顺利实施提供有力的保障。

三、科研项目的资源调配与管理

（一）人力资源的调配与管理

在科研项目的实施过程中，人力资源是最为关键的资源之一。由于科研项目的专业性和复杂性，需要合理调配和管理人力资源，以确保项目的顺利进行。首先，根据项目的需求和目标，应合理分配人员数量和角色分工。这包括确定项目所需的研究人员、实验技术人员、数据分析师、项目管理员等角色，并根据每个人的专业背景和技能特长进行合理的工作安排。通过将合适的人放在合适的岗位上，可以最大化地发挥每个人的能力和潜力，提高工作效率和质量。

同时，为了确保人力资源的充分利用和管理效能的提升，建立有效的人员管理制度是至关重要的。这包括制定绩效考核制度、培训与开发计划等。绩效考核是一种对员工工作表现进行评估和反馈的重要机制，可以激励员工的工作积极性和工作热情，提高员工的工作效率和工作质量。通过定期的评估和反馈，可以及时发现员工在工作中存在的问题和不足，并采取相应的措施进行改进和提高。

培训与开发则是提升员工专业技能和综合素质的重要手段。针对科研项目中所需的专业技能和知识，可以制定相应的培训计划和开发项目，以提高员工的专业能力和技术水平。通过培训与开发，不仅可以提高员工的工作效率和工作质量，还可以为项目的顺利实施提供有力保障。

（二）物资资源的调配与管理

科研项目的实施过程中需要大量的物资资源支持，包括实验器材、试剂耗材、办公设备等。为了确保项目的顺利进行，需要对物资资源进行合理的调配和管理。首先，根据项目的需求和预算，应合理采购和分配物资资源。这包括确定所需的实验器材、试剂耗材、办公设备的种类和数量，并按照实际需求进行采购和管理。同时，在采购过程中要注意遵循相关法规和规定，确保采购的合法性和合规性。

此外，建立严格的物资管理制度也是必不可少的。这包括制定物资管理办法、物资库存管理制度等。通过这些制度，可以确保物资资源的合理使用和有效节约。例如，可以通过制定领用规定、使用规范等措施，防止浪费和滥用；通过建立物资库存管理制度，可以有效避免物资的积压和浪费。同时，对于一些贵重或特殊的物资设备，还可以制定相应的维护保养计划，以延长其使用寿命和降低维修成本。

（三）技术资源的调配与管理

科研项目的实施过程中需要大量的技术资源支持，包括实验技术、数据分析方法、计算机软件等。为了确保项目的顺利进行，需要对技术资源进行合理的调配和管理。首先，根据项目需求和团队成员的专业背景，应合理分配技术资源和技能分工。这包括确定项目所需的技术种类和技术支持人员，并根据团队成员的专业技能和特长进行合理的工作安排。通过将合适的技术人员放在合适的岗位上，可以最大化地发挥技术资源的作用和优势。

同时，为了确保技术资源的合理使用和有效共享，建立有效的技术资源管理制度也是至关重要的。这包括制定技术资源管理办法、技术交流与合作机制等。通过这些制度和方法，可以促进团队成员之间的技术交流与合作，提高技术资源的利用效率和质量。例如，可以定期组织技术研讨会、经验分享会等活动，促进团队成员之间的交流与合作；同时还可以积极寻求与其他机构或企业的技术合作机会，共享技术资源并提高研究水平。

（四）资金资源的调配与管理

科研项目的实施过程中需要一定的资金支持，包括科研经费、项目合作经费等。为了确保项目的顺利进行，需要对资金资源进行合理的调配和管理。首先，根据项目的预算和实施计划，应合理分配和使用资金资源。这包括根据项目的实际需求和进度安排资金的使用计划，确保资金的合理分配和使用。同时还要注意遵守相关财务制度和规定，确保资金的合法性和合规性使用。

此外建立严格的资金管理制度也是必不可少的。这包括制定财务管理办法、审计监督机制等。通过这些制度和方法可以确保资金使用的合理性和有效性，避免浪费和滥用现象的发生。例如可以通过定期的财务审计监督及时发现并纠正资金使用不当的问题；同时还可以积极寻求与其他机构或企业的合作机会以共享资金资源并降低研究成本。

四、科研项目的进展监测与评估

（一）进展监测的方法与策略

在科研项目的实施过程中需要对其进展情况进行监测和分析以便及时发现问题并采取相应的措施进行改进和完善。进展监测的方法包括定期检查、中期评估和结题总结等。定期检查是指在项目实施过程中定期对项目的进展情况进行检查和分析以便及时发现问题并采取相应的措施进行改进和完善；中期评估是指在项目实施过程中对项目的进展情况进行中期评估以便对项目的实施计划和目标进行调整和完善；结题总结是指在项目实施结束后对整个项目的实施过程和成果进行总结和评估以便对项目的实施效果进行全面评价并为今后的科研项目提供参考和借鉴。

（二）评估指标的制定与实施

为了对科研项目的进展情况进行科学、客观、公正的评估需要制定相应的评估指标。评估指标的制定需要考虑项目的目标、任务、预算、计划等方面并结合实际情况进行制定。评估指标应该包括定量指标和定性指标两个方面以便全面评价项目的实施效果。定量指标通常包括科研成果的数量、质量、发表论文的数量和质量等；定性指标通常包括科研成果的影响力、创新性、社会效益等。在制定评估指标后需要在实际评估过程中严格执行并加以落实以便对科研项目的进展情况进行科学、客观、公正的评估，同时为今后的科研项目提供参考和借鉴。

（三）风险管理及应对措施

在科研项目的实施过程中会面临各种风险和挑战如人员变动、技术难题、资金短缺等。为了应对这些风险和挑战需要建立完善的风险管理制度并采取相应的应对措施。这包括在项目实施前对可能存在的风险进行预测和分析制定相应的风险防范措施；在项目实施过程中对出现的风险及时采取应对措施，如调整人员分工、加强技术攻关、申请追加预算等；在项目实施结束后对整个项目的风险情况进行总结和分析，以便为今后的科研项目提供经验和教训。

第三节　医学教育与培训的方法与实施策略

一、医学教育与培训的目标与内容规划

（一）目标

1.培养医学人才

医学教育与培训的首要目标是培养具备医学知识和技能的医学人才，以满足社会对医疗服务的需求。通过系统的教育和培训，使学员具备扎实的医学理论基础和实践技能，能够胜任临床、科研和教学等工作。

2.提高医疗质量

医学教育与培训的另一个重要目标是提高医疗质量，为患者提供更优质、更安全的医疗服务。通过教育和培训，提高医务人员的诊疗水平、沟通能力、患者管理能力等方面，降低医疗差错和医疗纠纷的发生率，提高患者满意度。

3.推动医学科技进步

医学教育与培训还应关注医学科技的最新进展，通过培训和学习，使医务人员掌握最新的医学科技和诊疗技术，推动医学科技的进步和临床应用，提高医院的综合实力和竞争力。

（二）内容规划

1.专业知识教育

包括基础医学知识、临床医学知识、预防医学知识等，使医务人员具备全面的医学理论知识和实践技能。

2.专业技能培训

包括临床操作技能、手术技能、急救技能等，使医务人员能够熟练掌握各种医疗技能，提高诊疗水平。

3.职业道德教育

培养医务人员的医德、医风和职业操守，树立以患者为中心的服务理念，

提高医疗服务质量。

4. 沟通能力培训

培养医务人员的沟通技巧和人际交往能力，使其能够与患者及其家属进行有效的沟通和交流，减少医疗纠纷。

5. 管理能力提升

针对医院管理干部进行培训，提高其组织管理、计划执行和团队领导能力，推动医院的科学管理和高效运营。

二、医学教育与培训的教学方法与工具

（一）教学方法

1. 理论授课

以课堂讲授的方式传授医学知识和技能，采用多媒体教学、案例分析等多种教学方式，使学员全面掌握医学理论。

2. 实践操作

通过模拟训练、临床见习等方式进行实践操作训练，使学员熟练掌握各种医疗技能。

3. 小组讨论

组织学员进行小组讨论，分享临床经验和学习心得，提高学员的交流和合作能力。

4. 网络教学

利用网络平台进行远程教育和在线学习，提供丰富的学习资源和灵活的学习方式。

（二）教学工具

1. 教材和参考书

选择适合的教材和参考书，提供系统全面的医学知识和技能学习资料。

2. 多媒体课件

制作多媒体课件，包括图片、视频、音频等多种形式，使学员更直观地理解和掌握医学知识。

3. 模拟教具

提供模拟教具和模型等，使学员能够在模拟环境下进行实践操作训练。

4. 网络平台

建立网络教育平台，提供在线课程、学习资源下载、在线测试等功能，方便学员进行远程教育和在线学习。

三、医学教育与培训的评估与考核体系

（一）评估体系

1. 过程评估

对学员的学习过程进行评估，包括课堂表现、作业完成情况、实践操作表现等方面。

2. 结果评估

对学员的学习成果进行评估，包括结业考试、技能考核等方面。

3. 反馈评估

对学员进行反馈评估，了解学员对教育和培训的满意度和反馈意见，及时调整和改进教育和培训工作。

（二）考核体系

1. 理论考试

对学员的理论知识进行考核，采用笔试、机考等方式进行。

2. 技能考核

对学员的实践技能进行考核，包括模拟操作、临床操作等方式进行。

3. 综合考核

对学员的理论知识和实践技能进行综合考核，采用多种方式进行评估和考核。

4. 证书认证

对通过考核的学员进行证书认证和颁发，证明其具备从事医学工作的能力和资格。

四、医学教育与培训的远程教育与数字化转型

（一）远程教育

1.建立远程教育平台

建立远程教育平台，提供在线课程、视频讲座、学习资源下载等功能。

2.开发网络学习资源

开发各种医学学习资源，包括电子教材、教学视频、病例分析、手术教程等，满足学员的个性化学习需求。

3.在线互动教学

通过远程教育平台，实现教师与学员的在线互动教学，包括在线问答、实时讨论、共同浏览等功能，增强学员的学习体验和参与度。

4.移动学习

开发远程教育平台的移动端应用，使学员可以通过手机、平板等设备进行随时随地的学习，提高学习的灵活性和便捷性。

（二）数字化转型

1.数字化教学

利用数字化技术进行在线教育，如视频教程、在线课程、虚拟实验室等，提供更灵活的学习方式，满足不同学员的需求。

2.数字化评估

利用数字化技术进行评估和考核，如在线测试、电子档案等，提高评估和考核的效率和准确性。

3.数字化管理

利用数字化技术进行教育和培训的管理，如电子化报名、在线支付、数字化排课等，提高管理和运营效率。

4.数字化互动

利用数字化技术实现学员与教师、学员与学员之间的互动和交流，如在线讨论、实时通信等，提高互动和交流的效率和便捷性。

（三）在线教育与数字化转型的结合

1.在线教育资源整合

整合各类在线教育资源，包括医学教材、参考书、多媒体课件、模拟教具等，提供全方位的在线学习资源。

2.在线教育与数字化评估的结合

结合在线教育和数字化评估，实现学员的自测和自我评估，同时教师也可以通过数字化评估了解学员的学习情况，及时调整教学策略。

3.在线教育与数字化管理的结合

结合在线教育和数字化管理，实现学员的在线报名、选课、查询成绩等操作，提高管理效率和准确性。

4.在线教育与数字化互动的结合

结合在线教育和数字化互动，实现学员与教师、学员与学员之间的在线交流和讨论，促进学习和交流的效果。

通过医学教育与培训的远程教育与数字化转型，可以扩大教育和培训的覆盖面，提高教育的质量和效率，满足更多学员的学习需求，推动医学教育和培训事业的发展。同时，数字化转型也可以提高医学教育和培训的现代化水平，更好地适应社会发展和科技进步的需要。

第四节　科研教育成果的评估与推广应用

一、科研教育成果的评估体系与指标

（一）建立科研教育成果的评估体系

科研教育的评估体系对于推动科学研究和教育的发展具有重要作用。一个科学、全面的评估体系应该包括多个层面和维度的指标，以确保对科研教育成果进行全面、客观的评价。以下是建立科研教育成果评估体系的关键内容：

1.科研项目的质量评估

评估科研项目的设计是否合理、方法是否科学、数据是否可靠等方面，以确保科研项目在过程中的质量和有效性。

2.研究成果的创新性和实用性评估

评估科研成果的创新性、学术价值和实际应用价值，包括新理论、新技术、新方法等方面。

3.科研团队的研究水平评估

评估科研团队成员的学术背景、研究能力和团队合作能力等方面，以确保科研团队的综合能力。

4.科研成果的影响力评估

评估科研成果在学术界和社会上的影响力，包括论文被引用次数、专利的转化和应用效果等方面。

5.学科领域和研究方向特点的评估指标

不同学科领域和研究方向具有不同的特点，评估体系应该结合具体情况制定相应的评估指标和方法。

（二）确定科研教育成果的评估指标

评估指标是评价科研教育成果的重要工具，可以根据不同的科研教育目标和发展需求来确定。以下是一些常见的评估指标：

1.科研成果数量和质量

考虑科研成果的数量和质量，如论文的发表数量和质量、专利的申请与授权情况等。

2.科研成果的影响力

评估科研成果在学术界和社会上的影响力，如论文的被引用次数、专利的转化与应用效果等。

3.科研团队的研究水平

评估科研团队成员的学术背景、研究能力和团队合作能力等方面。

4.科研项目的经费投入和管理效率

考虑科研项目的经费投入和管理效率，以评估科研项目的执行情况。

5.科研成果的转化与应用效果

评估科研成果的转化和应用效果，如科技成果转化为产品或服务的情况。

（三）综合评估科研教育成果

对于科研教育成果的评估，应该采用综合的评估方法。综合评估可以结合定性和定量的指标，考虑不同指标之间的相关性和权重，综合评估科研教育成果的整体水平和质量。此外，还可以结合专家评审、学术评议和实地考察等方式，获取更全面、客观的评估结果。

综合评估的具体步骤可以包括：

1. 收集相关数据

收集科研教育成果的相关数据，包括论文、专利、项目报告等。同时，还可以组织专家进行学术评议和实地考察。

2. 制定评估指标体系

基于收集到的数据，制定科研教育成果的评估指标体系，确定各指标的权重。

3. 数据分析和综合评价

通过数据分析和综合评价，对科研教育成果进行整体评估，得出综合评估结果。

4. 结果反馈和改进建议

及时向相关科研教育单位反馈评估结果，并提供针对性的改进建议，促进科研教育成果的不断优化和提升。

（四）建立长效的评估机制

科研教育成果的评估应该是一个长期、持续的过程，需要建立起长效的评估机制。以下是建立长效评估机制的关键内容：

1. 科学、公正、透明：评估机制应该具有科学性、公正性和透明度，确保评估结果的客观性和准确性。

2. 定期评估：评估机制应该定期进行评估，以便及时了解科研教育成果的发展情况。

3. 及时反馈和改进：评估机制应该能够及时反馈评估结果，并提供针对性的改进建议，促进科研教育成果的不断优化和提升。

4. 多元参与：评估机制应该鼓励多方参与，包括专家、学者、行业代表等，确保评估的全面性和广泛性。

通过建立长效的评估机制，可以促进科研教育成果的持续改进和提升，推动科学研究和教育的发展。

二、科研教育成果的转化与商业化应用

（一）加强科研成果的产业化培育

科研成果的产业化培育是推动科技创新与经济发展相结合的重要途径。为了充分发挥产业界和科研机构的合作优势，可以通过以下方式加强科研成果的产业化培育。

1.建立产学研合作平台

建立起产学研合作的桥梁，促进科研成果的转化与应用。可通过设立联合实验室、科技创新园区等载体，为科研机构和企业提供交流合作的空间和机会。

2.设立科技创新基金

设立科技创新基金，用于支持科研机构和企业开展科研成果转化和产业化应用的项目。通过资金的投入，激发科研人员的创新热情，加强科研成果的产业化推进。

3.市场调研和商业化评估

加强对科研成果的市场调研和商业化评估工作，确保科研成果与市场需求相匹配。通过了解市场需求和行业趋势，科研机构和企业可以更好地调整科研方向和产品定位，提高科研成果的商业化成功率。

4.加强产业界和科研机构的合作

鼓励产业界与科研机构开展深度合作，共同推动科研成果的产业化应用。可以建立行业协会、技术联盟等组织形式，促进产学研合作项目的对接和实施。

（二）推进科研成果的技术转移和转让

科研成果的技术转移和转让是科研成果商业化的重要环节。为了推动科研成果的技术转移和转让，可以采取以下措施。

1.建立技术转移中心

设立技术转移中心，作为科研成果转化与应用的桥梁，协助科研机构和企业进行技术转移和转让的对接。技术转移中心可以提供专业的技术咨询、评估和转让服务，帮助科研机构和企业有效地进行技术交流与合作。

2.创建技术交易平台

建立科研成果的技术交易平台，为科研机构和企业提供一个信息发布、技术对接和交易的平台。科研机构可以将技术成果在平台上发布，企业可以通过平台找到符合需求的科研成果，并进行技术转移和转让的谈判和签约。

3.鼓励跨领域应用与转移

推动科研成果的跨领域应用与转移，促进科技创新的融合发展。鼓励不同领域的科研机构和企业开展合作，共享技术资源，实现科研成果的优势互补和跨界创新。

4.强化知识产权保护

加强对科研成果的知识产权保护，建立健全的法律和政策体系，保障科研人员的创新成果得到合法的保护和利用。加强知识产权的管理和运用，提高科研成果的商业化成功率。

（三）提供创业支持和创新环境

为科研成果的商业化应用提供创业支持和创新环境是非常重要的。可以采取以下措施。

1.设立创业孵化器

建立创业孵化器，为创业团队提供办公场所、资金支持、导师指导等资源，帮助创业团队快速成长。创业孵化器可以与科研机构和企业建立合作关系，提供技术转移、市场推广等方面的支持。

2.打造技术转化基地

建立技术转化基地，提供科研成果转化为产品的生产基地和测试验证平台，为科研机构和企业提供技术验证、小批量试生产等支持，推动科研成果从实验室走向市场。

3.提供资源支持

为创业团队提供资源支持，包括资金支持、人才引进、市场拓展等方面的帮助。通过建立科研成果与产业界的对接机制，为创业团队搭建合作平台，促进资源的共享和优势互补。

4.加强创新文化和创业教育

加强创新文化和创业教育，培养科研人员的创新意识和创业能力。可以开展创新讲座、创业大赛等活动，激发科研人员的创新热情，培养他们的创新思维和实践能力。

（四）加强政策支持和法律保护

科研成果的商业化应用需要政策支持和法律保护。可以采取以下措施。

1.出台相关政策

制定相关的产业政策和创新政策，为科研成果的商业化应用提供鼓励和支持。政府可以提供资金支持、税收优惠等政策，鼓励科研机构和企业进行科研成果的转化和产业化应用。

2.完善知识产权保护

加强知识产权的保护，完善相关的法律法规，提高知识产权的保护力度。建立健全的知识产权管理体系，加强知识产权的申请、审批和维权工作，保障科研成果的知识产权得到充分保护。

3.加强知识产权管理和运用

建立科研成果的知识产权管理机制，推动科研机构和企业合理运用知识产权，促进科研成果的商业化应用。加强知识产权的交流与合作，推动科研成果的技术转让和转化。

三、科研教育成果的学术论文与专利申请

（一）加强科研成果的学术论文发表

科研成果的学术论文发表是评价科研水平和影响力的重要指标之一。为了提升科研人员的学术写作能力和论文质量，可以采取以下措施：

1.学术研究与论文撰写培训

科研机构可以组织学术研究方法和论文写作技巧的培训，帮助科研人员掌握科学研究的基本原理和方法，提高研究设计和数据处理的能力，并培养科研

人员的逻辑思维和论证能力。

2.学术写作指导和评审

为了提升论文质量，可以设立学术写作指导小组，由资深科研人员或外部专家提供写作建议和语言修饰方面的指导。同时，科研机构还可以建立论文评审制度，对科研人员提交的论文进行同行评审，提供专业意见和建议，帮助科研人员改进论文质量。

3.国际学术会议和交流活动

鼓励科研人员积极参与国际学术会议和交流活动，扩大学术影响力和合作网络。科研机构可以提供差旅经费支持，帮助科研人员参加国际会议和交流活动，并鼓励他们主动提交论文并进行学术演讲。这样可以使科研成果更广泛地被同行学者所关注，提升科研成果的知名度和引用量。

（二）推动科研成果的专利申请与授权

科研成果的专利申请和授权是保护科研成果知识产权的重要手段。为了增加科研人员申请专利的积极性和提升专利质量，可以采取以下措施：

1.知识产权培训

加强知识产权培训，向科研人员介绍专利申请的流程和要点，帮助他们了解专利法律法规和政策，提高专利申请和撰写技巧。

2.专利撰写指导

科研机构可以建立专利撰写指导团队或设立外部委托机构，为科研人员提供专利撰写方面的指导和支持。专利撰写指导团队可以对科研人员的专利申请进行审核和修改，确保专利申请文件的完整性和准确性。

3.专利申请经费支持

建立专利申请经费支持机制，减轻科研人员的专利申请经济负担。科研机构可以为科研人员提供专利申请费用的补助或提供专利申请的贷款服务，以鼓励科研人员积极申请专利。

4.加强专利审查和授权推进

科研机构可以与国家知识产权局建立密切合作关系，加强专利审查和授权推进。通过与知识产权局的沟通和合作，科研机构可以了解专利审查的最新进展和要求，及时调整专利申请策略，提高专利授权的成功率。

（三）加强科研成果的知识产权管理

科研成果的知识产权管理需要科研机构和科研人员共同参与。为了有效保护和运营科研成果的知识产权，可以采取以下措施：

1. 知识产权管理机构设立

科研机构可以设立专门的知识产权管理机构或部门，负责科研成果的知识产权保护、运营和转化工作。知识产权管理机构可以提供专业的知识产权咨询和服务，协助科研人员进行知识产权申请和维权工作。

2. 知识产权政策宣传

加强知识产权政策的宣传和培训，帮助科研人员了解知识产权相关法律法规和政策。科研机构可以组织知识产权培训讲座、研讨会和论坛，向科研人员介绍知识产权的基本概念、保护策略和运营办法，引导科研人员自觉保护自己的知识产权。

3. 知识产权协议签署

科研机构与科研人员之间可以签署知识产权协议，明确科研成果知识产权归属、转让和共享等事项。知识产权协议可以为科研人员提供合理的知识产权保护和利益分享机制，激励他们积极投入科研创新工作。

4. 知识产权转化管理

科研机构可以建立科研成果转化管理制度，推动科研成果的转化和应用落地。科研机构可以与企业、投资机构和技术中介机构建立合作关系，促进科研成果的市场化和产业化发展。

四、科研教育成果的学术交流与合作

（一）加强学术交流平台的建设

在科研领域，学术交流是促进科研人员相互学习、共同进步的重要途径。为了更好地推动学术交流，加强学术交流平台的建设是至关重要的。这不仅有助于提高科研人员的学术水平，还可以促进学科交叉和学术创新。

1. 建立学术研讨会制度

定期组织学术研讨会，邀请领域内的专家学者、科研人员等参加，分享最新的研究成果、学术观点和经验体会。通过学术研讨会的交流与讨论，可以激发科研人员的创新思维，拓展研究视野，提高学术水平。

2.举办学术报告会

邀请国内外知名专家学者进行学术报告，介绍领域内的前沿动态和最新研究成果。通过聆听报告，可以了解学科发展的趋势和方向，为科研人员提供有益的学术借鉴和指导。

3.搭建在线学术交流平台

利用现代信息技术手段，建立在线学术交流平台，方便科研人员进行跨地域、跨学科的学术交流。通过在线平台，可以随时随地分享研究成果、讨论学术问题、交流研究心得，促进学术研究的互动与合作。

通过以上措施，可以建立起健全的学术交流平台体系，为科研人员提供良好的学术氛围和交流环境，促进科研教育成果的提升和推广。

（二）推动国际学术合作与交流

国际学术合作与交流是促进国际科研合作、拓展研究领域的重要途径。加强国际学术合作与交流，有助于提高我国科研教育的水平和国际影响力。

1.加强国际学术交流项目的申请和管理

积极申请和策划国际学术交流项目，与国外高校、研究机构等建立合作关系，开展联合研究、学者互访等活动。通过国际学术交流项目，可以促进科研人员与国际同行的深入交流与合作，推动研究成果的国际化发展。

2.鼓励科研人员参与国际合作研究项目

支持科研人员参与国际合作研究项目，如欧盟框架计划、国际大科学计划等。通过参与国际合作研究项目，可以了解国际前沿动态和最新研究成果，学习借鉴国际先进经验和技术方法，提高科研水平和竞争力。

3.拓展国际学术会议和研讨会渠道

鼓励科研人员参加国际学术会议和研讨会，了解学科发展趋势和研究方向。通过与国际同行的深入交流和讨论，可以拓展研究视野、提高学术水平，同时还可以建立合作关系和寻找合作伙伴。

4.建设国际科研合作网络

利用互联网等信息技术手段，建设国际科研合作网络，为科研人员提供便捷的国际学术交流与合作渠道。通过国际科研合作网络，可以加强与国际同行之间的联系和合作，实现资源共享、技术交流和研究协同。

通过以上措施，可以推动我国科研教育的国际化和高水平发展，提升我国在国际科研领域的影响力和竞争力。

（三）加强科研团队的组建和合作

科研团队的组建和合作是推动科研教育成果转化的重要方式。通过集聚科研人才、加强团队建设、促进合作交流，可以提升研究水平和效率，实现优势互补和资源共享。

1. 设立科研团队或研究中心

鼓励跨学科、跨领域的科研人员组建科研团队或研究中心，共同开展科学研究和技术开发。通过团队或研究中心的建设，可以凝聚力量、整合资源、发挥各自优势，实现科研工作的协同创新和全面推进。

2. 加强团队内部协作和管理

建立健全的团队内部协作和管理机制，明确团队成员的职责和分工。通过有效的沟通和协调，可以确保团队工作的顺利进行和研究成果的高质量呈现。同时还要注重团队成员之间的培训和学习，提升团队整体素质和能力。

3. 促进团队之间的合作与交流

鼓励不同团队之间的合作与交流，推动资源共享和技术互通。通过团队之间的合作与交流，可以实现学科交叉和优势互补，提高研究效率和创新能力。同时还可以促进团队成员之间的友谊和信任，增强团队协作精神。

4. 发挥领军人物的引领作用

一个优秀的科研团队离不开领军人物的引领和带动。要注重培养和引进具有国际视野和卓越领导能力的领军人物，带领团队开展高水平的科学研究和技术创新。同时还要发挥领军人物在团队管理和文化建设方面的作用，营造积极向上、团结协作的团队氛围。

通过以上措施，可以建立起结构合理、优势互补、协同创新的科研团队体系，为科研教育成果的提升和推广提供有力支撑。

第五节　临床科研伦理审查与管理

一、临床科研伦理的基本原则与法规要求

（一）伦理原则

在进行临床科研时，需遵循以下基本伦理原则：

1. 尊重个体

尊重研究对象的人格尊严和自主权，确保他们的知情同意和隐私保密。

2. 有利于个体

确保研究对个体产生有益的影响，最大程度地减少个体受到的伤害或风险。

3. 公正和公平

确保研究的设计和实施过程公正透明，避免歧视和不公平对待。

4. 诚信和诚实

确保研究者诚实和及时地报告研究结果，不隐瞒或篡改数据。

（二）法规要求

在国际和国内，存在一些相关的法规和指导文件来规范临床科研伦理，比如：

1. 国际伦理准则

国际上广泛接受的伦理准则主要包括《赫尔辛基宣言》和《伯尔尼宣言》，这些准则为进行临床科研提供了指导框架。

2. 国家法律法规

各国都有相关的法律法规来规范临床科研活动，比如美国的《人类保护法案》、中国的《人体试验伦理审查办法》等。

3. 科研机构规章制度

科研机构也会制定一些内部规章制度，对临床科研伦理进行具体细化和操

作层面的要求，比如研究项目申报流程、知情同意书的书写格式等。

二、临床科研伦理审查的程序与流程

（一）审查申请

临床科研伦理审查的第一步是提交审查申请。科研人员需要按照要求填写申请表格，同时提供相关的研究计划、知情同意书、问卷调查表等材料。

（二）初审与专家评审

审查委员会会对申请进行初步审核，包括检查材料的完整性和符合性。然后，委员会会组织专家进行评审，对研究设计、伦理合规性等方面进行详细评估。

（三）决策与通知

审查委员会将根据专家评审结果和伦理要求，做出相应的决策，可以是通过、不通过或需要修改后再审查。委员会会将决策结果通知给申请人，并提供相应的解释和建议。

三、临床科研伦理审查的责任与角色

（一）审查委员会

审查委员会是负责临床科研伦理审查的组织机构，其责任包括：

（1）制定伦理审查制度和相关规定。

（2）组织多学科专家进行对申请材料的评审。

（3）做出审查决策，并向申请人及时通知结果。

（4）监督研究过程中的伦理合规性，并能进行监督检查。

（二）科研人员

科研人员在临床科研伦理审查中扮演重要角色，其责任包括：

（1）提供完整准确的研究资料和申请材料。

（2）充分尊重研究对象的权益，保护个体隐私和数据安全。

（3）遵守伦理原则和法律法规，保证研究的科学性和可信度。

（4）及时响应审查委员会的要求和建议，在必要时进行修改和补充。

（三）伦理专家

伦理专家是对申请材料进行评审的专业人士，其责任包括：

（1）审查研究计划和程序是否符合伦理要求和规定。

（2）确保知情同意书的内容准确完整，并符合伦理和法律要求。

（3）检查数据收集、隐私保护、风险评估等方面的合规性。

（4）提供专业建议和评审意见，为决策提供科学和伦理依据。

（四）研究对象和受试者

研究对象和受试者在临床科研中是最重要的参与者，他们的责任包括：

（1）自愿参加研究，并理解研究目的、风险和利益。

（2）同意签署知情同意书，并提供真实准确的个人信息。

（3）遵守研究要求，按照研究计划参与研究活动。

（4）反馈研究过程中的问题或不适，以帮助改善研究设计和执行。

四、临床科研伦理审查的风险管理与监督

（一）风险管理

临床科研伦理审查的风险管理主要包括以下方面：

1.伦理审查过程中的安全风险

确保申请材料和评审结果的保密性，防止信息泄露和滥用。

2.研究过程中的伦理风险

对研究中可能产生的伤害和不适进行风险评估，并采取相应的措施进行管理和减轻。

3.数据管理和隐私保护的风险

制定科学合规的数据管理方案，保证数据的安全和隐私。

（二）监督机制

为了确保临床科研伦理审查的有效性和合规性，可以建立以下监督机制：

1.定期审查和检查

对已批准的研究项目进行定期审查，检查研究过程中是否存在伦理违规行为。

2.举报和投诉渠道

设立举报投诉渠道，接收公众和参与者的举报和投诉，及时反馈并进行处理。

3.监督机构的建立

设立独立的伦理监督机构，对临床科研伦理进行监督和管理，确保其持续高效运行。

4.责任追究和处罚机制

对严重的伦理违规行为进行调查，追究相关人员的法律和道德责任，并给予相应的处罚。

第九章　财务绩效管理

第一节　财务绩效管理的定义与重要性

一、财务绩效管理的定义

财务绩效管理是指医院通过制定和实施一系列财务管理策略和程序，对医院的财务活动进行规划、协调、监督和评估，以实现医院的财务目标和发展战略。财务绩效管理不仅关注医院的财务状况和经营成果，还涉及医院的资源配置、业绩评价、风险管理和决策支持等方面。

二、财务绩效管理对医院的重要意义

财务绩效管理对医院具有重要意义，具体表现在以下几个方面：

（一）实现医院战略目标

财务绩效管理是医院实现战略目标的重要手段之一。医院作为医疗行业的重要组成部分，需要不断优化资源配置、提高服务质量和提升综合实力以实现其战略目标。而财务绩效管理正是通过对医院的财务活动进行全面规划和优化，将医院的战略目标转化为具体的财务指标和行动计划，并通过监控和评估确保计划的实施和达成。

具体而言，医院可以通过制定和实施财务绩效管理策略，对医院的财务活动进行全面规划和优化。这包括对医院的收入、支出、现金流、资产管理等方面进行严格的监控和管理，以确保医院的财务状况良好、稳健和可持续。同时，医院还可以通过制定具体的财务指标和行动计划，明确各部门和员工的责任和目标，并通过监控和评估确保计划的实施和达成。

通过财务绩效管理的实施，医院可以有效地将战略目标转化为具体的财务指标和行动计划，并通过监控和评估确保计划的实施和达成。这有助于医院实现整体战略目标，提升综合实力和竞争力。同时，财务绩效管理还可以为医院的战略决策提供重要的数据支持和参考依据，帮助医院做出更加科学、合理和有效的决策。

（二）提高医院经济效益

提高医院经济效益是财务绩效管理的重要目标之一。通过对医院的财务活动进行全面规划和优化，财务绩效管理可以帮助医院降低成本、提高收入、增强盈利能力。

首先，财务绩效管理可以帮助医院对各项成本进行严格的核算和控制，减少不必要的浪费和支出。这包括对药品、医疗设备、人力成本等各个方面进行严格的监控和管理，以降低医院的运营成本。

其次，财务绩效管理可以帮助医院对收入进行科学的预测和管理。通过对医院的门诊量、住院人数、手术量等数据进行深入分析和研究，财务绩效管理可以预测医院的收入趋势和变化情况，为医院的经营决策提供重要的数据支持和参考依据。同时，通过对医院的收费标准、医保政策等进行合理的调整和管理，可以进一步提高医院的收入水平。

最后，财务绩效管理可以通过对医院的资产进行全面管理和优化，提高医院的资产使用效率和效益。这包括对医院的医疗设备、房产、车辆等资产进行全面的管理和维护，以延长资产使用寿命和提高资产使用效率。

（三）加强医院风险控制

加强医院风险控制是财务绩效管理的重要任务之一。随着医疗行业的不断发展，医院所面临的风险和不确定性因素也越来越多。而财务绩效管理正是通过对医院的财务状况进行全面分析和评估，及时发现和应对潜在财务风险，以保障医院的稳健发展。

具体而言，财务绩效管理可以通过对医院的财务报表、经营计划、预算执行情况等进行全面的审查和分析，及时发现和预警潜在的财务风险。这包括对医院的债务风险、流动性风险、市场风险等进行评估和监控，以确保医院能够及时采取措施应对风险。

同时，财务绩效管理还可以通过制定合理的财务策略和风险管理措施，降低医院财务风险。例如，医院可以通过制定合理的投资策略、债务管理策略等措施来降低投资风险和债务风险。此外，医院还可以通过建立完善的风险管理制度和内部控制体系等措施来进一步降低潜在风险的发生概率和影响程度。

（四）优化医院资源配置

优化医院资源配置是财务绩效管理的重要功能之一。随着医疗行业的不断发展，医疗资源的紧张程度日益加剧。而财务绩效管理正是通过对医院的财务数据进行深入分析和研究，为医院提供有关资源配置的决策依据，以实现医疗资源的优化配置和提高使用效率。

具体而言，财务绩效管理可以通过对医院的财务报表、经营计划、预算执行情况等进行全面的数据分析和挖掘，为医院的资源配置提供重要的数据支持和参考依据。这包括对医院的资金使用情况、医疗设备使用情况、人力资源分配情况等进行全面的评估和分析，以找出资源使用的瓶颈和优化空间。

同时，财务绩效管理还可以通过与各业务部门的紧密合作和沟通交流，了解各部门的实际需求和发展方向，以制定更加科学、合理和有效的资源配置方案。例如，可以通过对不同科室的收益情况进行分析和比较，为医院的投资决策提供重要的参考依据；可以通过对不同岗位的人员配置情况进行评估和分析，为人力资源的分配提供更加科学合理的方案；可以通过对不同设备的购置和使用情况进行评估和分析，为医疗设备的配置提供更加合理高效的方案。

三、财务绩效管理在医院中的应用

（一）制定财务战略规划

财务战略规划是医院长期发展的关键环节之一，它为医院的财务活动提供了指导和支持，确保医院的财务目标与医院的发展战略相一致。在制定财务战略规划时，医院需要充分考虑自身的实际情况和发展战略，明确医院的财务目标、策略和措施。具体来说，财务战略规划应当包括以下几个方面：

1. 收入结构优化

医院应当通过调整医疗收入、药品收入和其他收入的比例，逐步降低药品收入在医院总收入中的比重，优化医院的收入结构，提高医疗收入和其他收入的比重。

2. 支出控制

医院应当制定合理的支出预算，控制医疗成本和其他支出，特别要加强对药品成本的控制，通过优化药品采购渠道和加强对药品库存的管理，降低药品成本。

3. 投资决策

医院应当在充分考虑自身实际情况和发展需求的前提下，制定合理的投资决策，包括对医疗设备、基础设施、科研项目等的投资。同时，医院应当加强对投资项目的跟踪和评估，确保投资项目的效益和回报。

4. 风险管理

医院应当建立健全的风险管理机制，对财务风险、市场风险、政策风险等进行预测、评估和控制，确保医院的财务安全和稳定发展。

在制定财务战略规划后，医院应当定期对规划进行评估和调整，确保其与医院的发展需求相符合。同时，医院还应当通过加强内部沟通和培训，提高全体员工的财务意识和认识，确保财务战略规划的有效实施。

（二）建立健全的内部控制体系

内部控制体系是保障医院财务安全的重要措施，它可以规范财务管理行为，防范财务风险和舞弊行为。医院应当建立健全的内部控制体系，涵盖财务管理全流程，包括预算、收支、物资采购、资产管理、基建项目等各个方面。具体来说，内部控制体系应当包括以下几个方面：

1. 预算管理

医院应当制定全面预算管理制度，明确各部门预算责任，加强对预算执行情况的监控和评估。同时，医院应当加强对预算调整的审批和控制，确保预算的严肃性和有效性。

2. 收支管理

医院应当加强对医疗收入和药品收入的监管，确保收入合法合规。同时，医院应当制定合理的支出预算，控制医疗成本和其他支出，特别要加强对药品成本的控制。

3. 物资采购管理

医院应当建立健全的物资采购管理制度，规范采购流程和操作规范，加强对供应商的评估和选择，确保采购的物资质量和价格合理。

4. 资产管理

医院应当加强对固定资产和无形资产的管理，建立资产卡片管理制度和定期盘点制度，确保资产的安全和完整。

5. 基建项目管理

医院应当加强对基建项目的监督和管理，规范项目立项、招标、施工和验收等环节的操作规范和流程管理，确保项目的质量和效益。

在建立健全的内部控制体系后，医院应当定期对内部控制体系进行评估和完善，确保其有效性。同时，医院还应当加强内部审计工作，通过内部审计发现和纠正财务管理中的问题和漏洞，提高财务管理水平。

（三）强化预算管理和成本控制

预算管理和成本控制是医院财务绩效管理的重要环节之一。通过制定全面预算计划并明确各部门预算责任，医院可以加强对医疗成本和其他支出的控制和管理。具体来说，预算管理和成本控制应当包括以下几个方面：

1. 制定全面预算计划

医院应当根据自身实际情况和发展需求，制定符合医疗行业特点的全面预算计划。该计划应当包括医疗收入、药品收入、其他收入、医疗成本、药品成本和其他支出等各个方面。同时，医院应当明确各部门预算责任和目标任务。

2. 成本控制

医院应当建立健全的成本控制体系，加强成本核算、分析和控制。具体来说，医院应当制定合理的成本核算方法、建立成本指标体系、开展成本效益分析等措施来控制医疗成本和其他支出。同时，医院应当加强对药品成本的控制和管理。

3.费用管理

医院应当加强对费用的管理和控制，包括管理费用、销售费用和其他期间费用等。通过制定合理的费用标准和预算限制等措施来控制费用支出。

4.投资效益评估

医院应当对投资项目进行全面的效益评估和风险分析。具体来说，医院应当建立投资效益评估指标体系、开展经济效益分析和风险评估等措施来确保投资项目的效益和回报。

第二节 医院的财务预算与控制方法

一、财务预算的目标与制定原则

医院财务预算是指医院在预测和决策的基础上，对未来一定时期的财务状况和经营成果进行总体规划和控制的一种管理活动。财务预算的目标是确保医院财务活动的有序进行，提高医院的经济效益和社会效益。

财务预算的制定应遵循以下原则：

1.全面性原则

财务预算应涵盖医院的所有业务活动，包括医疗收入、药品收入、其他收入、人员经费、公用经费等各个方面。

2.合理性原则

财务预算的制定应基于科学合理的预测和决策，结合医院的实际情况和历史数据，进行合理的安排和分配。

3.目标一致性原则

财务预算应与医院的总体战略目标保持一致，为实现医院的长期发展目标服务。

4.灵活性原则

财务预算应具有一定的灵活性，能够应对突发事件和不确定性因素。

5.透明性原则

财务预算的制定和执行应遵循公开透明的原则，接受内部和外部的监督和审计。

二、财务预算的编制流程与技术要求

（一）财务预算的编制流程

财务预算的编制流程一般包括以下几个步骤：

1.目标确定

医院领导层根据医院的发展战略和实际情况，确定预算年度医院的总体目标，如收入目标、支出目标等。

2.预算编制

各部门根据医院的总体目标，结合本部门的实际情况，编制本部门的预算方案，包括收入支出预算、现金流量预算等。

3.预算审核

医院财务部门对各部门提交的预算方案进行审核，确保预算方案的合理性和可行性。

4.预算审批

医院领导层对审核通过的预算方案进行审批，确保预算方案符合医院的总体战略目标。

5.预算执行

各部门按照审批通过的预算方案执行，确保预算的有效实施。

（二）财务预算的编制技术要求

财务预算的编制技术要求包括以下几点：

1.科学预测

财务预算的编制应基于科学合理的预测方法，对医院的收入支出情况进行预测和分析，确保预算方案的可操作性。

2.合理分配

财务预算的编制应合理分配医院的资源，确保各部门的需求得到满足，同时也要避免资源的浪费和无效使用。

3. 精细管理

财务预算的编制应注重精细化管理，对各项支出进行分类管理，确保支出的合理性和有效性。

4. 风险管理

财务预算的编制应考虑风险管理因素，对可能出现的风险进行预测和分析，并制定相应的应对措施。

三、财务控制方法的选择与实施策略

财务控制是医院财务管理的重要环节之一，其目的是确保医院财务活动的合规性和合法性，提高医院的经济效益和社会效益。

（一）财务控制的方法

财务控制的方法包括以下几种：

1. 制度控制

建立完善的财务管理制度，规范医院的财务活动流程和操作规范，明确各级人员的职责和权限，确保财务活动的有序进行。

2. 授权控制

建立授权审批制度，明确各级人员的审批权限和审批程序，避免权力滥用和财务风险的发生。

3. 审计控制

建立内部审计制度，对医院的财务活动进行监督和检查，发现问题及时纠正和处理，确保财务活动的合法性和合规性。

4. 成本控制

建立成本控制制度，通过对成本的预测、控制和分析，降低成本消耗和提高资源利用效率，提高医院的经济效益和社会效益。

5. 风险控制

建立风险管理机制，通过对风险的预测、评估和控制，降低财务风险的发生概率和影响程度，确保医院的稳定发展。

（二）财务控制的实施策略

实施财务控制策略应注重以下几点：

1. 强化内部控制意识

医院应加强内部控制意识的宣传和教育，提高全体员工的内部控制意识，形成全员参与的内部控制氛围。

2. 完善内部控制制度

医院应根据国家相关法律法规和自身实际情况，不断完善内部控制制度，确保内部控制制度的科学性和有效性。

第三节　财务分析与应用策略

一、财务分析的目的与方法

（一）财务分析的目的

医院的财务分析主要有四个目的：首先，评估医院的经营状况和业绩；其次，识别和预测潜在的财务风险；再次，为医院的战略决策提供数据支持；最后，为医院的绩效评估提供依据。

（二）财务分析的方法

在进行财务分析时，一般采用以下几种方法：

1. 比较分析法

比较分析法是一种常用的财务分析方法，它通过比较医院在不同时间段的财务数据，了解医院的财务状况变化趋势。

2. 比率分析法

比率分析法是通过计算医院的财务比率，如毛利率、净利率、总资产周转率等，来评估医院的经营效率和盈利能力。

3. 因素分析法

因素分析法是一种通过分析影响医院财务指标的各种因素，来了解各个因素对财务指标的影响程度。

4.趋势分析法

趋势分析法是通过分析医院在连续时间段内的财务数据，了解医院财务状况的变化趋势。

二、财务分析的风险识别与应对策略

在医院的财务分析中，风险的识别和应对是非常重要的。以下是一些可能存在的财务风险以及相应的应对策略：

1.负债风险

如果医院的负债过高，可能会对医院的经营产生负面影响。为了应对这种风险，医院可以采取控制负债规模、优化负债结构等措施。

2.投资风险

医院在进行投资时，可能会面临投资失败的风险。为了应对这种风险，医院可以采取严谨的投资决策程序、进行投资可行性分析等措施。

3.现金流风险

如果医院的现金流出现问题，可能会对医院的正常运营产生影响。为了应对这种风险，医院可以采取加强现金流管理、提高现金流预测准确性等措施。

4.税务风险

医院在进行税务处理时，可能会面临税务违规的风险。为了应对这种风险，医院可以采取遵守税务法规、加强税务知识培训等措施。

三、财务分析的决策支持与战略调整

医院的财务分析不仅可以帮助医院了解自身的经营状况和业绩，还可以为医院的决策提供数据支持。例如，当医院想要开展一项新的医疗服务时，可以通过财务分析来预测该服务的市场前景、收益预期以及投资回报率等指标，从而为医院的决策提供数据支持。

同时，医院的财务分析还可以帮助医院进行战略调整。例如，当医院发现自己的毛利率较低时，可以通过优化医疗流程、降低成本等方式来提高毛利率；当医院发现自己的患者满意度较低时，可以通过加强医疗服务质量、提高患者满意度等方式来改善患者的就医体验。

四、财务分析与绩效评估的关系

医院的财务分析与绩效评估是密不可分的。财务分析可以为绩效评估提供数据支持，帮助医院了解各个部门的运营状况和业绩。同时，绩效评估也可以为财务分析提供参考依据，帮助医院了解哪些部门在经营上存在问题或者需要改进。例如，如果一个部门的绩效评估结果较差，那么可以通过财务分析来了解该部门在哪些方面存在问题，从而采取相应的改进措施。因此，财务分析与绩效评估相辅相成，共同为医院的运营管理提供支持。

第四节　基于绩效的医院管理决策与战略调整财务风险管理

一、基于绩效的医院管理决策与评估

（一）建立绩效评估体系

对于医院的财务绩效管理，建立科学、全面的绩效评估体系是至关重要的。这个评估体系应该充分考虑医院运营的各个方面，包括医疗服务质量、财务健康、医院运营效率等，以全面评估医院的绩效状况。同时，评估体系的建立还需要结合医院自身的特点和目标，确定相应的评估指标和权重，以确保评估结果能够真实反映医院的财务绩效状况。

在建立绩效评估体系时，需要遵循科学、全面、可操作的原则，并考虑以下几个方面：

1.医疗服务质量

医疗服务质量是医院的核心竞争力，也是患者最关心的问题。因此，评估医疗服务质量是医院财务绩效管理的重要方面。在评估医疗服务质量时，需要综合考虑患者满意度、手术成功率、医疗事故率等指标，以全面了解医院的医疗服务水平。

2.财务健康

财务健康是医院可持续发展的重要保障。评估医院的财务健康状况，需要关注财务收入、利润率、资产回报率等指标，以了解医院的盈利能力、资产运营状况和偿债能力等方面的情况。

3.医疗资源利用效率

医疗资源利用效率是衡量医院运营效率的重要指标。在评估医疗资源利用效率时，需要考虑床位使用率、手术室利用率、药品库存周转率等指标，以了解医院资源的利用情况和效率水平。

4.资金流动性

资金流动性是医院财务运营的重要环节。评估医院的资金流动性，需要考虑现金流量比率、流动比率等指标，以了解医院的资金管理情况和短期偿债能力。

在确定绩效评估指标后，需要制定相应的评估标准和流程，以确保评估结果的真实性和客观性。此外，还需要建立绩效跟踪机制，定期对医院的绩效进行评估和跟踪，及时发现问题并采取相应的改进措施。

（二）确定绩效评估指标

在财务绩效管理中，确定绩效评估指标是关键的一步。这些指标应该能够客观地衡量医院的绩效状况，并能够为医院管理者提供有价值的信息。以下是常用的绩效评估指标：

1.医疗服务质量指标

（1）患者满意度：通过问卷调查、满意度评分等方式了解患者对医院的满意度。

（2）手术成功率：手术成功完成的比例，可反映医院医疗技术和团队协作水平。

（3）医疗事故率：医疗事故发生的频率，可反映医院的医疗安全和质量管理情况。

2.财务健康指标

（1）财务收入：医院的总收入，可反映医院的规模和运营状况。

（2）利润率：利润与收入的比率，可反映医院的盈利能力。

（3）资产回报率：医院的收益与总资产的比率，可反映医院资产的利用效率。

3.医疗资源利用效率指标

（1）床位使用率：实际使用床位数与总床位数的比率，可反映医院床位资源的利用情况。

（2）手术室利用率：手术室使用的频率和时长，可反映手术室资源的利用情况。

（3）药品库存周转率：药品库存的流动速度，可反映药品库存的管理效率。

4.资金流动性指标

（1）现金流量比率：现金流量与流动负债的比率，可反映医院的短期偿债能力。

（2）流动比率：流动资产与流动负债的比率，也可反映医院的短期偿债能力。

5.其他指标

以上绩效评估指标可以作为参考，具体指标的选择和权重需要根据医院的实际情况进行调整和完善。同时还需要注意以下几点：

（1）绩效评估指标应尽可能量化，以确保评估结果的客观性和可操作性但对于一些难以量化的指标，如患者满意度等，可以采用问卷调查、专家评审等方式进行评估。

（2）绩效评估指标应具有可比较性，以便于不同时期和不同医院之间的比较和分析。这需要制定统一的评估标准和数据采集方法。

（3）绩效评估指标应具有可改进性，以便于医院管理者根据评估结果找出问题并采取改进措施。同时还需要对绩效评估指标进行定期审查和更新，以适应医院运营环境的变化和发展需求。

（4）绩效评估指标的选择应结合医院整体战略和发展方向，以便于实现医院的长期发展目标。同时还需要关注患者的需求和满意度，以提高医院的综合竞争力。

（三）绩效评估与管理

绩效评估是一个定期进行的过程，需要结合医院管理决策。通过对评估结果的分析和解读，可以为医院管理者提供重要的参考信息，帮助其制定相应的管理决策。具体而言，绩效评估在管理中的应用如下：

1. 优化资源配置

通过对医疗资源利用效率的评估，可以发现资源利用不足或浪费的情况，并及时调整资源配置，提高资源利用效率。例如，通过分析手术室利用率和药品库存周转率等指标，可以合理安排手术室资源和药品采购计划，避免资源浪费和短缺现象。

2. 提升医疗服务质量

通过评估医疗服务质量指标如患者满意度、手术成功率等可以发现医疗服务中的问题和不足之处，及时采取措施加以改进从而提高医疗服务质量，增加患者满意度和社会信誉度进而提高医院的竞争力。例如针对患者满意度调查中发现的问题，可以采取改进措施，提高医疗服务质量。同时，通过对手术成功率的评估，可以发现医疗技术和团队协作中存在的问题，并及时采取改进措施，提高医疗水平。

3. 调整财务策略

通过对财务健康指标的评估可以发现医院的盈利能力、偿债能力和资金运营状况等方面的问题及时调整财务策略保证医院的财务稳健性和可持续发展例如通过分析财务收入和利润率等指标可以制定合理的收费标准和经营策略以提高医院的盈利能力。

4. 完善运营管理

通过对医疗资源利用效率和资金流动性等指标的评估可以发现医院运营中的问题和瓶颈进而完善运营管理提高医院的综合效率和质量例如通过分析床位使用率和药品库存周转率等指标可以合理安排床位资源和药品采购计划从而提高医疗资源利用效率降低成本提高医院整体效益。

5. 其他应用

（1）建立科学的评估体系和方法选择合适的评估指标和权重确保评估结

果的客观性和准确性。

（2）加强数据采集和分析工作建立完善的数据监测和报告制度以便于对医院绩效进行实时监控和分析。

（3）重视患者满意度和意见反馈将其纳入绩效评估体系中以了解患者的需求和期望并及时采取改进措施提高患者满意度和社会信誉度。

（4）将绩效评估结果与员工激励和奖惩机制相结合激发员工的工作积极性和创造力提高整体工作效率和质量。

（5）定期对绩效评估体系进行审查和更新以适应医院运营环境的变化和发展需求。

二、基于绩效的医院战略调整与优化

（一）清晰战略目标

在财务绩效管理中，医院的战略目标应该是明确具体并可衡量的。为了确保财务绩效的有效管理，医院需要定义其战略目标，并将其与财务绩效相结合。

首先，医院的战略目标应该具备清晰的方向和目的。在确定战略目标时，医院需要考虑外部环境的变化和市场需求的变化趋势，制定能够引领医院未来发展的目标。例如，医院可以设定提升医疗服务质量、拓展市场份额、降低成本等方面的战略目标。

其次，战略目标应该是可衡量的。医院需要制定一系列的指标和标准来衡量战略目标的实现情况。这些指标可以包括财务指标（如收入增长率、利润率）、病人满意度指标、医疗质量指标、员工满意度指标等。通过设定可衡量的指标，医院可以更加准确地评估战略目标的实际达成情况，从而为绩效管理提供明确的指导。

（二）制定绩效改进计划

医院应该制定绩效改进计划，以提升财务绩效。绩效改进计划是根据医院的战略目标和现有绩效状况而确定的。在制定改进计划时，医院需要明确改进的重点和采取的具体措施。

改进计划应该注重绩效的定量目标和质量提升。医院可以设定一系列的定量目标，如提高收入增长率、降低成本比例、提升病人满意度指数等。同时，医院还应该重视绩效的质量提升，例如提升医疗服务的安全性、有效性和效率性，改善医疗质量管理体系等。

为了确保绩效的可持续改善，医院应该将改进计划纳入日常运营管理中。医院可以通过建立绩效改进团队或委员会来推动改进计划的实施，并设立一套完善的绩效改进流程，包括目标设定、方案执行、监督评估等环节。同时，医院还应该注重员工的参与和培训，提高他们的绩效改进意识和能力。

（三）资源配置与优化

医院应该合理配置和优化资源，以支持战略目标的实现和绩效的提升。资源的优化包括人力资源、物质资源和财务资源等方面。

在人力资源方面，医院需要根据战略目标确定人员需求，并进行合理编制和配置。医院可以通过人员培训和激励措施，提高员工的绩效水平和工作满意度。此外，医院还应注意建立良好的人力资源管理机制，例如完善的招聘流程、绩效评估体系和激励制度等。

在物质资源方面，医院需要根据战略目标和需求进行合理的物资采购和库存管理。医院可以通过优化供应链管理，提高物资的采购效率和利用率，降低库存成本，从而支持战略目标的实现。

在财务资源方面，医院需要合理规划和利用资金。医院可以根据战略目标，制定财务预算和资金计划，确保资金的有效利用和最大化价值。医院还应注重财务风险管理，加强内部控制和财务监督，防范财务风险的发生。

（四）绩效监测和调整

医院应该建立绩效监测和调整机制，定期对绩效进行评估，并根据评估结果及时调整战略和绩效改进计划。这样可以确保医院在不断变化的环境中保持灵活性和适应性。

绩效监测应该包括定性和定量两个方面。医院可以通过定性的方式，如病人满意度调查、员工调研等，评估医院在服务质量和员工满意度等方面的表现。同时，医院还应该采用定量指标，如财务指标、医疗质量指标等，评估绩效的实际达成情况。

基于评估结果，医院需要及时调整战略和绩效改进计划。如果发现目标无法实现，医院可以重新评估目标的合理性，并制定相应的调整措施。此外，医院还可以通过分析绩效差异的原因，寻找问题根源，进一步优化绩效管理和改进措施。

三、财务风险管理的分析与应对策略

（一）财务风险分析

医院作为一个经营性机构，面临着各种潜在的财务风险，因此需要进行全面的财务风险分析，以便及时采取相应的措施进行风险管理和应对。财务风险分析主要涉及内部和外部两个方面的风险因素。

1.内部风险

内部风险是指医院内部运营管理方面存在的风险，包括财务管理能力、资金管理能力和内部控制等问题。首先，医院需要评估自身的财务管理能力，包括财务规划、预算编制和资金使用效率等方面的能力，以确保财务活动符合相关法律法规和规范要求。其次，医院需要关注资金管理能力，包括资金筹集、使用和使用效益评估等方面，以确保资金的安全性和有效利用。此外，医院还需建立健全的内部控制制度，包括财务内控制度、审计制度和风险管理制度等，以确保财务活动的合规性和风险控制能力。

2.外部风险

外部风险是指医院所面临的与宏观经济环境、政策变化和竞争态势等相关的风险因素。医院需要密切关注宏观经济环境的变化，包括国内外经济形势、通货膨胀率、利率水平等因素对财务活动的影响，以及政策变化对医院财务运营的潜在影响。此外，医院还需要了解竞争态势，包括市场份额、市场需求和市场价格等因素对医院收入和利润的影响，以便制定相应的应对策略。

（二）财务风险应对策略

根据财务风险分析结果，医院可以制定相应的应对策略，以降低财务风险和提升财务稳定性。以下是一些常见的应对策略：

1.多元融资

医院应加强多元化的融资渠道，降低单一融资来源所带来的风险。除了传统的银行贷款和公司债券融资外，医院还可以考虑其他融资方式，如股权融资、众筹和合作伙伴的投资等，以分散融资风险。

2.控制成本

医院应通过合理控制成本，提升财务稳定性。这包括优化资源配置，确保资源的合理利用和节约成本；合理采购，寻找更具性价比的供应商和材料，并与之建立长期的合作关系；提高效率，通过引入先进的管理技术和信息系统，提高工作效率和生产效益，降低成本。

3.风险分散

医院可以通过扩大业务范围、拓展市场，将风险分散到多个领域或地区，降低财务风险集中度。例如，医院可以开展多个专科门诊，拓宽就诊人群；在不同地区设立分支机构，分散经营风险。

4.风险管理工具

医院可以使用一些风险管理工具，如保险、期货、衍生品等，降低特定风险的影响。医院可以购买适当的保险产品，覆盖医疗事故、财产损失等风险；在进行大额采购时，可以考虑使用期货合约进行价格锁定，以规避价格波动风险。

四、财务风险管理的内部控制与监测机制

（一）建立内部控制体系

医院应该建立完善的内部控制体系，以确保财务活动的合规性和有效性。内部控制体系应该包括底层运行机制、管理制度和信息系统等方面。

1.底层运行机制

在内部控制体系中，底层运行机制是非常重要的，它涉及医院的日常运作和流程。医院应该建立明确的岗位职责和权限制度，确保每个员工都清楚自己的职责范围，并通过明确的流程和制度规范员工的操作行为。此外，医院还应制定健全的人力资源管理制度，包括员工招聘、培训、考核和激励机制，以保

证员工的素质和能力符合岗位要求。

2.管理制度

医院应该建立一套完善的管理制度，以规范内部各项业务活动。包括财务管理制度、采购管理制度、库存管理制度等。这些制度应当明确规定各类业务流程、制度执行者、内部审核程序和管理责任等内容，确保每个环节都能够顺利进行，并且规避风险。

3.信息系统

在现代医院管理中，信息系统是支撑运行的重要组成部分。医院应建立健全的信息系统，包括财务管理信息系统、人力资源管理信息系统、病案管理信息系统等。这些系统应具备完善的数据安全措施和权限控制机制，确保信息的准确性和保密性。

（二）风险识别与评估

医院应加强对潜在财务风险的识别和评估。通过制定相应的内部控制政策和流程，减少风险事件的发生，并提前做好应对准备。

1.风险识别

医院应该通过风险识别的方法，对潜在的财务风险进行及时了解。这包括定期开展风险评估工作，收集和整理相关信息，发现可能存在的风险点。同时，医院还要关注外部环境变化和行业动态，及时识别新出现的风险因素。

2.风险评估

在识别和收集到风险信息后，医院应根据风险的严重程度和可能性进行评估。评估过程中，需要综合考虑各类风险因素，量化风险的影响程度，并对风险进行排查和分类。通过风险评估，医院可以确定重点关注的风险领域，并制定相应的内部控制政策和流程。

（三）内部控制的执行与监测

医院应确保内部控制政策的执行和监测。管理者要建立有效的监测机制，包括内部审核、审计、风险评估等，及时发现和纠正问题。

1.内部控制政策的执行

医院应制定明确的内部控制政策和标准，确保各项规定能够得到有效执行。为此，医院需要明确内部控制责任人，建立相关的工作制度和流程，并加强对控制措施的宣传和培训，使全体员工都认识到内部控制的重要性，并积极参与到内部控制工作中来。

2.监测机制的建立

医院管理者应建立健全的监测机制，通过内部审核、审计和风险评估等手段，对内部控制执行情况进行监测。这需要明确监测的目标和内容，制定相应的监测计划和频次，并及时对发现的问题进行整改和改进。同时，还要建立举报机制，鼓励员工积极参与内部控制的监督与反馈。

（四）持续改进与优化

医院应不断改进和优化内部控制体系，以适应变化的环境和需求。通过定期评估和改进，不断提升内部控制的有效性和适用性。

1.定期评估

医院应制定定期评估内部控制体系的计划，包括评估的内容、方法和责任人等。评估可以通过内部审计、外部审计或第三方评估机构进行。评估结果应当及时总结和归纳，形成评估报告，并根据评估结果提出改进和优化的建议。

2.改进和优化

医院应根据评估报告的建议，及时对内部控制体系进行改进和优化。改进可以包括修订制度和流程、完善信息系统、强化内部培训等方面。改进过程中，需要制定明确的改进计划和时间表，并建立相应的跟踪和反馈机制，确保改进措施的有效实施。

（五）加强内部人员培训和意识

医院应加强内部人员的培训和意识，提高他们对内部控制的重要性和要求的理解。只有在所有人的共同努力下，才能确保内部控制的有效实施和财务风险的最小化。

1.培训计划

医院应制定全面的内部培训计划，包括新员工培训、岗位培训和定期培训等。培训内容应涵盖内部控制相关的知识和技能，包括内部控制政策和制度、风险管理和识别、内部审核和审计等方面。培训形式可以包括课堂培训、在线学习、案例分析等多种方式。

2. 意识提升

医院应通过各种途径提升员工对内部控制的重要性和要求的认识。可以组织专题讲座、员工交流会等形式，加强内部控制的宣传和教育。此外，医院还可以建立内部控制奖励机制，鼓励员工积极参与内部控制工作，并及时反馈问题和建议。

通过以上措施的全面实施，医院能够建立起完善的内部控制体系，并不断优化和改进。这将有助于医院提高财务活动的合规性和有效性，降低财务风险的发生，确保医院的稳定运行和可持续发展。

第十章 医院信息化管理

第一节 信息化管理的定义与重要性

一、医院信息化管理的概念与内涵

（一）医院信息化管理的概念

医院信息化管理是指利用信息技术和信息系统对医院进行全面、系统、规范的管理，以提高医院的管理效率和医疗服务质量。医院信息化管理包括医院信息系统的建设、运营、维护和优化等多个方面，旨在实现医院各项业务的数字化、智能化和网络化。

（二）医院信息化管理的内涵

1. 数字化管理

医院信息化管理的基础是数字化管理，即通过电子化、数字化的手段，将医院的各项业务数据转化为数字信息，以便进行统计、分析和利用。

2. 网络化管理

网络化是医院信息化管理的核心，通过网络连接，将医院的各个部门、科室、医疗设备等资源进行整合，实现信息的共享和交互，提高医院的管理效率和协同能力。

3. 智能化管理

智能化是医院信息化管理的高级阶段，通过智能化系统对医院各项业务进行实时监控、预测和调整，提高医院的医疗服务质量和安全性。

4. 集成化管理

集成化是医院信息化管理的目标，通过信息系统的集成，将医院的各项业务数据整合到一个统一的数据中心，实现数据的共享和交互，提高医院的管理效率和医疗服务质量。

二、医院信息化管理对医院运营的重要性

（一）提高医院管理效率

医院信息化管理通过以下方式提高医院管理效率：

1.数字化管理

通过将医院的各项业务数据转化为数字信息，可以更快速、准确地获取和管理数据，从而更好地支持医院的管理决策。数字化管理还使得数据的存储、查询和共享变得更加方便，减少了数据重复录入和手工操作的成本和时间。

2.网络化管理

通过网络连接，可以将医院的各个部门、科室、医疗设备等资源进行整合，实现信息的共享和交互。这不仅提高了信息的传递速度和准确性，还加强了部门之间的协作和沟通，减少了信息孤岛现象。

3.智能化管理

智能化管理系统可以通过预设的规则和算法对医院各项业务进行实时监控、预测和调整。这使得医院能够及时发现和解决问题，提高了医院的管理效率和协同能力。同时，智能化管理还为医院的决策提供了更加准确和及时的数据支持。

4.集成化管理

通过信息系统的集成，可以将医院的各项业务数据整合到一个统一的数据中心，实现数据的共享和交互。这使得医院可以更加全面地了解自身的运营状况，更好地管理和协调各个部门的工作，提高了医院的管理效率和协同能力。

（二）提高医疗服务质量

医院信息化管理通过以下方式提高医疗服务质量：

智能化系统对医院的各项业务进行实时监控、预测和调整，及时发现和解决问题，提高医院的医疗服务质量和安全性。例如，智能化管理系统可以实时监测患者的生命体征和药物使用情况，及时发现异常并采取相应的处理措施，

保障患者的安全和健康。

通过数字化、网络化的手段，可以实现医疗资源的优化配置和高效利用，提高医疗服务的效率和质量。例如，数字化医疗设备可以实时收集患者的医疗数据并进行分析和处理，为医生提供更加准确和及时的诊断和治疗方案。

信息化管理还为医院的科研、教学和管理提供了更加全面、准确的数据支持。例如，通过信息系统的集成和数据分析，可以了解患者的病情、病史和治疗情况等信息，为医生制定更加个性化的治疗方案提供依据。

信息化管理还可以提高医院的核心竞争力，吸引更多的患者前来就诊。例如，医院可以通过建立网站、手机应用程序等渠道，向患者提供在线预约、咨询和服务等功能，方便患者就医和获取医疗服务。

（三）促进医院可持续发展

医院信息化管理对医院的运营具有重要的促进作用，可以实现医院的可持续发展。通过信息化管理，医院可以提高工作效率、优化资源配置、提升服务质量，从而实现医疗服务的可持续发展。

首先，医院信息化管理可以提高工作效率。传统的纸质档案和手工记录容易出现漏洞和错误，导致工作效率低下，而信息化管理可以有效解决这些问题。通过电子病历系统、电子挂号系统、电子支付系统等信息化工具，可以实现病患信息的快速录入、查询与传输，大大简化工作流程，减少人力资源的浪费，提高工作效率。

其次，医院信息化管理可以优化资源配置。通过信息化系统对医院的各类资源进行集中管理和调度，包括医疗设备、人力资源、药品、物资等，可以实现资源的合理调配和利用，避免资源的闲置和浪费，提高资源利用效率，从而实现医院在有限资源下的可持续发展。

此外，医院信息化管理还可以提升服务质量。通过信息化系统的建立和运用，医院可以实现患者病历的电子化管理、医嘱的电子化执行、医疗质量评估的自动化等功能，有效提升医疗服务的规范性和准确性。同时，通过信息化系统的互联互通，医院之间可以实现数据共享和交流，加强合作与协作，提高诊断和治疗的水平，提升整体医疗服务的质量。

另外，医院信息化管理还可以提供决策支持和数据分析的功能，为医院的战略决策和业务发展提供科学依据。通过对医院内部和外部数据的收集、整理和分析，可以帮助管理人员了解市场需求、预测行业趋势，优化医院战略定位和发展规划，从而实现医院的可持续发展。

（四）推动医疗行业进步

医院信息化管理对于推动整个医疗行业的进步具有重要意义。通过信息化管理，医疗机构可以实现数据的共享和交流，促进医疗行业的协同合作和知识共享，进而推动医疗科技的创新与发展。

首先，医院信息化管理可以促进医疗数据的共享和交流。传统医疗模式下，不同医院之间由于信息孤岛的存在，导致数据难以有效共享和交流，阻碍了医疗服务的优化和协同工作的开展。而通过信息化系统的建立和应用，各医院可以实现数据的互联互通，共享患者的病历、检查结果、诊疗方案等信息，医生可以更全面、准确地了解患者的病情，提供更精准的诊疗服务。同时，医疗数据的共享也为医学研究和临床试验提供了更多的样本和参考，推动医学科研和技术创新。

其次，医院信息化管理可以促进医疗行业的标准化和规范化。通过信息化系统的建设和应用，医院可以实现诊疗流程的标准化和规范化，包括病历记录、医嘱执行、医疗质量评估等环节，减少人为因素的干扰，提高医疗服务的准确性和一致性。同时，信息化系统还可以帮助医院进行质量管理和风险控制，对医疗过程进行监测和追溯，及时发现和处理潜在的问题，保障医疗行为的合规性和安全性。

此外，医院信息化管理还可以促进医疗行业的智能化和精细化发展。通过引入人工智能和大数据分析技术，医疗机构可以实现对海量数据的快速处理和分析，发现数据中的规律和模式，从而为临床决策提供科学依据。例如，通过对患者的临床数据进行分析，可以预测疾病的发展趋势和风险，辅助医生制定更合理的治疗方案。同时，医院信息化管理还可以支持远程医疗和健康管理等新兴业态的发展，推动医疗行业的转型升级。

第二节 医院信息系统的设计与实施

一、医院信息系统的设计原则与方法

（一）医院信息系统的设计原则

医院信息系统是一个复杂而重要的系统，需要满足医院各项工作的需要。因此，在设计医院信息系统时，需要遵循以下原则：

1. 符合医院实际需求

医院信息系统应当根据医院的实际需求进行设计，包括医疗业务流程、管理流程等。这需要深入了解医院的业务需求和管理需求，确保系统能够满足医院各项工作的需要。

2. 可靠性

系统设计应采用成熟、稳定的技术和设备，确保系统的可靠性和稳定性。医院信息系统的应用场景非常复杂，系统需要具备高可靠性和稳定性，能够应对各种情况，保证医院的正常运转。

3. 可扩展性

随着医疗业务和管理需求的变化，系统应具备可扩展性，能够方便地升级和扩展。医院信息系统的设计应考虑未来的发展需求，能够灵活地适应变化，满足医院不断增长的需求。

4. 易用性

系统界面应当简洁明了，易于操作和使用，提高工作效率。医院信息系统的用户包括医生、护士、行政人员等，需要充分考虑用户体验，使系统易于使用，提高工作效率。

5. 安全性

系统设计应充分考虑数据安全和隐私保护，确保患者信息的安全和医院数据的保密性。医院信息系统涉及大量的患者信息和敏感数据，需要采取严格的安全措施，确保数据的安全性和隐私保护。

（二）医院信息系统的设计方法

1. 业务流程重组

对医院的业务流程进行全面分析，优化业务流程，提高工作效率。这需要对医院的业务流程进行深入调研和分析，找出存在的问题和瓶颈，优化业务流程，提高工作效率。

2. 数据标准化

采用统一的数据标准，实现数据共享和交换，提高数据利用效率。医院信息系统的设计需要采用统一的数据标准，确保数据的规范性和一致性，实现数据共享和交换，提高数据利用效率。

3. 模块化设计

将系统划分为若干个功能模块，每个模块独立开发、测试和部署，提高系统的可维护性和可扩展性。医院信息系统的设计可以采用模块化设计方法，将系统划分为若干个功能模块，每个模块独立开发、测试和部署，提高系统的可维护性和可扩展性。

4. 面向对象设计

采用面向对象的设计方法，将现实世界中的对象抽象成系统中的对象，实现对象间的交互和操作。面向对象的设计方法可以帮助设计师更好地理解和描述系统中的对象及其之间的关系，实现对象间的交互和操作，提高系统的可维护性和可扩展性。

5. 用户参与

让用户参与到系统设计中来，了解用户需求和反馈，提高系统的实用性和易用性。用户参与可以确保系统更好地满足用户的需求和反馈，提高系统的实用性和易用性。同时也可以帮助设计师更好地了解用户的需求和反馈，进一步完善系统设计。

二、医院信息系统实施的关键步骤与策略

（一）关键步骤

1. 项目立项

明确项目的目标、范围和预期成果，建立项目组，开始项目实施。

2. 需求分析

对医院的业务需求和管理需求进行详细分析，明确系统的功能模块和业务流程。

3. 系统设计

根据需求分析结果，进行系统设计和数据库设计，确定系统的技术架构和实现方案。

4. 系统开发与测试

按照系统设计要求，进行系统开发和测试，确保系统的稳定性和可靠性。

5. 系统部署与调试

将系统部署到实际运行环境中，进行系统调试和优化，确保系统的正常运行。

6. 用户培训与技术支持

对用户进行系统培训和技术支持，帮助用户掌握系统的使用方法和解决常见问题。

7. 项目验收与总结

对项目进行验收和总结，总结项目经验和教训，为今后的项目实施提供参考。

（二）实施策略

1. 领导重视与支持

医院领导应当重视和支持信息系统的实施，提供必要的资源和协调支持。

2. 团队协作与沟通

建立项目团队，加强团队成员之间的协作与沟通，确保项目的顺利进行。

3. 风险管理

对项目实施过程中可能出现的问题和风险进行预测、评估和控制，确保项目的稳定性和顺利性。

4. 持续优化与升级

在系统运行过程中，根据用户反馈和实际运行情况，对系统进行持续优化和升级，提高系统的性能和用户体验。

5.技术创新与应用

关注信息技术的发展趋势和应用趋势，引入先进的技术和创新理念，提高医院信息系统的技术水平和应用效果。

三、医院信息系统的应用范围与功能模块

（一）应用范围

医院信息系统适用于各级各类医院、诊所、社区卫生服务中心等医疗机构，涵盖了医疗业务、行政管理、财务管理等多个方面。具体来说，医院信息系统可以应用于以下方面：

1.临床诊疗

包括病人信息管理、医生工作站、护士工作站、实验室信息管理系统（LIS）、医学影像管理系统（PACS）等模块。

2.医疗管理

包括病案管理、医疗质量控制、医疗安全与风险管理、药品管理、设备器材管理等模块。

3.财务管理

包括门诊收费、住院收费、财务报表编制、财务分析等模块。

4.人力资源管理

包括员工档案管理、工资管理、培训与考核等模块。

5.物资管理

包括药品、器材、耗材等物资的采购、库存、配送等模块。

6.行政办公管理

包括公文管理、会议管理、车辆管理、档案管理等模块。

7.其他扩展应用

如移动医疗、远程医疗、智能医疗设备接口等模块，拓展医院信息系统的应用范围。

（二）功能模块

医院信息系统主要包括以下功能模块：

1.临床诊疗模块

该模块主要负责病人的诊疗过程，包括病人信息管理、医生工作站、护士工作站等功能。医生工作站可以查看病人的病历、检查报告等信息，同时可以开具处方、医嘱等；护士工作站则负责病人的护理工作，包括输液、发药等操作。

2.医疗管理模块

该模块主要负责对医疗业务的管理和控制，包括病案管理、医疗质量控制、医疗安全与风险管理等功能。病案管理负责对病人病历的整理和归档，医疗质量控制负责对医疗过程的质量监控和管理，医疗安全与风险管理则负责医疗过程中的安全和风险控制。

3.财务管理模块

该模块负责对医院的财务活动进行管理，包括门诊收费、住院收费、财务报表编制等功能。门诊收费和住院收费负责处理病人的缴费事宜，财务报表编制则负责生成医院的财务报表，以便对医院的财务状况进行分析和管理。

4.人力资源管理模块

该模块负责对医院的人力资源进行管理，包括员工档案管理、工资管理、培训与考核等功能。员工档案管理负责员工的档案管理，工资管理负责员工的工资计算和发放，培训与考核则负责对员工进行培训和考核，提高员工的专业技能和工作效率。

5.物资管理模块

该模块负责对医院的物资进行管理，包括药品、器材、耗材等物资的采购、库存、配送等功能。药品采购负责药品的采购和库存管理，器材和耗材的采购和库存管理则由相应的模块负责处理，同时这些模块还可以实现物资的配送和调度等功能。

6.行政办公管理模块

该模块负责对医院的行政事务进行管理，包括公文管理、会议管理、车辆管理等功能。公文管理和会议管理负责对医院的各种文件和会议进行管理和安排，车辆管理则负责对医院的车辆进行管理和调度，提高车辆的利用率和工作效率。

7.其他扩展应用模块

随着信息技术的发展和医院业务的需求变化，医院信息系统还可以扩展出一些新的应用模块，如移动医疗、远程医疗等模块，以便更好地满足医院业务的需求和提高医疗服务的质量。

四、医院信息系统的数据安全与隐私保护

（一）数据安全

医院信息系统涉及大量的病人信息和敏感数据，因此数据安全是医院信息系统最重要的要求之一。为了确保数据安全，医院信息系统需要采取以下措施：

1.数据加密

采用加密技术对数据进行加密处理，确保数据在传输和存储过程中不被窃取或篡改。

2.数据备份与恢复

建立完善的数据备份与恢复机制，确保数据在意外情况下能够及时恢复和重建。

3.访问控制

对数据的访问进行严格的控制和管理，只有经过授权的用户才能访问敏感数据。

4.安全审计

建立安全审计机制，对系统的操作和访问行为进行记录和分析，及时发现并阻止潜在的安全威胁。

（二）隐私保护

医院信息系统中的隐私保护是数据安全的重要组成部分之一。为了保护患者的隐私，医院信息系统需要采取以下措施：

1.隐私政策

建立明确的隐私政策，向患者明确说明个人信息的使用目的和范围，并征

得患者的同意。

2.患者信息保护

在系统中设置患者信息的保护级别，确保只有经过授权的人员才能访问患者的敏感信息。

3.患者授权机制

建立患者授权机制，使患者能够自主控制其信息的访问和使用。

4.泄露举报机制

建立泄露举报机制，鼓励患者和社会公众举报泄露事件，及时处理并纠正泄露问题。

5.安全培训

对医务人员和其他相关人员进行安全培训和教育，提高他们的安全意识和隐私保护意识。

6.技术手段防范

采取技术手段防范潜在的隐私泄露风险，如采用匿名化处理、加密传输等技术手段。

第三节 大数据在医院管理中的应用

一、医院管理中的大数据采集与整合

（一）大数据采集

医院管理中的大数据采集是一项复杂而又关键的任务。由于医院涉及的领域众多，包括医疗业务、患者服务、财务管理、科研教学等，每种领域都有自己独特的数据源。同时，这些数据源的格式和类型也各不相同，包括结构化数据、半结构化数据和非结构化数据。因此，为了确保数据的准确性和完整性，医院需要采取多种措施进行数据采集。

首先，医院需要建立明确的数据采集标准。这意味着定义需要收集的数据类型、数据格式、数据来源以及收集数据的频率。明确的数据采集标准可以帮助医院确保数据的统一性和可操作性。

其次，医院需要规范数据格式。不同的数据源可能有不同的格式，如CSV、XML、JSON等。为了方便后续的数据处理和分析，医院需要将所有数据转换为统一的格式，如结构化数据表。

此外，医院还需要统一数据编码。由于医院涉及的数据种类繁多，不同的数据源可能有不同的编码方式。为了确保数据的准确性和可读性，医院需要采用统一的数据编码标准，将所有数据转换为一个标准的编码方式。

最后，医院还需要建立数据质量评估和校验机制。在数据采集过程中，由于各种原因可能会导致数据的不准确或缺失。因此，医院需要对采集到的数据进行清洗和整合，以去除无效和错误的数据，确保数据的质量和可用性。

（二）大数据整合

大数据整合是医院管理中的重要环节，其目的是将不同来源、不同格式、不同类型的数据进行整合和统一管理，形成完整的数据资源体系。通过大数据整合，医院可以消除数据孤岛现象，提高数据的一致性和共享性。同时，大数据整合还可以帮助医院发现数据之间的关联和规律，为决策提供更加全面和准确的数据支持。

在进行大数据整合时，医院需要遵循以下步骤：

1. 数据筛选

首先需要对采集到的数据进行筛选，去除无效和错误的数据。同时，根据实际需求选择需要整合的数据类型和数据源。

2. 数据转换

对于不同来源和格式的数据，需要进行相应的转换操作。例如，将CSV文件转换为Excel文件，将JSON数据转换为Python字典等。这些转换操作可以提高数据的可读性和可用性。

3. 数据清洗

在数据转换过程中，可能会产生一些错误或异常的数据。因此，需要进行数据清洗操作，以去除无效和错误的数据。数据清洗包括去除重复数据、填充缺失值、处理异常值等操作。

4.数据整合

在完成数据转换和清洗之后，需要进行数据整合操作。这意味着将不同来源和格式的数据整合到一个统一的数据集中。这个过程可以通过编写脚本或使用现有的数据处理工具来实现。

5.数据存储

最后，医院需要将整合后的数据进行存储。为了方便后续的数据分析和处理，医院可以选择使用关系型数据库或分布式文件系统来存储数据。同时，为了确保数据的可靠性和安全性，医院还需要采取相应的数据备份和加密措施。

通过以上步骤，医院可以完成大数据整合的任务，形成完整的数据资源体系。这些整合后的数据可以用于支持医院的各项决策和管理活动，提高医院的运营效率和医疗服务质量。

二、大数据在医院决策支持中的应用

（一）提高决策的科学性和准确性

大数据可以帮助医院收集大量的数据，通过数据分析和挖掘，发现数据背后的规律和趋势，为医院的决策提供更加科学和准确的数据支持。例如，通过对医疗业务数据的分析，可以了解患者的需求和医院的资源分配情况，帮助医院制定更加合理的医疗计划和资源调配方案。

（二）优化医疗流程和服务质量

大数据可以帮助医院了解患者的需求和意见反馈，通过分析患者的就诊数据和满意度调查数据，发现医疗流程和服务中的问题，及时采取改进措施优化医疗流程和服务质量提高患者满意度和社会信誉度。

（三）辅助医院管理决策

大数据可以帮助医院建立数据驱动的决策模式通过分析医院的运营数据和经济数据可以了解医院的运营状况和发展趋势辅助医院管理层制定战略规划和经营决策提高医院的管理水平和综合竞争力。

三、大数据在医院资源调配中的应用

（一）优化医疗资源分配

大数据在医疗领域的应用提供了许多机会来优化医疗资源的分配，从而提高医疗资源的使用效率和效益。通过对医疗资源使用数据和患者需求进行深入分析，可以帮助医院了解医疗资源的实时使用情况，并根据需求进行合理的分配。

首先，通过分析不同科室的就诊人数和病种情况，可以了解到各个科室的工作负荷和资源利用情况。基于这样的数据分析，医院可以合理调整各科室的医疗资源配置和医护人员数量，以满足患者的需求。例如，某科室就诊人数较多且病种较为复杂，可以适当增加该科室的医护人员和设备资源，以提高服务质量和效率。相反，某些科室的就诊人数较少，可以根据实际需要进行资源调整，避免资源的浪费和闲置。

其次，通过大数据分析技术，医院可以实现医疗资源的跨科室共享和协同利用。例如，某些高端设备和专业人才可能只集中在少数几个科室，而其他科室也可能需要这些资源进行诊疗。通过大数据分析，医院可以实现对跨科室医疗资源的整合和共享，使得医疗资源的配置更加灵活和高效。

此外，大数据还可以帮助医院进行医疗资源的综合评估和动态调整。通过对医疗资源的使用数据进行监测和分析，医院可以及时发现资源利用的问题和瓶颈，并采取相应的措施进行调整。例如，某些医疗设备可能使用率不高或存在维修问题，通过大数据分析，可以及时发现并采取措施修复或更新设备，以确保医疗资源的正常运转和有效利用。

通过以上的优化和调整，医院可以更好地满足患者的需求，提高医疗服务的质量和效率。同时，通过合理分配和协同利用医疗资源，还可以避免资源的浪费和短缺现象，为医院提供更稳定和可持续的资源支持。

（二）实现精准医疗资源管理

大数据分析技术在医疗资源管理中的应用，可以实现医疗资源的精细化管理，从而提高管理效率和质量。通过对历史数据的深入分析和建模，可以预测

未来的需求变化，并及时进行调整和优化。

首先，通过对历史患者就诊和治疗数据的分析，可以了解到患者的就诊规律、疾病谱以及治疗方案的选择等信息。基于这些数据的分析，医院可以预测未来的就诊需求和治疗趋势，进而调整和优化医疗资源的分配。例如，某些病种的就诊人数可能随着季节、天气或其他因素发生较大波动，通过大数据分析，医院可以提前准备相应的资源，以应对患者需求的变化。

其次，大数据分析技术可以帮助医院进行精确的库存管理和采购计划。通过对医疗耗材、药品和设备的使用数据进行监控和分析，可以掌握库存情况和使用趋势，避免资源的过度储备或短缺现象。同时，结合供应商的信息，医院可以利用大数据分析技术进行供应链优化，提高采购效率和准确度。

此外，通过大数据分析技术，医院还可以实现医疗资源的动态调度和优化。例如，某些科室可能在某个时间段内工作繁忙，而在其他时间段内相对闲置。通过大数据分析，医院可以预测到这种变化，合理安排医护人员的工作时间和科室的资源配置，以提高资源的利用率和管理效益。

四、大数据在医院质量管理中的应用

（一）提高医疗服务质量

随着大数据技术的不断发展和应用，医疗机构可以通过大数据分析来了解患者的需求和意见反馈，从而及时发现医疗服务中存在的问题和不足之处，采取相应的改进措施，提高医疗服务质量，进而增加患者的满意度和社会信誉度。

首先，通过分析患者的就诊数据，医疗机构可以挖掘出很多有价值的信息。例如，可以通过分析患者的病历、诊断、治疗方案和用药情况等数据，发现和评估不同治疗方案的效果和风险，为医生提供更准确的参考依据。同时，还可以通过分析患者的病情转归和复发率等数据，评估医疗服务的有效性，并及时调整和改进服务流程，提高医疗服务的质量。

其次，通过满意度调查数据的分析，医疗机构可以了解患者在就诊过程中的实际体验和感受，发现存在的问题和不足之处。例如，可以通过分析患者对医生态度、护理质量、医疗环境等方面的评价，发现服务中存在的不足，并及时采取改进措施，提高患者的满意度。此外，对于患者投诉和建议的分析，也可以为医疗机构提供宝贵的改进意见，促进医疗服务的持续优化。

通过大数据分析来改进医疗服务质量还可以利用医疗机构内部数据和外部数据的整合。例如，通过整合医疗机构的内部数据和相关行业的外部数据，进行交叉分析，可以发现行业内的最佳实践和优秀模式，并借鉴其经验，提高医疗服务质量。此外，还可以利用医疗资源分布、疾病流行趋势等外部数据，进行分析和预测，为医疗机构的资源配置和病种管理提供科学依据，优化医疗服务流程和资源利用效率。

（二）加强医疗安全管理

医疗安全是医疗服务质量的重要组成部分，而大数据分析可以在加强医疗安全管理方面发挥重要作用。通过对医疗事故和不良事件的趋势和规律进行大数据分析，医疗机构可以更好地了解其发生的原因和过程，从而采取相应的措施，加强医疗安全管理，减少医疗事故的发生率，提高医疗服务的安全性和可靠性。

首先，通过对既往医疗事故数据的分析，医疗机构可以发现医疗事故的易发点和风险点。例如，可以通过分析医疗事故发生的科室、人员、环节等因素，找出存在较高事故风险的区域和环节，并及时采取预防措施，以防范医疗事故的发生。同时，还可以通过分析医疗事故发生的原因和过程，总结经验教训，制定相应的规范和标准，提高医疗服务的安全性和可靠性。

其次，大数据分析还可以帮助医疗机构实施医疗质量评估和风险管理。通过对医疗质量指标的跟踪和分析，医疗机构可以及时发现存在的问题和不足，并采取相应的改进措施，提高医疗服务的质量和安全性。同时，还可以通过对患者安全事件的分析和管理，引入风险评估和预警机制，及时发现和处理潜在的医疗风险，减少医疗事故的发生。

此外，大数据分析还可以支持医疗机构开展医学科研和教育培训。通过分析医疗机构的临床数据和科研成果，可以挖掘出有价值的医学知识和技术经验，促进学术交流和共享，提高医疗服务的水平和质量。同时，在医疗教育培训方面，通过对医学学习和实践过程的数据分析，可以为医学生和医务人员提供个性化的培训方案和指导，提高医疗服务的专业水平。

综上所述，通过大数据分析来加强医疗安全管理，可以帮助医疗机构发现医疗事故和不良事件的趋势和规律，并采取相应的措施，减少医疗事故的发生率，提高医疗服务的安全性和可靠性。这对于保障患者的安全和权益，提升医疗机构的社会信誉度，具有重要意义。

第四节　信息化管理的未来趋势

一、云计算与大数据技术在医院管理中的发展

（一）云计算在医院管理中的应用

云计算技术在医院管理中的应用日益广泛，为医院提供了更高效、可靠和安全的信息化支持。首先，云计算可以帮助医院实现信息系统的集中管理和统一运维。通过将医院的各类信息系统部署在云端，可以实现系统资源的优化配置和统一管理，减少系统的维护成本和复杂度。

其次，云计算可以提供强大的计算和存储能力，满足医院信息处理和存储的需求。医院积累了大量的患者病历、医学影像、实时监测数据等信息，而云计算可以提供灵活的扩展能力和高效的数据处理能力，支持医院进行大规模数据分析和挖掘。

最后，云计算还可以为医院提供弹性和可靠的数据备份和恢复机制。医院的信息系统数据属于重要和敏感数据，云计算可以通过数据备份、异地备份等方式，保证数据的安全性和可靠性，防止数据丢失和灾害风险。

（二）大数据技术在医院管理中的应用

大数据技术在医院管理中的应用，可以帮助医院实现精细化管理和智能化决策。首先，通过收集和分析大量的医疗数据，如临床数据、患者健康数据等，可以揭示医疗服务的规律和特点，帮助医院进行疾病预防、诊断和治疗的决策。

其次，大数据技术可以支持医院进行医疗资源的优化配置。通过对医院内外部资源的分析和优化，可以提高医院的运营效率和资源利用率。例如，根据患者就诊需求和科室资源情况，优化门诊排班和手术安排，避免资源浪费和排队时间过长。

最后，大数据技术还可以支持医院进行风险评估和质量监控。通过对医院的各类操作数据和事件数据进行监测和分析，可以及时发现和预测潜在的风险和问题，并采取相应的措施进行干预和改进，提升医疗服务的质量和安全。

二、人工智能与机器学习在医院信息化中的应用

（一）人工智能在医院信息化中的应用

人工智能技术在医院信息化中的应用，可以提供智能化的辅助决策和服务支持。首先，人工智能可以帮助医院实现医学影像的自动分析和诊断。通过深度学习和图像识别技术，可以提高医生对医学影像的解读准确性和效率，辅助医生进行疾病的早期发现和诊断。

其次，人工智能还可以支持医院进行患者个性化治疗方案的制定。通过分析患者的基因组数据、临床数据和健康数据，可以预测患者的病情发展趋势和治疗反应，为医生提供个性化的治疗建议，并推动精准医疗的发展。

最后，人工智能还可以为医院提供智能客服和机器人助手。通过自然语言处理和对话系统技术，可以实现与患者的智能交互和咨询服务，提供在线挂号、疾病咨询、药物指导等方面的支持，提升患者的就医体验。

（二）机器学习在医院信息化中的应用

机器学习技术在医院信息化中的应用，可以帮助医院进行数据挖掘和模型建立。首先，机器学习可以通过对医疗数据的分析和挖掘，发现隐含在数据中的知识和规律。例如，通过建立预测模型，可以预测患者的住院风险和并发症发生的可能性，有助于医生提早采取干预措施。

其次，机器学习还可以帮助医院进行治疗方案优选和效果评估。通过对临床数据和基因组数据的分析，可以建立预测模型，预测不同治疗方案的疗效和副作用，并为医生提供个性化的治疗建议。

最后，机器学习技术还可以支持医院进行健康管理和慢性病管理。通过对患者的健康数据进行分析和监测，可以实现早期干预和定制化的健康管理计划，提高患者的健康水平和生活质量。

三、移动互联网与物联网在医院管理中的前景

（一）移动互联网在医院管理中的应用

移动互联网技术在医院管理中具有广阔的应用前景。首先，通过移动设备和无线网络的应用，可以实现医院信息系统的移动化和智能化。医生和护士可以通过移动终端随时随地查看患者的相关信息和病历，提高工作效率和决策质量。

其次，移动互联网可以支持医院进行远程医疗和健康监测。患者可以通过移动应用和远程监测设备，进行在线医疗咨询、远程诊断和定期健康监测，减少就医时间和成本，方便患者的健康管理和疾病治疗。

最后，移动互联网还可以促进医院与患者之间的互动和沟通。通过移动应用和社交媒体平台，医院可以与患者建立更紧密的联系，提供医疗知识和健康宣教，增强患者的医疗意识和参与感。

（二）物联网在医院管理中的应用

物联网技术在医院管理中的应用，可以实现医疗设备的智能化和自动化。首先，通过将医疗设备与物联网相连接，可以实现设备的远程监控和维护。医院的工程人员可以通过物联网平台，实时监测设备的运行状态、故障信息等，及时进行维修和保养。

其次，物联网还可以提供医院内部设施和环境的智能化管理。通过将各类设施和设备与物联网相连接，可以实现对温度、湿度、光照等环境参数的监测和控制，提供舒适和安全的医疗环境。

最后，物联网技术还可以支持医院进行患者跟踪和定位。通过患者身上的传感器设备和物联网平台，可以实时监测患者的位置和活动，提供更好的护理和安全保障，特别是对于老年患者和失智症患者的护理和管理。

第十一章　后勤保障管理

第一节　后勤保障管理的定义与重要性

一、后勤保障管理的概念与内涵

（一）后勤保障管理的概念

医院后勤保障管理是指医院后勤部门对医院运营所需各项物资、设备、设施等进行计划、组织、协调、控制和监督等工作的总称。其主要目的是确保医院各项业务的高效、有序和稳定运行，为患者提供优质的医疗服务。

（二）后勤保障管理的内涵

1. 物资管理

包括医疗设备、器械、药品、医用耗材等物资的采购、存储、配送等管理工作，确保医院各科室物资需求的及时供应。

2. 设备管理

主要对医院的各类设备进行规划、安装、调试、保养、维修等，确保设备正常运行，保障医疗工作的顺利进行。

3. 设施管理

包括对医院的基础设施如房屋、建筑、水电、通信等进行维护、修缮和管理，确保医院运营环境的舒适和安全。

4. 人力资源管理

负责医院后勤人员的招聘、培训、考核、调配等管理工作，提升后勤团队的专业素质和服务水平。

5. 财务管理

负责对医院的后勤经费进行预算、审核、结算等管理，保障医院资金的安全与合理使用。

6.安全管理

负责医院内部的安全保卫、消防安全、环境保护等管理工作，防范和化解各类安全风险。

7.信息化管理

推广和应用后勤信息化技术，提高后勤工作的效率和质量。

二、后勤保障管理对医院运营的重要意义

（一）保障医院各项业务的正常运行

医院后勤保障管理是医院运营的基础和保障。无论是医疗设备的正常运行，还是医疗药品的及时供应，或是医疗环境的整洁舒适，都离不开后勤部门的辛勤付出和精心管理。一旦后勤保障出现问题，将会对医院正常的医疗业务造成严重影响，因此，加强后勤保障管理对于医院的正常运行具有重要意义。

（二）提高医院服务质量和效率

通过科学合理的后勤保障管理，可以实现对医院各项资源的优化配置和高效利用，避免资源浪费和重复投入，提高医院服务质量和效率。例如，通过信息化技术实现医疗物资的智能化管理，可以减少物资浪费和库存积压现象，提高物资使用效率；通过专业化的设备管理和维修保养，可以确保医疗设备的正常运行，减少设备故障率，提高医疗设备的使用效益；通过精细化的设施管理和安全防范措施，可以营造安全舒适的就医环境，提高患者满意度。

（三）推动医院的可持续发展

优秀的后勤保障管理是医院长期稳定发展的重要保障。通过持续改进和优化后勤保障工作，可以不断满足医院日益增长的医疗服务需求，提高医院综合竞争力。同时，科学合理的后勤保障管理可以降低医院的运营成本，提高医院的盈利能力，为医院的可持续发展提供有力支撑。此外，优秀的后勤保障管理还可以为医院的科研、教学等提供有力支持，推动医疗技术的创新和发展。

（四）提升医院社会形象和影响力

医院后勤保障管理工作直接关系到医院的社会形象和影响力。如果医院在

后勤保障方面出现了问题，比如药品短缺、设施陈旧、环境脏乱等，会给患者留下不良印象，影响医院的声誉和口碑。反之，如果医院的后勤保障管理工作得力，医疗资源充足、设备先进、环境优美，患者对医院的满意度会大大提高，医院的形象和影响力也会得到提升。此外，良好的后勤保障管理还能吸引更多的优秀医疗人才加入医院，提升医院的科研水平和学术地位。

第二节　后勤保障的精细化管理策略

一、后勤保障管理的目标与原则

医院后勤保障管理的主要目标是确保医院各项业务活动的正常运转，提高医院的服务质量和效率。其基本原则包括：

（一）服务性原则

医院后勤保障的原则之一是服务性。医院后勤保障部门存在的核心目的是支持医疗业务，为医护人员和患者提供必要的服务和保障。这包括但不限于提供舒适的医疗环境，确保医疗设备的正常运行，为患者提供优质的医疗服务，以及保障医院各项工作的顺利进行。

医院后勤保障部门应始终以服务为导向，积极与医护人员和患者沟通，了解他们的需求和期望，及时解决他们在工作中遇到的问题和困难。通过提供高效、优质、便捷的服务，提高医护人员的工作效率，提升患者满意度，增强医院的综合竞争力。

为了实现这一目标，医院后勤保障部门需要建立完善的服务体系，包括提供 24 小时的维修服务、及时的物资供应、高效的物流配送等。同时，还需要注重提高员工的服务意识和专业素养，通过培训和教育，使他们能够更好地为医护人员和患者提供服务。

（二）效率性原则

医院后勤保障的另一个重要原则是效率性。在医院的后勤保障管理中，注重提高管理效率和管理质量是十分必要的。这不仅可以降低医院的运营成本，提高资源利用效率，还可以提高医院的整体效益和服务质量。

为了实现效率性原则，医院后勤保障部门需要采取一系列措施。首先，需要优化组织架构，明确工作职责和流程，避免出现重复工作和浪费资源的现象。其次，需要完善管理制度，建立科学合理的工作规范和操作流程，提高管理效率和决策速度。此外，引入先进的科技和管理方法也是必要的，例如通过信息化技术提高物资管理和设备维护的效率和质量。

同时，医院后勤保障部门还需要注重对员工的培训和管理，提高他们的工作技能和专业素养。通过激励和奖励机制，鼓励员工积极创新和改进工作方法，为提高医院管理效率和质量贡献力量。

（三）安全性原则

医院后勤保障必须充分考虑安全性原则。医院是一个复杂的运营系统，涉及许多重要的设施、设备、物资等。为了确保医院的安全稳定运行，后勤保障部门需要采取严格的安全管理措施。

首先，对于医院的各项设施和设备，后勤保障部门应建立完善的维护和检修制度。定期对设备进行检查、保养和维修，确保其正常运行，避免因设备故障带来的安全隐患。同时，对于一些关键设备和系统，应设置备份和应急措施，以防止意外情况的发生。

其次，医院后勤保障部门还需要注重对物资的安全管理。这包括对药品、医疗耗材等物资的采购、存储、配送等环节进行严格把关。确保药品和耗材的质量安全，防止因质量问题给患者带来伤害。此外，还需要加强对医院环境的安全管理，包括消防安全、环保安全等方面的工作。通过建立完善的安全管理制度和应急预案，确保医院的安全稳定运行。

（四）规范性原则

医院后勤保障必须遵循国家和地方的相关法规和标准，建立规范化的管理制度和操作流程。这不仅是保证管理质量和效率的基础，也是提高医院综合竞争力的重要手段。

为了实现规范性原则，医院后勤保障部门需要建立完善的管理制度和操作规程。这些制度和规程应覆盖医院运营的各个方面，包括物资管理、设备维护、环境卫生、安全防范等。同时，这些制度和规程应与国家和地方的相关法规和标准保持一致，确保医院的规范化管理和运营。

此外，医院后勤保障部门还需要注重对员工的培训和教育。通过培训和教育活动，使员工了解并遵守国家和地方的相关法规和标准，提高他们的规范化操作意识和能力。同时，还需要建立有效的监督机制，对员工的操作和管理行为进行监督和检查，确保规范化管理的落实和执行效果。

通过遵循规范性原则，医院后勤保障部门可以建立科学合理的管理体系和工作流程。这不仅可以提高管理效率和质量，降低运营成本和风险，还可以提高医院的整体形象和声誉。同时，规范化管理还可以为医院的可持续发展提供有力支撑，为医护人员和患者提供更加优质、便捷的服务。

二、后勤保障管理的组织架构与职责分工

医院后勤保障管理的组织架构通常包括后勤管理部门、维修保养部门、物资供应部门、环境卫生部门等。各部门的职责分工如下：

（一）后勤管理部门

后勤管理部门是医院中负责日常后勤事务管理的关键部门。它的职责涵盖了医院的食堂管理、宿舍管理、环境卫生以及绿化保洁等方面的工作。

1. 食堂管理

负责食堂的日常运营，包括食品采购、储存、制作、配送等环节。确保食品的质量和安全，满足医护人员和患者的饮食需求。

2. 宿舍管理

负责医院宿舍的日常管理，包括房屋维护、设施配备、卫生检查、安全保障等。为医护人员和患者提供舒适、安全的住宿环境。

3. 环境卫生

负责医院的清洁和卫生工作，包括病房、走廊、卫生间等公共区域的清洁和消毒。保持医院环境的整洁和卫生，防止细菌滋生和传播。

4. 绿化保洁

负责医院的绿化和保洁工作，包括草坪修剪、花木养护、垃圾清理等。为

医院创造一个优美、舒适的环境，提高患者和医护人员的生活质量。

在后勤管理部门的工作中，强调服务性和效率性原则。该部门应积极与医护人员和患者沟通，了解需求并采取相应措施。同时，注重提高工作效率和管理质量，确保各项后勤事务的顺利进行。

（二）维修保养部门

维修保养部门是医院中负责设施、设备、线路等维修保养工作的关键部门。它的职责涵盖了电力、空调、电梯、消防等系统的维护保养工作。

1.电力系统

负责医院的电力系统的维护和检修工作，确保电力设备的正常运行，避免电力故障对医院业务的影响。

2.空调系统

负责医院的空调系统的维护和检修工作，确保空调设备的正常运行，为医院提供舒适的环境。

3.电梯系统

负责医院的电梯系统的维护和检修工作，确保电梯设备的正常运行，为患者和医护人员提供便捷的交通工具。

4.消防系统

负责医院的消防系统的维护和检修工作，确保消防设备的正常运行，防止火灾事故的发生。

维修保养部门的工作中，强调安全性和效率性原则。该部门应定期对设施、设备、线路等进行检查和维护，及时发现并解决潜在的安全隐患。同时，注重提高工作效率和管理质量，确保各项维修保养工作的顺利进行。

（三）物资供应部门

物资供应部门是医院中负责物资采购、库存管理、发放等工作的关键部门。它的职责涵盖了医疗用品、办公用品、食品等物资的采购和管理。

1.物资采购

根据医院的需求，负责各类物资的采购工作，包括医疗用品、办公用品、食品等。确保物资的质量和供应的稳定性。

2. 库存管理

负责对采购的物资进行库存管理，包括入库、存储、出库等环节。确保物资的库存量和需求的匹配度，避免物资积压和浪费。

3. 发放管理

根据各科室的需求，负责各类物资的发放工作。确保物资的及时发放和使用的规范性。

物资供应部门的工作中，强调服务性和效率性原则。该部门应积极与各科室沟通，了解需求并采取相应措施。同时，注重提高工作效率和管理质量，确保各项物资供应工作的顺利进行。

（四）环境卫生部门

环境卫生部门是医院中负责环境卫生和消毒等工作的关键部门。它的职责涵盖了病房、手术室、实验室等场所的清洁和消毒工作。

1. 环境清洁

负责对医院内的病房、走廊、卫生间等公共区域进行清洁工作，保持环境的整洁和卫生。

2. 消毒工作

负责对医院内的手术室、实验室等特殊场所进行定期消毒工作，防止细菌滋生和传播。

3. 废弃物处理

负责对医院的医疗废弃物进行分类、处理和转运等工作，确保医疗废弃物的安全处理。

4. 环境监测

负责对医院内的环境进行定期监测，包括空气质量、水质等指标的检查工作，确保医院环境的卫生和质量符合标准。

三、后勤保障管理中的供应链优化

医院后勤保障管理中的供应链优化是提高管理效率和质量的重要手段。通过供应链优化，可以降低成本、提高效率、减少风险。具体措施包括：

（一）建立供应商评估机制

供应商是医院物资供应的重要环节，建立供应商评估机制对于确保物资的质量和供应的稳定性至关重要。全面评估供应商的能力和信誉，可以避免因供应商问题导致物资供应中断或物资质量不达标带来的风险。

在建立供应商评估机制时，需要考虑以下几个方面：

1.供应商的资质和信誉

评估供应商是否具备从事相关业务的资质，如营业执照、生产许可证等，同时考察供应商的信誉状况，如是否有违约行为、客户投诉记录等。

2.供应商的质量保证能力

评估供应商是否具备完善的质量管理体系，以及其在原材料采购、生产、检验等方面的质量控制能力。

3.供应商的服务能力

评估供应商的售前、售中、售后服务能力，包括技术咨询、供货周期、售后服务等方面的表现。

4.供应商的价格竞争力

评估供应商的价格竞争力，包括价格水平、优惠措施等方面的表现。

通过对以上方面的综合评估，选择优质的供应商，并与其建立长期稳定的合作关系，确保物资的质量和供应的稳定性。

（二）建立库存管理制度

库存管理是医院后勤保障管理中的重要环节，建立完善的库存管理制度可以合理规划库存量，避免积压和浪费，确保物资的及时供应。

在建立库存管理制度时，需要考虑以下几个方面：

1.确定合理的库存量

根据医院的需求情况，合理规划库存量，避免过多库存导致的积压和浪费，同时确保库存量能够满足临床科室的需求。

2.建立库存物资的分类管理制度

将库存物资按照使用频率、重要性等因素进行分类管理，对重要物资进行重点管理，对一般物资进行常规管理。

3.建立库存物资的盘点制度

定期对库存物资进行盘点，核对账物相符情况，及时发现和处理盘亏、盘盈等问题。

4.建立库存物资的报废和处置制度

对过期、损坏等无法使用的物资进行报废和处置，避免浪费和安全隐患。

5.建立库存物资的领用和发放制度

规定物资的领用和发放程序，确保物资的合理使用和有效管理。

通过以上措施，建立完善的库存管理制度，可以实现物资的合理规划和管理，确保物资的及时供应和质量安全。

（三）建立物资调配机制

医院各科室的需求和库存情况是不同的，为了实现物资的合理分配和调配，提高物资的使用效率，需要建立完善的物资调配机制。

在建立物资调配机制时，需要考虑以下几个方面：

1.设立物资调配中心

成立专门的物资调配中心，负责全院的物资调配工作，确保各科室的需求得到及时满足。

2.建立物资调配流程

规定物资调配的申请、审批、调拨等程序，确保物资调配的有序进行。

3.建立跨科室协作机制

加强各科室之间的沟通和协作，实现物资信息的共享和调配最优解。

4.设立紧急响应机制

对紧急需求和突发事件，设立紧急响应机制，确保物资的及时供应和调配。

5.定期评估和调整

定期对物资调配情况进行评估和调整，根据实际情况不断完善和优化物资调配机制。

通过以上措施，建立完善的物资调配机制，可以实现物资的合理分配和调配，提高物资的使用效率和管理水平。

（四）引入先进的供应链管理技术

随着科技的不断发展，供应链管理技术也在不断升级和完善。引入先进的供应链管理技术可以大大提高医院后勤保障管理的效率和品质。

在引入供应链管理技术时，可以考虑以下几个方面：

1.物联网技术的应用

通过物联网技术可以实现物资的实时监控和管理，提高供应链的管理效率和质量。例如，通过 RFID 技术对物资进行标识和管理，实现物资信息的实时采集和跟踪；通过传感器技术对医疗设备进行监测和维护，实现设备的及时预警和维护。

2.云计算技术的应用

通过云计算技术可以实现数据的集中管理和分析，为供应链管理提供更加准确的数据支持。例如，利用大数据技术对历史数据进行分析和挖掘，预测未来的需求变化；利用云计算技术实现数据的存储和分析处理，提高数据处理效率和准确性。

3.移动互联网技术的应用

通过移动互联网技术可以实现供应链管理的移动化和智能化，提高管理效率和响应速度。例如，利用移动 App 进行物资的申请和审批操作；利用智能终端进行设备的远程监控和维护；利用移动互联网实现信息的实时传递和共享等。

四、后勤保障管理中的设备维护与管理

医院后勤保障管理中的设备维护与管理是确保医院各项设施、设备正常运行的重要手段。具体措施包括：

（一）建立设备维护保养制度

设备维护保养制度是企业管理中至关重要的一环。通过建立完善的设备维护保养制度，可以有效地确保设备的正常运行和使用寿命。具体措施包括以下几个方面：

1.确定维护保养计划

根据设备的使用频率和维护保养需求，制定详细的维护保养计划，并制定

相应的维护保养标准和要求。

2.定期检查设备

按照维护保养计划，定期对设备进行检查，包括外观检查、功能检测、性能测试等，以及对设备的油液、气体、液位等关键部位进行检测，确保设备的各项功能正常。

3.进行预防性维护

在设备运行过程中，根据设备的使用情况和维护保养计划，进行定期的清洁、润滑、更换易损件等预防性维护工作，提前发现和排除潜在问题，防止设备故障的发生。

4.及时修复设备故障

当设备出现故障时，要及时进行修复，以减少停机时间和损失。建立故障反馈机制，及时记录和分析设备故障原因，并采取措施避免类似故障再次发生。

5.做好设备停运和安全保护

在对设备进行维护保养或修复时，要做好设备的停运工作，确保维修人员和操作人员的人身安全。同时，在停运期间，要对设备进行相关的安全保护措施，防止意外事故的发生。

（二）引入先进的设备管理技术

为提高设备管理效率和质量，可以引入先进的设备管理技术。以下是一些常用的技术手段：

1.状态监测技术

通过使用传感器、监控系统等设备，实时监测设备的运行状态和性能指标，如温度、压力、振动等，以便及时预警和处理异常情况，降低故障发生的概率。

2.维修管理系统

建立维修管理系统，对设备维修进行全程跟踪和管理，包括故障报修、维修任务分配、维修进展监控等，提高维修效率和准确性。

3.远程监控技术

利用互联网和物联网技术，实现设备的远程监控和操作，通过远程诊断和维护，快速解决设备故障，并提高响应速度。

4.数据分析技术

通过采集、存储和分析设备运行数据，进行故障预测和维护优化，实现设备的预防性维护和故障预测，提高设备的可靠性和使用寿命。

（三）加强设备安全管理

设备安全管理是保障企业生产安全和员工人身安全的重要环节。以下是加强设备安全管理的几个方面：

1.制定安全操作规程

制定详细的设备安全操作规程，明确设备的操作流程、注意事项和风险防控措施，培训员工并落实执行，确保设备的安全运行。

2.定期进行安全检查

建立定期的设备安全检查制度，对设备进行全面的安全检查，包括设备周围环境的安全性、设备接地、消防设施等，及时发现和排除安全隐患。

3.做好设备维护保养

按照相关标准和要求，定期进行设备的维护保养工作，确保设备正常运行，减少因设备故障导致的安全风险。

4.加强员工安全培训

对操作人员进行设备操作和安全培训，提高员工的安全意识和操作技能，严禁未经培训的人员擅自操作设备。

（四）建立设备维修档案

建立设备维修档案是对设备维修历史和维修情况进行记录和管理的重要手段。以下是建立设备维修档案的几个关键点：

1.维修记录

对每次设备维修进行详细记录，包括维修日期、维修内容、维修人员、维修费用等信息，记录维修前后的设备状态和性能指标变化。

2.维修报告

每次维修完成后，编制维修报告，详细描述设备故障原因、维修过程和维修效果，为今后维修工作提供参考和借鉴。

3.维修档案管理

将维修记录和维修报告整理归档，并建立相应的档案管理系统，便于查阅和管理。可以使用电子档案管理系统，提高档案管理的效率和准确性。

4.维修经验总结

根据设备维修档案的信息，进行维修经验总结和教训汲取，为今后的设备维护保养工作提供指导和依据。

第三节　提高后勤保障的效率和质量

一、后勤保障管理中的流程优化与改进

（一）流程梳理和优化

医院后勤保障管理涉及诸多复杂流程，包括物资采购、设备维护、能源管理、环境卫生等。为了提高管理效率和降低成本，需要对这些流程进行全面的梳理和优化。具体而言，可以采取以下措施：

1.识别和分析现有流程中的瓶颈和问题

通过对现有流程的全面梳理和分析，识别出流程中存在的瓶颈和问题。可以通过流程图、价值流图等可视化工具帮助分析。

2.制定针对性的优化方案

根据对现有流程的分析结果，制定针对性的优化方案。例如，对于烦琐的流程，可以简化流程、减少重复环节，提高工作效率。对于存在信息不畅、沟通不畅的问题，可以引入新技术，如信息系统、移动应用等，以提高信息共享和沟通效率。

3.实施优化方案

在制定优化方案后，实施可以逐步推行，先从一个小范围内开始试点，验证方案的有效性和可行性。在实施过程中，要充分与相关部门和人员沟通，解决可能存在的问题和障碍。

4.持续监控和调整

优化后的流程需要进行持续监控和调整，以保持其效果和可持续性。可以

制定指标体系，定期对流程进行评估和监测，及时发现问题并采取相应措施进行调整和改进。

（二）引入先进的管理理念和方法

在后勤保障管理中，可以引入先进的管理理念和方法，如精益管理、全面质量管理等。这些理念和方法可以帮助医院实现流程的持续改进和优化，提高管理水平和效率。

1.精益管理

精益管理是一种以价值流为导向的管理方法，旨在通过消除浪费和提高价值创造能力来提高效率。在后勤保障管理中，可以通过分析价值流、识别和消除浪费，优化流程，提高工作效率和质量。

2.全面质量管理

全面质量管理是一种以客户满意度为核心的管理方法，注重从产品和服务的全生命周期角度进行质量管理。在后勤保障管理中，可以通过制定质量目标、建立质量保障体系等手段，提高工作质量和满意度。

（三）加强跨部门协作与沟通

医院后勤保障管理需要多个部门之间的协作与沟通。为了加强跨部门协作与沟通，可以采取以下措施：

1.建立跨部门沟通机制

设立定期召开协调会议的机制，促进各部门之间的沟通与交流。会议可以用于解决问题、协调资源分配、规划工作进程等。此外，可以设立跨部门联络员，作为信息传递和协调的桥梁。

2.加强信息共享

建立共享数据库，将各部门相关的信息集中存储，提高信息共享和流通效率。此外，可以搭建信息平台，通过内部网站、即时通信工具等渠道，方便各部门之间的信息沟通和交流。

3.鼓励跨部门合作项目

通过共同开展设备维护、能源管理等工作，鼓励各部门之间的合作和协同。可以设立专门的项目组织，明确各部门的责任和任务，并建立相应的考核和奖励机制，激励部门间的合作。

二、后勤保障管理中的信息化应用与协同

（一）信息化基础设施建设

为了实现后勤保障管理的信息化应用与协同，需要加强信息化基础设施建设。具体而言，可以采取以下措施：

1.建立高速、稳定的网络环境

为了满足医院后勤保障管理中数据传输和共享的需求，需要搭建高速、稳定的网络环境。通过引入光纤网络或者无线网络技术，提高网络传输速度和稳定性，确保信息可以及时、准确地传递。

2.配备先进的信息化设备

在后勤保障管理中，常用的信息化设备包括计算机、打印机、扫描仪等。这些设备的先进性对于提高工作效率和准确性至关重要。因此，建设阶段需要选择性能良好且符合管理需求的设备，并进行合理配置和维护。

3.建立信息安全体系

信息安全是后勤保障管理中的重要问题，涉及数据的保密性、完整性和可用性。为了保障数据安全和隐私保护，需要建立完善的信息安全体系。包括制定安全策略和标准、建立权限管理机制、加强网络安全防护等，确保信息不被非法获取和篡改。

（二）管理系统开发与应用

针对医院后勤保障管理的特点，可以开发相应的管理系统。这些管理系统可以实现信息化管理和协同作业，提高管理效率和准确性。

1.物资管理系统

医院后勤保障管理中，物资的采购、入库、出库、库存等环节是关键的管理内容。通过开发物资管理系统，可以实现物资的信息化管理、自动化处理和在线查询，提高物资管理的效率和准确性。

2.设备维护系统

医院后勤保障中大量设备的维护和修理是一项重要任务。通过开发设备维

护系统，可以实现设备维护计划的制定、设备故障的报修和维修记录的跟踪等功能，提高设备维护的管理水平和工作效率。

3.能源管理系统

医院能源的消耗对于后勤保障管理来说是一个重要成本。通过开发能源管理系统，可以实现能源消耗的监测、分析和控制，优化能源使用方案，减少能源浪费，降低能源成本。

（三）数据挖掘与分析

通过信息化应用和协同作业，可以积累大量的数据。为了更好地支持管理决策，需要对这些数据进行挖掘和分析。

1.建立数据仓库

为了整合各类数据，需要建立一个数据仓库，将不同来源、不同格式的数据集中存储起来。通过数据仓库，可以实现数据的集中管理和统一查询，为后续的数据挖掘和分析提供便利。

2.利用数据挖掘技术

数据挖掘技术可以帮助发现数据背后的规律、趋势和关联性。通过对后勤保障管理中的数据进行挖掘，可以找出物资消耗的规律、设备故障的趋势等，为决策提供依据。常用的数据挖掘技术包括聚类分析、关联规则挖掘、预测分析等。

3.制定数据分析报告

通过对挖掘和分析的数据进行整理和归纳，可以制定数据分析报告。该报告可以向管理层呈现数据的核心信息和关键指标，为管理决策提供数据支持。报告的内容可以包括数据可视化展示、问题分析和改进建议等。

三、后勤保障管理中的绩效考核与评估

（一）制定考核标准与指标

为了对医院后勤保障管理的工作效果进行客观评价，需要制定一套科学、合理的考核标准与指标。这不仅可以帮助医院管理层更好地了解后勤保障工作的实际情况，还可以为改进管理提供参考依据。以下是制定考核标准与指标的

几个关键步骤：

1.明确考核对象和内容

在制定考核标准与指标前，需要明确考核的对象和内容。这包括对医院后勤保障工作的各个方面进行全面梳理，如物资管理、设备维护、环境卫生、安全防范等。同时，还需要根据不同岗位和工作性质，明确具体的考核内容。

2.设定合理的考核指标和权重

在明确考核对象和内容后，需要根据工作的重要性和难度，为每个方面设定合理的考核指标和权重。例如，对于物资管理方面，可以设定库存周转率、物资消耗量等指标；对于设备维护方面，可以设定设备故障率、维修及时率等指标。同时，还需要根据各项指标的重要程度，为其分配不同的权重，以体现不同方面的贡献程度。

3.制定考核标准和评分方法

在设定考核指标和权重后，需要针对每个指标制定具体的考核标准和评分方法。这包括明确各项指标的合格标准、评分标准和计分方法等。例如，对于物资管理方面的库存周转率指标，可以制定以下考核标准：库存周转率达到90%以上为优秀，80%以上为良好，70%以上为及格，低于70%为不及格。同时，还需要根据实际情况制定相应的评分方法和计分规则。

（二）实施绩效考核与评估

制定好考核标准与指标后，需要实施绩效考核与评估工作。以下是实施绩效考核与评估的几个关键步骤：

1.定期开展绩效考核与评估工作

为了确保绩效考核与评估工作的客观性和公正性，需要定期开展此项工作。具体频次可以根据实际情况而定，一般建议至少每季度进行一次。

2.采用多种评估方法相结合的方式进行评估

为了提高评估结果的准确性和全面性，可以采用多种评估方法相结合的方式进行评估。例如，可以采用上级评估、同事互评、下属评价等方法，以及关键绩效指标（KPI）等工具进行评估。同时，还可以引入第三方机构进行专业评估，以提高评估的公正性和权威性。

3.对评估结果进行公示和反馈

在完成绩效考核与评估后，需要将结果进行公示和反馈。这不仅可以增加评估的透明度，还可以让被评估者了解自己的优点和不足之处，从而有针对性地进行改进。同时，对于评估结果存在异议的情况，需要进行沟通和解释，确保评估结果的公正性和合理性。

（三）奖惩机制的建立与执行

根据绩效考核与评估结果，需要建立相应的奖惩机制。以下是建立与执行奖惩机制的几个关键步骤：

1.根据评估结果对表现优秀的部门和个人给予奖励

为了激励员工积极参与工作并提高工作质量，需要根据评估结果对表现优秀的部门和个人给予奖励。奖励方式可以多样化，如通报表扬、发放奖金、晋升机会等。同时，还可以设立专门的奖项，如"最佳团队奖""最佳员工奖"等，以表彰在工作中表现突出的部门和个人。

2.对表现不佳的部门和个人进行约谈和整改

对于在绩效考核与评估中表现不佳的部门和个人，需要进行约谈和整改。约谈过程中需要指出存在的问题和不足之处，并给出改进意见和建议。同时，还需要对约谈对象的改进情况进行跟踪和监督，以确保整改措施的有效落实。

3.将评估结果作为员工晋升和评优的参考依据

为了激发员工的工作积极性和创造力，可以将绩效考核与评估结果作为员工晋升和评优的参考依据。具体而言，可以将评估结果与员工的薪酬、奖金、职业发展等方面挂钩，以激励员工提高工作效率和质量。同时，还可以将评估结果作为选拔干部、评优评先等的重要参考依据，以选拔出更多优秀的人才参与到医院后勤保障工作中来。

四、后勤保障管理中的团队建设与人才培养

（一）加强团队凝聚力建设

团队凝聚力是提高后勤保障管理的重要因素之一。为了加强团队凝聚力建设，可以从以下几个方面展开：

1.加强团队内部沟通与协作

鼓励员工之间的交流与合作，建立有效的沟通渠道和协作机制。可以通过定期的会议、座谈、团队建设活动等方式，促进员工之间的了解和信任，提高团队的凝聚力和合作效率。

2.组织定期的团队建设活动

通过团队建设活动，如户外拓展、员工聚餐、文艺比赛等，增强团队成员之间的默契度和信任感，提高团队的凝聚力和向心力。这些活动不仅可以提高员工的团队精神，也有助于提高员工的工作积极性和满意度。

3.营造积极向上的团队氛围

建立一个积极向上、乐观进取的工作氛围，让员工感受到团队的力量和温暖。领导要以身作则，树立良好的榜样，同时关注员工的工作状态和心理状况，及时给予关心和支持。通过正向的激励和引导，激发员工的工作热情和创造力，提高团队的凝聚力和工作效率。

（二）培养专业人才队伍建设

一支高素质的后勤保障管理队伍是提高医院管理水平的关键。为了培养专业人才队伍，可以从以下几个方面展开：

1.加强员工培训和学习

定期组织员工参加培训和学习活动，提高员工的业务素质和管理能力。培训内容可以包括专业技能、管理知识、沟通能力、礼仪礼貌等，以帮助员工全面提升自身素质。同时，鼓励员工自我学习和发展，提供一定的学习资源和支持。

2.引进先进的管理理念和方法

不断引进先进的管理理念和方法，为团队注入新的活力。通过引进新的管理理念和方法，可以让员工学习到更先进的管理理念和技能，提高管理效率和质量。同时也有助于激发员工的创新思维和学习动力。

3.鼓励员工参加行业交流和学术会议

鼓励员工参加行业交流和学术会议，拓宽视野和知识面。通过参加行业交流和学术会议，员工可以了解行业最新的发展趋势和技术成果，增加自身的知识储备和竞争力。同时也有助于提高员工的职业素养和综合能力。

（三）建立人才激励机制

为了留住优秀的人才，需要建立相应的人才激励机制。具体而言，可以从以下几个方面展开：

1. 提供具有竞争力的薪酬福利

合理的薪酬福利是吸引和留住人才的重要因素之一。根据员工的岗位、能力和绩效等因素，提供具有竞争力的薪酬福利，以吸引和留住优秀的人才。同时也要根据市场变化和医院发展情况及时调整薪酬福利水平。

2. 给予员工良好的晋升空间和发展机会

为优秀员工提供良好的晋升空间和发展机会，如职业发展路径、晋升机会、培训计划等。通过提供良好的晋升空间和发展机会，可以让员工感受到自己的价值和潜力，增强对医院的忠诚度和满意度。

3. 对表现优秀的员工给予表彰和奖励

及时表彰和奖励表现优秀的员工，以激励他们继续发挥优势和做出更大的贡献。同时也可以通过这种方式树立榜样和标杆，鼓励其他员工向优秀员工学习。

（四）加强团队创新能力的建设

随着医疗技术的不断发展和进步，后勤保障管理也需要不断进行创新和改进。为了加强团队创新能力的建设可以从以下几个方面展开：

1. 鼓励员工提出新的管理理念和方法

鼓励员工在实际工作中提出新的管理理念和方法，以适应不断变化的市场需求和技术发展。通过鼓励员工提出新的管理理念和方法可以激发员工的创新思维和学习动力提高管理效率和质量。

2. 支持员工开展创新项目和实践

支持员工开展创新项目和实践在经费人员等方面给予一定的支持和帮助。通过支持员工开展创新项目和实践可以让员工在实际工作中积累经验发挥创造力和潜能推动后勤保障管理的创新发展。

3. 组织定期的培训和学习活动

定期组织员工参加培训和学习活动学习新的知识和技能提高员工的综合素

质和创新能力。通过组织定期的培训和学习活动可以让员工不断更新知识储备提高自身的综合素质和能力水平为医院的创新发展做出贡献。

第四节　后勤保障管理的未来发展

一、智能化技术在后勤保障管理中的应用

（一）无人机技术的应用

随着无人机技术的发展，其在医院后勤保障管理中得到广泛应用。首先，无人机可以用于医院内部物资的运送，如药品、医疗器械等。通过预设航线和自动化控制，无人机可以快速且准确地将物资从一个部门或仓库运送到另一个部门，提高物资的调度效率。此外，无人机还可以用于急救物资的运送，例如在紧急情况下，将急救药品或器械迅速送达事故现场，缩短救援时间，提高抢救成功率。

（二）物联网技术的应用

物联网技术可以实现对医院内部设备和物品的智能化管理。通过传感器和标签的应用，可以监测医院设备的工作状态和使用情况，及时发现故障和异常情况，并提前进行维修和更换。此外，物联网技术还可以实现对物资库存的实时监控和管理，避免因过量或不足的库存造成浪费或供应不足的问题，提高物资的利用率和管理效率。

（三）人工智能技术的应用

人工智能技术在后勤保障管理中的应用主要体现在数据分析和预测方面。通过对大量的数据进行分析和挖掘，人工智能可以帮助医院预测患者的就诊需求和物资的使用情况，为医院制定合理的资源调度和采购计划提供科学依据。另外，人工智能还可以通过机器学习算法对医院设备进行故障预警和维修建议，提前发现并解决设备故障，确保医疗设备的正常运行。

（四）自动化仓储与配送系统的应用

自动化仓储与配送系统可以实现医院物资仓储和配送的智能化和自动化。

通过自动化的输送带、机器人和仓储管理系统，可以实现对物资的快速入库、出库和分拣。此外，自动化配送系统可以根据患者的需求和医生的开具，自动将药品和物资送达指定的病房或科室，减少人工操作和等待时间，提高配送效率和准确性。

二、数据分析与预测在后勤保障中的作用

（一）数据分析的作用

通过对医院后勤保障过程中产生的大量数据进行分析，可以发现潜在的问题和瓶颈，并提供解决方案。例如，通过分析医院物资的使用情况和库存水平，可以及时预测物资的需求量，确保物资的供应及时充足。另外，通过分析设备的使用情况和维修记录，可以提前预判设备的故障风险，并制定维护计划，避免损失和延误。数据分析还可以帮助优化后勤流程，提高效率和服务质量。

（二）数据预测的作用

基于历史数据和趋势分析，可以利用数据预测模型来预测未来的需求和情况。例如，通过分析过去几年的患者就诊数据，可以预测未来的就诊高峰期和低谷期，合理安排资源和人员。此外，通过对医院设备的使用情况和维修记录进行数据分析，可以预测设备的寿命和故障风险，制定维护计划，降低设备故障率，提高设备的可靠性和使用效率。

（三）数据驱动的决策

数据分析和预测为后勤保障管理提供了科学的依据，使决策过程更加客观和准确。通过数据驱动的决策，可以避免主观判断和盲目决策所带来的风险和不确定性。同时，数据驱动的决策还可以提高决策的效率和准确性，降低管理成本和风险。

（四）实时监控与反馈

基于实时数据的监控系统可以帮助医院及时发现和解决后勤保障过程中的问题。通过实时监控设备的工作状态和物资的库存水平，可以及时发现异常情况并采取相应措施。此外，实时监控系统还可以及时收集患者的反馈意见和需

求，帮助医院及时调整和改进服务，提高患者满意度。

三、后勤保障管理与供应链管理的融合

（一）供应链管理在后勤保障中的应用

供应链管理可以帮助医院优化物资采购、库存管理和配送流程。通过建立有效的供应商关系和合理的采购计划，可以降低采购成本和库存风险。同时，通过建立高效的物资配送系统和信息共享平台，可以实现供应链各环节的协同管理，缩短物资的采购到使用的周期，提高供应链的运作效率和物资利用率。

（二）信息技术在供应链管理中的应用

信息技术对供应链管理的应用为后勤保障管理带来了巨大的便利和效益。通过建立供应链管理系统和物流信息平台，可以实现供应链各环节的数据共享与协同管理。例如，医院可以通过系统实时掌握供应商的库存情况和交付能力，以便及时调整采购计划和保证物资的供应。此外，通过条码技术和 RFID 等自动识别技术，可以实现物资的自动标识和追踪，并实现对物资流向和状态的实时监控。

（三）供应链风险管理与安全保障

供应链管理需要关注供应链中的各类风险，如供应商破产、物资质量问题等。因此，在后勤保障管理中，需要加强供应链风险管理和安全保障。通过建立供应商评估和筛选机制，可以降低供应链风险。同时，与供应商建立长期合作关系，并制定明确的合同和服务标准，可以保障物资的质量和可靠性。

四、后勤保障管理的可持续发展策略

（一）绿色采购与资源节约

在后勤保障管理中，应推行绿色采购政策，选择环保和节能的产品和供应商。通过绿色采购，可以减少对环境的污染和资源的消耗。同时，要加强物资的回收与再利用，降低废弃物的产生量，实现资源的循环利用和环境保护。

（二）能源管理与节能减排

医院后勤保障管理中的能源管理是可持续发展的重要环节。通过优化能源

使用结构，采用高效设备和节能措施，降低能源消耗和碳排放，实现节能减排目标。同时，要加强能源数据的监测和分析，及时发现和解决能源使用过程中的问题，提高能源管理水平。

（三）人员培训和素质提升

医院后勤保障管理的可持续发展离不开人才的支持。因此，要加强员工培训和素质提升，提高员工的专业能力和综合素质。通过培训，可以使员工了解后勤保障管理的最新理念、方法和技术，提高工作效率和质量。

（四）社会责任与社会参与

医院后勤保障管理应积极履行社会责任，关注员工福利和社会环境。通过制定并落实相关政策和措施，保障员工的权益和福利，提高员工满意度和积极性。同时，要积极参与社会公益活动，与社区和慈善机构等建立良好的合作关系，履行企业社会责任，促进社会和谐发展。

第十二章　医患关系管理

第一节　医患关系管理的重要意义

一、医患关系管理对医疗质量与安全的影响

医患关系管理是医疗质量与安全的重要保障。在医疗过程中，医生与患者之间的互动与沟通对于疾病的诊断、治疗和康复起着至关重要的作用。良好的医患关系有助于提高患者的依从性，使他们更加积极地配合治疗，从而加快疾病的治愈速度。同时，医生也可以从患者那里获得更多关于疾病的反馈信息，以便及时调整治疗方案，确保治疗效果。

医患关系管理对医疗安全的影响不容忽视。在紧张的医患关系下，医生可能会为了避免纠纷而采取更加保守的治疗方式，这可能会降低治疗效果和患者的满意度。同时，紧张的医患关系也可能会导致医生在面对复杂病情时不敢果断决策，从而延误患者的治疗时机。因此，通过加强医患关系管理，可以促进医生与患者之间的信任和沟通，使医生能够在保证医疗安全的前提下，采取更加积极、有效的治疗方式。

二、医患关系管理对医院声誉与形象的塑造

医院的声誉与形象是医院综合实力的重要体现，而医患关系管理对于医院的声誉与形象有着直接的影响。良好的医患关系有助于提升医院的社会认可度和美誉度，从而吸引更多的患者前来就诊。同时，良好的医患关系也可以为医院带来更多的口碑效应，使患者在选择医疗服务时更加倾向于信任和选择该医院。

为了塑造良好的医院声誉与形象，医院需要从以下几个方面加强医患关系

管理：

1. 提高医疗服务质量

通过加强医疗技能培训、严格遵守医疗规范等方式，提高医疗服务质量，减少医疗差错和事故的发生率。

2. 加强医患沟通

通过加强医患沟通技巧的培训，提高医生与患者的沟通能力和水平，减少因沟通不畅导致的误解和纠纷。

3. 建立患者满意度评价机制

通过建立患者满意度评价机制，及时收集患者对医疗服务的评价和建议，以便医院能够针对问题进行改进和完善。

4. 积极处理医疗纠纷

对于发生的医疗纠纷，医院需要积极应对并妥善处理，以避免事态扩大对医院声誉造成不良影响。

三、医患关系管理对患者满意度与忠诚度的提升

患者满意度与忠诚度是医院竞争力的重要体现之一。良好的医患关系管理有助于提高患者对医院的信任度和满意度，从而增加患者的忠诚度。同时，患者满意度与忠诚度也直接影响着医院的口碑效应和社会形象。

为了提升患者满意度与忠诚度，医院需要从以下几个方面加强医患关系管理：

1. 提供个性化、人性化的医疗服务

根据患者的年龄、性别、病情等个人信息，提供个性化的诊疗方案和人性化的服务体验。同时，关注患者的心理需求，给予更多的关心和关怀。

2. 关注患者的就医体验

优化就医流程，减少患者的等待时间和烦琐程度，提高患者的就医体验。例如，通过提供便捷的预约、挂号、缴费等服务，减少患者的排队和等待时间。

3. 及时处理患者投诉

建立有效的患者投诉处理机制，及时收集并处理患者的投诉和建议，以避

免问题扩大对医院形象造成不良影响。同时，积极回应患者的诉求，加强与患者的沟通和协商，以提升患者的满意度。

4.培养医生的客户服务意识

通过培训和教育等方式，培养医生具备客户服务意识，使其能够主动关注患者的需求和反馈，并提供更加优质的医疗服务。

四、医患关系管理对医疗纠纷与冲突的解决

医疗纠纷与冲突是医患关系中不可避免的一部分，而医患关系管理对于解决医疗纠纷与冲突起着至关重要的作用。良好的医患关系有助于促进医生和患者之间的信任和理解，从而减少医疗纠纷的发生。同时，当发生医疗纠纷时，良好的医患关系也可以为双方提供更多的沟通和协商机会，以避免事态扩大和冲突升级。

为了更好地解决医疗纠纷与冲突，医院需要从以下几个方面加强医患关系管理：

1.加强医疗质量安全管理

建立完善的医疗质量安全管理体系，包括严格遵守医疗规范、操作规程和各项规章制度，提高医疗技术水平和医疗服务质量。同时，加强医疗风险的评估和防范，及时发现和解决潜在的安全隐患。

2.强化医生职业道德教育

通过开展医生职业道德教育、法律知识培训等方式，提高医生的职业素养和法律意识，使其能够自觉遵守医疗规范，履行职责，尊重患者权益。

3.完善患者投诉处理机制

建立便捷的患者投诉渠道和处理机制，及时收集并处理患者的投诉和建议。对于确实存在问题的医疗服务，要积极采取补救措施，减少患者的不满和事态扩大。

4.加强第三方调解机制

当医患双方无法通过直接沟通解决纠纷时，可以引入第三方调解机制，如医疗纠纷调解委员会或其他相关机构。这些机构可以提供公正、中立的调解服

务，帮助双方达成和解或达成合理的解决方案。

5.依法依规处理医疗纠纷

对于涉及医疗事故、医疗差错或医疗纠纷的案件，医院应当依法依规进行处理。对于确实存在医疗过失的情况，应当及时进行赔偿和整改；对于涉及违法犯罪的行为，应当及时向有关部门报告并配合调查处理。

通过以上措施的实施，可以有效地减少医疗纠纷的发生，妥善处理已发生的医疗纠纷案件，从而维护医患关系的和谐与稳定。

第二节　患者的行为特征与患者满意度

一、患者行为心理学在医患关系管理中的应用

（一）理解患者需求，提升医患沟通

患者行为心理学在医患关系管理中的应用之一是提升医患之间的沟通。医患之间的沟通是建立互信关系的关键，医生需要理解患者的需求和情感，才能更好地提供医疗服务。通过学习和运用患者行为心理学，医生可以更好地理解患者的感受，提升沟通效果，缓解医患矛盾。

为了更好地理解患者需求，医生可以从以下几个方面入手：

1.关注患者的情绪和感受

医生要关注患者的情绪和感受，包括疼痛、焦虑、不安等。通过询问、观察和倾听等方式，了解患者的需求和困扰，以便更好地提供医疗服务。

2.建立良好的沟通氛围

医生要建立良好的沟通氛围，包括耐心倾听、尊重患者、给予反馈等。医生要避免打断患者、避免过度主观判断和解释，而是要给予患者充分表达和提问的机会。

3.运用患者行为心理学知识

医生可以运用患者行为心理学的知识，分析患者的认知、情感和行为特点。例如，了解患者对疾病的认知偏差、情绪波动的原因和行为习惯的改变

等，从而更好地与患者沟通，制定个性化的医疗服务方案。

通过以上措施的实施，医生可以更好地理解患者需求，提升医患之间的沟通效果，为患者提供更优质的医疗服务。

（二）引导患者行为，促进健康管理

患者行为心理学还可以帮助医生引导患者行为，促进健康管理。例如，通过了解患者的认知和行为习惯，医生可以制定个性化的健康管理计划，指导患者改变不良生活习惯，培养健康的行为习惯。这不仅可以提高医疗效果，也有助于预防疾病的复发和恶化。

为了更好地引导患者行为，医生可以从以下几个方面入手：

1. 了解患者的认知和行为习惯

医生要了解患者的认知和行为习惯，包括对疾病的认知、生活作息、饮食习惯等。通过与患者的交流和观察，医生可以了解患者的行为特点和生活习惯，为制定个性化的健康管理计划提供依据。

2. 制定个性化的健康管理计划

医生要根据患者的认知和行为习惯，制定个性化的健康管理计划。计划要包括饮食调整、运动锻炼、药物治疗等方面的指导和建议，以帮助患者控制疾病、预防复发。

3. 引导患者改变不良生活习惯

医生要引导患者改变不良的生活习惯，如熬夜、饮食不规律、缺乏运动等。通过与患者的沟通和教育，帮助患者认识到不良生活习惯对健康的影响，并鼓励患者逐步改变不良习惯。

4. 培养健康的行为习惯

医生要帮助患者培养健康的行为习惯，如定期检查、按时服药、合理饮食、适量运动等。通过提供指导和支持，帮助患者建立健康的行为习惯，提高生活质量。

通过以上措施的实施，医生可以更好地引导患者行为，促进健康管理，提高医疗效果和患者的生活质量。

（三）调整医疗环境，优化医疗服务

患者行为心理学还可以帮助医生调整医疗环境，优化医疗服务。通过对医疗环境的分析和设计，医生可以更好地满足患者的需求，提高患者的满意度。例如，通过了解患者的心理和行为特征，医生可以合理布局医疗设施，改善就诊流程，提高医疗服务的质量和效率。

为了更好地调整医疗环境，医生可以从以下几个方面入手：

1. 分析医疗环境

医生要对医疗环境进行分析，了解患者的心理和行为特征。例如，通过观察和交流了解患者的需求、偏好和习惯等。

2. 优化医疗设施布局

医生要根据患者的需求和行为特征，优化医疗设施布局。例如，合理安排科室和病床位置，方便患者就诊和休息；设置清晰的标识和指示牌，方便患者寻找所需信息；提供足够的停车位和候诊区域，方便患者到达和等待。

3. 改善就诊流程

医生要改善就诊流程，提高医疗服务的质量和效率。例如，优化挂号、问诊、检查、治疗等环节的时间安排和工作流程，减少患者的等待时间和烦琐程度；提供便捷的预约、问诊、取药等服务，方便患者获取医疗服务；加强医生与患者之间的沟通，提高患者的满意度和信任度。

4. 提高医疗服务质量

医生要提高医疗服务的质量，以满足患者的需求和期望。例如，加强医疗技能和知识培训，提高医生的医疗水平；加强医疗安全意识教育，减少医疗事故和差错的发生；提供个性化的医疗服务，关注患者的特殊需求和情况；加强与其他医疗机构的合作和交流，提高医疗服务的综合性和全面性。

5. 监测和评估

医生要对医疗环境和医疗服务进行监测和评估，了解患者的满意度和反馈意见。通过数据分析和管理，医生可以发现存在的问题和不足之处，及时采取改进措施，提高医疗服务的质量和效率。

通过以上措施的实施，医生可以更好地调整医疗环境，优化医疗服务，提高患者的满意度和质量。同时也有助于建立良好的医患关系，减少医疗纠纷和冲突的发生，为医院的长远发展和社会和谐做出贡献。

二、患者满意度的评价指标与调查方法

（一）患者满意度评价指标

患者满意度是衡量医疗服务质量的重要指标之一，它不仅反映了患者对医院医疗技术和服务的直接感受，也反映了医院在满足患者需求方面的表现。因此，建立科学合理的患者满意度评价指标体系，对于提高医疗服务质量，提升患者满意度具有重要意义。

评价指标可以包括以下几个方面：

1. 医疗技术水平

医疗技术是医疗服务的基础和核心，因此医疗技术水平是患者满意度评价的重要指标之一。它包括医生的诊断准确性、治疗的有效性和安全性，以及医生的专业知识和技能等方面。

2. 服务态度

服务态度是指医护人员对患者的态度和行为，包括是否热情、关心、尊重患者，是否能够详细解释病情和治疗方案，是否耐心解答患者的问题等。

3. 就医环境

就医环境是指医院的整体环境和设施，包括医院的清洁度、噪声程度、卫生状况、医疗设备的先进性和使用方便程度等。

4. 收费水平

收费水平也是患者满意度评价的一个重要指标，因为它直接关系到患者的经济负担和医院的信誉。评价指标可以包括医疗费用的透明度、合理性，以及医院是否提供价格合理的医疗服务等方面。

通过对这些指标的评估和分析，医院可以了解患者的需求和期望，找出医疗服务中的不足和问题，优化服务流程，提高患者的满意度。

（二）调查方法

为了了解患者满意度，医院可以采用多种调查方法，其中问卷调查是最常用的一种方法。问卷调查可以通过线上或线下的方式收集患者的反馈信息，具有方便快捷、成本低廉、样本量大等优点。在设计问卷时，医院需要确保问卷

的针对性和有效性，确保调查结果能够真实地反映患者的需求和期望。

1.问卷调查

问卷调查是通过向患者发放问卷，收集患者对医院医疗技术和服务质量的评价和反馈。问卷可以包括单选或多选题型，也可以包括开放性问题，让患者能够自由表达自己的意见和建议。在设计问卷时，医院需要考虑到患者的年龄、性别、职业、文化背景等差异，确保问卷的针对性和有效性。同时，医院还需要合理安排问卷的发放和回收方式，保证样本的代表性和数据的可靠性。

2.访谈调查

访谈调查是通过与患者进行面对面的交流和沟通，了解患者的需求和期望。访谈可以由专业人员或研究人员进行，也可以由医护人员进行。在访谈过程中，医护人员需要关注患者的情绪和感受，尊重患者的隐私和权利，尽可能让患者表达自己的意见和建议。

3.电话调查

电话调查是通过电话与患者进行交流和沟通，了解患者的满意度和反馈意见。电话调查具有方便快捷、成本低廉等优点，但样本量相对较小。在电话调查中，医护人员需要用温和的语言和耐心的态度与患者进行交流，了解患者的需求和期望，并做好记录和分析工作。

（三）数据分析与改进措施

收集到的数据需要进行深入的分析和处理，以发现患者满意度不高的原因和问题所在。通过数据分析，医护人员可以了解到患者在哪些方面对医疗服务不满意，哪些方面需要改进和优化。针对这些问题，医院可以采取相应的改进措施，提高医疗服务质量，提升患者满意度。

1.加强医护人员的培训和教育

医护人员的服务态度和专业水平直接影响着患者的满意度。因此，医院需要加强对医护人员的培训和教育，提高他们的服务意识和专业水平。培训和教育内容包括沟通技巧、服务态度、医疗技能等方面，可以通过内部培训、外部培训、学术交流等方式进行。

2.优化就医流程

就医流程是指患者在医院接受医疗服务的过程中的一系列流程和环节。优化就医流程可以提高医疗服务的质量和效率，提高患者的满意度。具体措施包括简化挂号流程、优化诊疗流程、提供便捷的检查结果查询服务等。

3.提高医疗设施的档次

医疗设施是医疗服务的基础和保障。提高医疗设施的档次可以提高医疗服务的水平和质量，提高患者的满意度。具体措施包括引进先进的医疗设备和技术、建立完善的医疗信息系统等。

三、患者需求与期望的分析与管理

（一）了解患者需求和期望

了解患者的需求和期望是提供高质量医疗服务的基础。医生作为患者与医院之间的桥梁，需要与患者建立良好的沟通和信任关系。在诊疗过程中，医生需要关注患者的病情、关注点、需求等，通过仔细地询问和关心，了解患者的具体情况和需求。同时，医院还可以通过设置意见箱、满意度调查等多种渠道，收集患者的反馈信息，进一步了解患者的需求和期望。

通过深入了解患者的需求和期望，医生可以更好地为患者提供个性化的医疗服务。例如，对于一些患有慢性疾病的患者，他们可能需要长期的药物治疗和健康管理。医生需要与患者进行深入的沟通和交流，了解他们的治疗需求和期望，为他们制定个性化的治疗方案。同时，医生还需要根据患者的实际情况和客观条件，尽可能地满足他们的合理需求和期望。

（二）分析需求和期望的合理性

对于患者的需求和期望，医生需要进行客观的分析和评估。有些需求和期望可能是合理的，有些则可能是不切实际的。因此，医生需要与患者进行深入的沟通和交流，帮助他们理性地对待一些难以实现的需求和期望。同时，医生还需要根据患者的实际情况和客观条件，尽可能地满足他们的合理需求和期望。

在评估患者需求和期望的合理性时，医生需要考虑以下几个方面：

1.患者的病情和治疗方案

医生需要评估患者的病情和治疗方案，了解患者的治疗需求和期望是否符合实际情况和治疗方案。

2.医疗技术的限制

医生需要明确医疗技术的限制和局限性，了解哪些需求和期望是可以实现的，哪些是无法实现的。

3.医疗资源的有限性

医生需要考虑医疗资源的有限性，了解医院的能力和资源限制，评估患者需求和期望的合理性。

4.患者的心理状况

医生需要考虑患者的心理状况，了解患者是否存在焦虑、恐惧等情绪问题。对于一些存在心理问题的患者，医生需要帮助他们调整心态，理性对待治疗过程和结果。

（三）管理需求和期望的落实

为了满足患者的需求和期望，医院需要建立一套完善的管理机制。这个机制包括对患者需求和期望的记录、分析、评估、处理和反馈等环节。同时，医院还需要明确各部门的职责和分工，确保患者的需求和期望能够得到及时、准确、全面地落实和解决。

1.记录和分析患者需求和期望

医生需要将患者的需求和期望进行记录和分析，了解患者的具体情况和关注点。同时，医生还需要对患者的需求和期望进行分类和分析，了解哪些是合理的、哪些是不切实际的。

2.评估患者需求和期望的可行性

医生需要根据患者的实际情况和客观条件，评估患者需求和期望的可行性。对于一些可行的需求和期望，医生需要制定相应的治疗方案和管理计划；对于一些不可行的需求和期望，医生需要与患者进行深入的沟通和交流，帮助他们理性地对待治疗过程和结果。

3.处理和解决患者需求和期望

一旦评估认为患者的需求和期望是可行的，医生就需要采取积极的措施来处理和解决这些问题。这包括与患者共同制定个性化的治疗方案、提供必要的医疗咨询和支持、协调各部门的合作等。在处理患者需求和期望的过程中，医生需要注重细节和质量，确保患者能够得到最好的医疗服务。

四、患者教育与患者参与的重要性与实施策略

（一）患者教育的重要性

患者教育是提高医疗服务质量的重要手段之一。它可以帮助患者了解自己的病情、掌握正确的治疗方法、提高自我管理能力等。通过患者教育，不仅可以帮助患者更好地配合医生的治疗方案，还可以增强他们的信心和勇气对于战胜疾病具有积极的作用。同时，也有助于提高患者的满意度对医院的声誉和形象具有积极的影响。

（二）患者参与的重要性

患者参与是现代医疗模式中的重要组成部分，它能够促进医患之间的沟通和互动，提高医疗服务的针对性和有效性。患者参与可以包括以下几个方面：患者主动表达自己的需求和期望、参与医疗决策、提供病情信息等。通过患者参与，医生可以更加全面地了解患者的病情和治疗方案，提高医疗效果和患者满意度。

（三）实施策略

为了促进患者教育和患者参与，医院可以采取以下实施策略：

1.提供多样化的教育形式

医院可以开展各种形式的患者教育活动，如健康讲座、康复训练营、病友交流会等，以满足不同患者的需求和兴趣。

2.建立参与平台

医院可以建立患者参与平台，鼓励患者提供病情信息和治疗建议。例如，可以设立患者满意度调查、医疗质量监督等渠道，让患者能够积极参与到医疗服务改进中。

3.加强医护人员的培训

医院需要加强对医护人员的培训和教育，提高他们对患者教育和患者参与

的认识和技能，以更好地满足患者的需求和期望。

4.建立激励机制

医院可以建立激励机制，鼓励医护人员和患者积极参与患者教育和患者参与活动。例如，可以设立奖励机制，对优秀的医护人员和积极参与的患者进行表彰和奖励。

第三节　建立良好医患关系的要领

一、建立信任与沟通的良好基础

（一）全心全意地为患者服务

作为医生，应该将患者的利益放在首位，全心全意地为他们服务。这意味着要以患者的需求和期望为导向，积极投入到诊疗过程中，确保给予患者最佳的医疗护理和关怀。全心全意为患者服务的核心是尽力满足患者的需求，提供安全、有效、人性化的治疗。

首先，应该尽可能地了解患者的个人情况，包括病史、家庭背景、生活环境等。通过与患者建立良好的沟通和信任关系，可以更好地了解他们的身体状况和需求，为其量身定制适合的治疗方案。

其次，要确保在医疗过程中，给予患者充分的关注和细致的护理。这包括提供舒适的就诊环境，关注患者的痛苦和不适，及时给予缓解措施，以及在治疗过程中对患者进行持续的监测和关注。

此外，还要注重沟通与交流。在与患者沟通时，应以平等、尊重的态度对待他们，倾听他们的意见和建议。通过与患者的积极互动，可以更好地了解他们的需求和期望，并及时调整诊疗方案，提高治疗效果。

最后，要不断提升自身的专业能力和医疗水平，为患者提供最新的治疗方法和技术。应保持对学术知识的持续学习和更新，参与学术会议和培训，不断提高自己的专业素养和技术能力。通过不断提升自身的医疗水平，可以为患者提供更为精准和安全的医疗服务。

（二）倾听与理解患者

在诊疗过程中，医生要始终保持倾听和理解的态度，尊重患者的个人感受和需求。只有深入倾听患者的声音，才能更好地了解他们的病情和所面临的问题，从而为他们提供更加精准和有效的治疗。

首先，要给予患者足够的时间和空间，让他们表达自己的意见和感受。在诊室里，应以平等和尊重的态度对待患者，主动询问他们的问题和疑虑，并真正倾听他们的回答。

其次，要善于运用开放性问题和探索性语言，引导患者主动分享自己的症状和体验。通过与患者的深入沟通，可以获取更多的信息和线索，从而更准确地诊断疾病和制定治疗计划。

同时，还要学会正确解读和理解患者的非言语表达，如面部表情、肢体语言和眼神交流等。这些细微的变化可能包含着患者的内心感受和需求，通过观察和解读，可以更好地了解患者的心理和情绪状态，为他们提供相应的支持和帮助。

最后，要拓宽沟通的渠道和方式。除了面对面的沟通，还可以利用电话、邮件等方式与患者保持联系，了解他们的康复情况和需求。此外，还可以通过建立社交媒体平台和在线健康咨询平台，为更多的患者提供医疗建议和指导。

通过倾听与理解患者，可以建立起良好的沟通基础，增强医患之间的信任和互动，从而为患者提供更加个性化和有效的医疗服务。

（三）提供专业、透明和及时的医疗信息

在与患者沟通时，医生应尽可能提供专业、透明和及时的医疗信息，帮助患者理解和参与治疗过程。

首先，应以简明易懂的语言向患者解释病情、诊断结果和治疗方案。尽量避免使用过多的专业术语，而是用通俗的语言向患者传递复杂的医学知识。通过简单明了的表述，患者可以更好地理解自己的病情和治疗方案，做出明智的决策。

其次，要注重透明度，在向患者提供医疗信息时，要确保信息的准确性和真实性。避免隐瞒或夸大病情，给予患者正确的医疗认知和期望。同时，当治疗中出现意外或变化时，要及时向患者说明情况，并与其共同商讨后续治疗方案。

此外，还要积极回答患者的问题和疑虑。无论是针对治疗过程中的不适感，还是疾病预后、用药副作用等方面的问题，都应提供及时明确的答复。在回答问题时，要以专业知识为基础，结合具体病例和科学研究结果，为患者提供准确和可信的医疗信息。

最后，要利用多种沟通渠道和工具，确保患者可以及时获取医疗信息。对于一些重要的医疗结果和建议，可以书面形式向患者提供，以便他们可以随时回顾和参考。同时，还可以推广和利用在线健康平台，为患者提供便捷的医疗咨询和指导。

通过提供专业、透明和及时的医疗信息，可以增加患者对治疗的信心，帮助他们更好地理解和应对病情，积极参与治疗过程，提高治疗效果。

二、尊重与关爱患者的权益与尊严

（一）尊重患者的自主权

医生应该尊重患者的自主权，这意味着医生应该认识到患者作为个体拥有自主选择治疗方案的权利。患者对于自己的健康和身体有自己的判断和意愿，医生应该在尊重这些选择的基础上进行诊断和治疗。医生需要通过与患者的充分沟通，了解患者的需求、价值观和期望，以便根据患者的情况提供个性化的治疗方案。

医生在尊重患者的自主权的同时，还应该向患者提供全面的医疗信息。这包括详细介绍各种治疗方案的利弊、风险和预后，以便患者能够充分了解自己所面临的抉择。医生应当采用易于理解的语言，避免使用专业术语，确保患者能够准确理解相关信息，并为患者提供必要的支持和指导，使其能够做出明智的决策。

（二）保护患者的隐私权

医生的所有行为都应该严格遵守患者隐私保护的原则。医生在诊疗过程中必须尊重和保护患者的个人信息和隐私权，不得将其泄露给未经授权的人员或机构。医生需要采取安全措施，确保患者的个人信息在传输、存储和处理过程中不被非法获取或滥用。

医生在与患者进行沟通时，应尽量保证私密性和机密性。医生应在适当的环境下与患者进行私密对话，并仅向有关人员披露患者的个人信息，如有必要，需经过患者的明确同意。在使用电子健康记录系统等信息技术工具时，医生应采取措施确保患者的个人信息安全，并遵守相关的隐私法律法规。

（三）给予患者必要的关爱与支持

除了提供医疗上的帮助，医生还应该关注患者的心理需求，给予他们必要的关爱与支持。患者在面对重大疾病时常常会感到恐惧、焦虑和无助，医生应该耐心倾听患者的痛苦和困惑，积极与患者建立信任关系。

医生可以通过心理疏导和支持来帮助患者应对疾病的心理压力。医生可以向患者提供有关疾病的详细信息，解释治疗过程中可能出现的副作用和并发症，并提供针对性的建议和指导，帮助患者更好地应对治疗过程中的困难和挑战。

此外，医生还应与其他医疗团队成员合作，为患者提供全面的护理服务。例如，在手术后的康复过程中，医生可以与康复师、营养师等专业人员合作，为患者提供个性化的康复计划和饮食指导，以促进患者的身体恢复和心理健康。

三、提供个性化与综合性的医疗服务

（一）提供个性化的诊疗方案

每个患者的病情都是独特的，医生应根据患者的个体差异制定个性化的诊疗方案。这包括治疗方案的选择、药物剂量的调整等，以便更好地满足患者的需求。

个性化诊疗方案的制定是基于每个患者的病情、身体状况、疾病发展趋势以及患者的个人喜好和生活环境等因素进行综合考虑的过程。在制定个性化诊疗方案时，医生需要进行详细的病史询问、体格检查和必要的实验室检验，以获得准确的疾病诊断和评估患者的病情严重程度。

根据不同病情和个体差异，医生可以选择合适的治疗方法和药物。对于某些疾病，如心脏病、高血压等慢性疾病，医生可能需要根据患者的年龄、性别、家族病史、并发症等因素来确定最佳的治疗方案。

诊疗方案的个性化还包括药物剂量的调整。每个人对药物的反应有所不同，因此，在制定个性化治疗方案时，医生需要根据患者的体重、代谢率、肾功能等因素来确定合适的药物剂量。药物剂量的个体化调整可以提高治疗效果，减少副作用，同时也可以提高患者的依从性和治疗效果。

（二）注重综合性治疗

除了针对病症本身的治疗，医生还应关注患者的整体健康状况。例如，对于患有慢性疾病的患者，医生应在治疗过程中兼顾其他并发疾病的治疗和预防，以实现综合性治疗的目标。

综合性治疗是一种将多种治疗方法综合应用于患者的治疗策略。它不仅包括药物治疗，还可以包括手术治疗、物理治疗、康复训练、心理支持等多种治疗手段的综合运用。通过综合性治疗，医生可以针对患者的病情和个体差异选择最适合的治疗方法，从而提高治疗效果。

在进行综合性治疗时，医生需要全面评估患者的身体状况和病情严重程度，综合考虑患者的需求和治疗目标。例如，对于一位患有糖尿病的患者，医生可能会采用药物治疗控制血糖水平，并结合饮食指导和运动推荐来改善患者的整体生活方式。此外，医生还应关注患者的并发症，如心血管疾病、肾脏疾病等，并根据需要进行相应的治疗和预防。

综合性治疗不仅可以改善患者的症状，还可以提高患者的生活质量和健康水平。通过综合性治疗，医生可以更全面地关注患者的身心健康，并提供全面的治疗方案，以满足患者的需求。

（三）关注患者的全程医疗需求

医生不仅要关注患者的病情治疗，还要关注他们在整个医疗过程中的需求。这包括为他们提供必要的医疗咨询、康复指导、家庭护理等，以确保患者在整个医疗过程中得到全面的关怀。

在医疗过程中，医生应与患者进行充分的沟通，了解他们的需求和关注点。医生可以向患者提供详细的疾病信息和治疗计划，解答他们可能存在的疑问和困惑。此外，医生还可以为患者提供必要的心理支持和康复指导，帮助他们更好地应对疾病和治疗过程中的困难和挑战。

在患者出院后，医生应继续关注他们的康复情况，并提供相应的随访服务。医生可以对患者进行定期复诊，并根据需要进行进一步的检查和治疗。同时，医生还可以向患者提供必要的家庭护理指导，帮助他们在家庭环境中更好地管理自己的疾病。

四、加强医生与患者之间的关系建设

（一）建立良好的沟通渠道

医生应与患者建立良好的沟通渠道，以便及时了解患者的病情变化、解答他们的疑问并给予必要的建议。通过有效的沟通，可以增强患者对医生的信任感，从而更好地配合治疗。

（二）定期收集患者反馈

医生应定期收集患者对医疗服务的反馈意见，以便及时发现并改进存在的问题。通过收集反馈，医生可以更好地了解患者的需求和期望，从而不断提高医疗服务质量。

（三）组织健康宣教活动

医生可以通过组织健康宣教活动，向患者传授健康知识、提高他们的健康素养和自我管理能力。这不仅可以增强患者的健康意识，还能帮助他们更好地管理自己的疾病、提高生活质量。

第四节　医患关系管理沟通技巧

一、良好沟通在医患关系管理中的重要性

（一）建立信任关系

良好的医患沟通是建立医生与患者信任关系的重要基础。在医疗过程中，医生应积极倾听患者的言语和非言语表达，理解并关心患者的需求和关注点。通过尊重患者、关注患者的感受和意见，医生能够获得患者的信任，并建立起稳固的医患关系。

首先，医生应建立良好的沟通环境。医院的工作环境应该是温馨、舒适、安静的，让患者感到放松和安心。此外，医生和患者之间的语言、文化差异也需要被充分考虑，医生可以采用患者容易理解的方式进行沟通，避免使用过于专业化或难以理解的术语，确保患者能够充分理解医生的意思。

其次，医生应具备良好的沟通技巧。医生应以积极的姿态与患者进行互动，表现出真诚和友善的态度。在沟通中，医生应注意言辞的准确性和用词的恰当性，避免使用冷漠或威胁性的语言。医生还应该创造机会让患者表达自己的疑虑和担忧，并且给予耐心和关怀的回应。

（二）增强患者合作性

有效的医患沟通可以提高患者的合作性，促使患者积极配合治疗。医生通过向患者解释病情、治疗方案和预后等相关信息，让患者对自己的疾病有更清晰的认识，从而增强其主动性和配合度。

首先，医生应以简明扼要的方式向患者解释疾病的原因、发展过程以及可能的后果。医生可以使用易于理解的语言和图表，帮助患者理解疾病的复杂性和严重性。同时，医生还应重点强调治疗的必要性和效果，让患者明白积极配合治疗对于康复的重要性。

其次，医生应与患者共同制定治疗计划。医生可以根据患者的个体特点和

偏好，与其共同决定治疗的步骤和方式。患者参与治疗决策的过程能够增强其主动性和责任感，提高治疗的合作性。

最后，医生应定期与患者进行沟通，了解其在治疗过程中的感受和效果。通过及时了解患者的反馈和意见，医生可以对治疗计划进行调整和优化，提高治疗的个性化和效果。

（三）提高医疗质量

良好的医患沟通对于提高医疗质量具有重要作用。通过与患者建立亲密的沟通关系，医生可以更准确地了解患者的病情、病史和用药情况，为其提供更准确的诊断和个性化的治疗方案。

首先，沟通有助于医生全面了解患者的病情。医生通过与患者交谈，获取患者的主观症状描述和客观体征表现，可以更准确地判断病情的严重程度和发展趋势。此外，医生还可以询问患者的病史、家族病史和生活习惯等，从而辅助诊断和制定治疗方案。

其次，沟通有助于医生提供个性化的治疗方案。通过与患者深入交流，医生可以了解其对治疗的期望和需求，根据患者的个体差异和偏好，制定合适的治疗计划。个性化的治疗方案能够更好地满足患者的需求，提高治疗的效果和患者的满意度。

最后，沟通有助于医生及时获取患者的反馈和调整治疗计划。在治疗过程中，医生可以通过与患者的沟通，了解其对治疗效果的感受和评价，及时发现问题和不良反应，并采取相应的措施进行调整和改进。这样可以提高治疗的安全性和有效性，最终提高医疗质量。

二、有效沟通的原则与技巧

（一）尊重和关注患者

医生应该以尊重、理解和关心的态度对待患者，将患者放在首位，尊重患者的人格尊严和价值，给予他们充分的关注。在与患者交流时，医生应当展现温和友善的态度，体现医疗人员的职业道德和医学伦理。医生应当尊重患者的隐私权，不侵犯其个人隐私，保护患者的个人信息。

医生应当倾听患者的需求和意见，认真倾听并尊重患者的选择和决策。通过与患者的双向沟通与互动，医生可以更好地了解患者的心理和生理状态，建立良好的医患关系。

（二）清晰明了地传递信息

医生在向患者传递信息时应该使用简洁明了的语言，避免使用过多的专业术语，使患者能够理解和接受所传达的信息。医生需要根据患者的背景和认知水平来调整语言的表达方式，确保患者能够正确理解医学知识和治疗方案。

医生需要向患者提供充分的信息，包括疾病的形成原因、病程发展、治疗方法和预后等方面的内容。医生应当确保信息的准确性和可靠性，并根据患者的需求提供额外的解释和资料，帮助患者做出明智的决策。

（三）积极倾听和反馈

医生应该耐心倾听患者的意见、疑虑和需求，给予积极的反馈和回应。医生需要关注患者的情绪和感受，给予情感支持和安抚。在与患者交流时，医生应当避免中断患者的发言，给予足够的时间和空间，让患者充分表达自己的想法。

医生在与患者沟通时，应及时提供信息，解答患者的疑问，确保患者对治疗方案和医疗过程有清晰的了解。医生需要向患者明确表示自己会有意识地关注他们的意见，并将其纳入治疗决策的考量范围。

（四）非语言沟通技巧

医生在与患者交流中应注重肢体语言、面部表情和眼神交流。通过合理的肢体动作和表情，医生可以传递情感和信息，增强沟通效果。医生的肢体语言和面部表情应该与所传达的信息保持一致，以便者更好地理解和接受。

医生应该用温和、善意的眼神与患者进行交流，展现关切和支持的态度。医生应该避免冷漠、疏离的表情和姿态，使患者感到被尊重和被认可。

三、处理医疗纠纷与矛盾的沟通策略

（一）及时回应和解释

对于患者的投诉和不满意，医生和医院应及时回应并进行解释，理解和尊重患者的情绪和需求，积极寻求问题的解决方案。

当患者提出投诉或表达不满时，医生和医院应立即回应，展示关注和关怀。医生应主动与患者进行沟通，倾听他们的意见和抱怨，并积极寻求解决问题的办法。医生应表达对患者不满意的理解，并向其解释医疗过程中的原因和细节。

解释过程中，医生应以清晰、准确的语言陈述事实。医生可以向患者提供相关的证据和资料，以支持他们的解释和说明。医生需要向患者提供详细的医学知识，使患者能够理解医疗决策的依据和过程。

在回应和解释过程中，医生需要保持耐心、冷静的态度，并尊重患者的感受和意见。医生应积极倾听患者的想法，关注他们的需求，并寻求妥善解决问题的办法。医生可以提供改进措施，并与患者共同商讨和决策，在保障医疗质量的前提下，满足患者的合理需求。

（二）以事实为依据

在处理医疗纠纷时，医生和医院应以客观、准确的事实为依据，提供证据和理由，向患者清晰地解释和说明。

面对医疗纠纷，医生和医院应坚持以事实为依据，向患者提供客观、准确的信息。医生需要收集和整理有关证据，如病历记录、化验报告、影像学检查结果等，以支持他们的解释和辩解。

医生在解释时，应以简明易懂的语言向患者阐明医疗过程中的细节和原因。医生需要向患者解释医疗决策的考虑因素、风险和益处，以及可能出现的并发症和不良反应。医生还应指出自己的专业知识和经验，使患者能够理解医疗决策的科学性和合理性。

在解释过程中，医生应坦诚面对可能的错误和疏忽，并向患者道歉。医生可以向患者提供解决问题的办法，并承诺采取措施防止类似情况再次发生。

（三）调解与协商

在处理医疗纠纷时，可以通过调解和协商的方式寻找双方都能接受的解决方案。引入第三方专业人士进行调解，帮助医患双方达成和解。

当医患双方无法直接达成一致意见时，可以寻求调解机构或第三方专业人士进行调解和仲裁。调解人员应具备专业的医学知识和调解经验，能够公正、中立地处理医患双方的矛盾。

调解过程中，调解人员应充分听取医患双方的意见和诉求，并积极引导双方进行有效的沟通和协商。调解人员需要主持会议，促使双方就纠纷的事实、责任、补偿等问题进行讨论和达成共识。在调解过程中，调解人员应保护医患双方的合法权益，维护公平和公正。

调解结束后，双方可以签署协议书，约定解决纠纷的具体办法和赔偿方式。调解协议具有法律效力，双方应按照协议内容履行相应的义务。

（四）建立投诉和反馈机制

建立健全的医疗投诉和反馈机制，鼓励和支持患者提出合理的意见和建议，及时处理和回应患者的投诉，优化医疗服务质量。

医院应建立完善的投诉和反馈机制，为患者提供渠道，使他们能够方便地提出投诉和意见。医院应向患者主动宣传该机制，并告知他们可以通过书面、电话、网络等方式提出投诉和反馈。

医院需要设立专门的部门或委员会负责处理和跟进投诉和反馈事项。医院应及时受理患者的投诉，并进行认真的调查和核实。在处理投诉过程中，医院应与患者进行有效的沟通和协商，尽快解决问题，消除患者的不满。

同时，医院应通过投诉案例的分析和总结，发现问题的根源，并采取相应的措施进行改进。医院可以组织相关培训和教育活动，提高医护人员的专业水平和服务意识。

医院还可以建立患者满意度调查机制，定期评估医疗服务质量，并根据患者的反馈进行优化和改进。医院应积极回应患者的反馈，及时向患者反馈结果，并告知他们已经采取的措施。

通过建立健全的投诉和反馈机制，医院能够及时了解患者的需求和意见，并采取相应的措施优化医疗服务质量，提升患者的满意度和信任度。

第十三章　公共卫生管理

第一节　公共卫生管理的定义与重要性

一、公共卫生管理的概念与内涵

公共卫生管理是一个跨学科、跨领域的综合性管理，它以预防和控制疾病、促进健康、提高生命质量为目标，通过制定和实施一系列的卫生政策和措施，对公共卫生系统进行组织、协调、领导和控制。公共卫生管理涵盖了广泛的领域，包括传染病预防控制、慢性病管理、精神卫生服务、环境卫生改善、健康教育等。公共卫生管理的内涵包括以下几个方面：

1. 预防和控制疾病

公共卫生管理的核心是预防和控制疾病，通过加强疾病监测和预警，采取有效的预防和控制措施，减少疾病的发生和传播。

2. 促进健康

公共卫生管理不仅关注疾病的预防和控制，还注重促进人们的健康。通过开展健康教育、健康促进等活动，提高公众的健康意识和健康素养，培养健康的生活方式。

3. 提高生命质量

公共卫生管理关注提高每个人的生命质量，通过提供公平、可及的卫生服务，满足人们的健康需求，提高生活质量。

4. 跨学科合作

公共卫生管理需要多学科的合作和协调，包括医学、社会科学、经济学、管理学等多个领域。通过跨学科的合作，共同解决公共卫生问题。

5.政策制定和实施

公共卫生管理涉及政策的制定和实施，包括制定卫生法律法规、制定卫生计划和政策等。政策制定和实施需要充分考虑公众的需求和利益。

二、公共卫生管理对社会健康的重要意义

公共卫生管理在社会健康保障方面具有重要意义，可以保障公众健康、提高医疗卫生服务水平、促进社会和谐稳定、推动经济发展、提升国际形象等，进而为全面提升社会的健康水平和促进可持续发展做出了重要贡献。具体来说：

第一，保障公众健康。公共卫生管理通过预防和控制疾病，促进健康，提高生命质量，为公众提供全面的健康保障。通过加强公共卫生管理，可以有效地减少疾病的传播和发生，降低公众的疾病风险。

第二，提高医疗卫生服务水平。公共卫生管理通过对医疗卫生服务的组织、协调和管理，可以提高医疗卫生服务的效率和质量。通过加强公共卫生管理，可以优化医疗卫生资源的配置，提高医疗服务的可及性和公平性。

第三，促进社会和谐稳定。公共卫生管理是社会和谐稳定的重要组成部分。通过加强公共卫生管理，可以有效地应对突发的公共卫生事件，维护社会稳定。同时，公共卫生管理还可以促进社区参与和合作，加强社会团结和互助。

第四，推动经济发展。公共卫生管理对于经济发展也具有积极的作用。健康的公众可以更好地参与经济活动，提高生产力和创造力。同时，公共卫生管理还可以改善投资环境和生活质量，吸引更多的投资和人才。

第五，提升国际形象。公共卫生管理水平的提高可以提升国家的国际形象和地位。在国际上，一个国家的公共卫生管理水平反映了其社会发展和文明进步的程度。加强公共卫生管理可以提高国家在全球舞台上的形象和地位。

第二节　公共卫生事件的应对策略

一、公共卫生事件的组织与协调机制

（一）建立应急指挥中心

在面对公共卫生事件时，医院应建立应急指挥中心，负责全面统筹和协调工作。应急指挥中心应由医院领导、相关科室负责人和专家组成，共同制定和执行应急预案，确保资源的合理分配和应对措施的迅速实施。应急指挥中心的主要职责包括：

应急指挥中心主要职责。

1. 统筹协调

应急指挥中心应负责全面统筹和协调医院各部门的工作，确保公共卫生事件发生时各项应对措施能够迅速、有效地实施。

2. 资源调配

应急指挥中心应掌握全院的资源情况，包括人力、物力、财力等，根据需要合理调配资源，确保资源的有效利用。

3. 决策支持

应急指挥中心应组织专家进行风险评估、形势研判等，为医院领导提供决策支持，确保应对措施的科学性和有效性。

4. 信息沟通

应急指挥中心应负责各科室之间的信息沟通，及时传递疫情信息、工作进展和其他重要事项，确保信息的畅通和共享。

5. 监督执行

应急指挥中心应对各科室的应对工作进行监督和评估，确保各项措施的执行到位和效果达到预期。

（二）建立多部门协作机制

公共卫生事件的处理需要医院各部门的协同合作。医院应建立多部门协作机制，确保信息共享、资源整合和行动一致。各科室应明确职责，积极配合，共同应对公共卫生事件。多部门协作机制应包括以下几个方面：

第一，职责明确。各科室应明确在公共卫生事件中的职责和任务，做到分工明确、责任清晰。

第二，信息共享。各科室应及时传递疫情信息和相关数据，确保信息的及时共享和数据的准确分析。

第三，资源整合。各科室应积极整合资源，包括人力、物力、财力等，共同应对公共卫生事件。

第四，行动一致。各科室应按照统一的指挥和调度，积极配合行动，确保各项应对措施的协调一致。

第五，互相学习。各科室之间应加强交流和学习，分享经验和技巧，提高整体协作能力和应对水平。

（三）加强对外协作与信息交流

医院应积极与政府、社区和其他医疗机构加强协作，形成联防联控的工作格局。通过信息交流，及时获取政策指导、疫情信息和其他单位的经验，为应对公共卫生事件提供有力支持。同时，医院还应与科研机构合作，共同开展公共卫生事件相关研究，提高防控水平。对外协作与信息交流应包括以下几个方面：

医院与政府协作。医院应与政府保持密切联系，及时了解政策指导和工作要求。通过与政府合作，共同制定和执行公共卫生政策，提高防控效果。

医院与社区合作。医院应与社区建立联动机制，积极参与社区防控工作。通过向社区提供技术支持、健康教育等支持，加强社区防控能力。

医院与其他医疗机构合作。医院应与其他医疗机构建立协作关系，实现信息共享、资源整合和经验交流。通过跨机构的合作，共同应对公共卫生事件。

医院与科研机构合作。医院应与科研机构合作，共同开展公共卫生事件相关研究。通过科学研究，提高防控水平和应对能力。同时，医院还应积极推广和应用新技术、新方法，提高医疗技术和防控效果。

二、公共卫生事件的风险评估与应急预案

（一）风险评估

医院对公共卫生事件进行风险评估是至关重要的。通过定期收集和分析与公共卫生事件相关的数据，医院可以获取事件发生的可能性、影响范围和严重程度等方面的信息。这些信息对于医院及时调整应急预案、确保防控措施的有效性具有决定性的作用。

在进行风险评估时，医院需要建立一套完善的风险评估体系，包括确定评估对象、收集相关数据、选择合适的评估方法、进行风险分析、制定相应的应对措施等步骤。其中，评估对象可以是医院内部的不同科室、部门，也可以是医院所在社区、地区等。收集的数据包括疫情信息、病人就诊数据、医疗资源使用情况等，这些数据可以通过公共卫生部门、医疗机构和科研机构等渠道获取。选择合适的评估方法需要根据不同的评估对象和数据类型进行选择，例如定性分析、定量分析、风险矩阵等。风险分析包括对风险发生的可能性、影响范围和严重程度等进行评估，以确定风险等级。制定相应的应对措施需要根据风险分析结果，制定相应的防控措施和应急预案。

在进行风险评估的过程中，医院需要注重以下几点：第一，及时获取数据和信息，进行快速有效的评估，以便及时调整应急预案。第二，评估结果要准确可靠，需要选择合适的评估方法和工具，同时要注重数据的真实性和可靠性。第三，评估范围要全面，需要考虑各种可能的风险因素和影响，避免遗漏重要信息。第四，制定的应对措施要具有可操作性，能够得到有效执行和落实，以达到防控效果。

（二）应急预案制定

医院应根据风险评估结果，结合自身实际情况，制定相应的应急预案。预案应包括防控目标、组织架构、应对措施、资源分配和宣传教育等方面。

1.防控目标

应急预案的制定首先要明确防控目标，例如降低病死率、减少传播途径、控制疫情扩散等。

2.组织架构

医院需要建立完善的组织架构，明确各部门的职责和任务，确保应急预案的顺利实施。组织架构包括指挥决策层、技术指导层和现场执行层等。

3.应对措施

针对不同的公共卫生事件类型和风险等级，医院需要制定相应的应对措施。例如，对于疫情爆发，需要采取隔离、治疗、追踪接触者等措施；对于食物中毒事件，需要采取封存食品、调查病因、治疗患者等措施。

4.资源分配

医院需要合理分配人力、物力和财力等资源，确保应急预案的顺利实施。资源分配要考虑到不同科室、部门的实际情况和需求，同时要注重资源的有效利用和合理配置。

5.宣传教育

医院需要加强宣传教育，提高医护人员和公众的防控意识和能力。宣传教育内容包括疫情防护知识、个人防护知识、心理健康知识等。

6.其他重点

同时，预案应根据事件的发展变化及时进行调整和完善。在制定应急预案时，医院需要注重以下几点：第一，要有针对性。针对不同的公共卫生事件类型和风险等级，制定相应的应对措施和预案。第二，可操作性强。预案应具有可操作性，能够得到有效执行和落实，以达到防控效果。第三，有一定的灵活性。预案应具有一定的灵活性，能够根据事件的发展变化及时进行调整和完善。第四，系统性。预案应综合考虑各种因素和环节，形成完整的系统，以确保整体效果。

（三）应急培训与演练

为确保应急预案的有效实施，医院应定期组织应急培训和演练。培训内容包括应急处置技能、个人防护知识和消毒隔离措施等；演练应模拟真实事件场景，检验应急响应能力的熟练程度和有效性。通过培训和演练，提高医护人员应对公共卫生事件的能力。

应急培训和演练是医院应急管理工作的重要环节，其目的是提高医护人员的应急处置能力和自我保护意识，检验应急预案的可行性和有效性。在开展应急培训和演练时，医院需要注重以下几点：

1. 培训内容要全面

应急培训应采用多种方式进行，包括理论授课、案例分析、模拟演练等，以提高医护人员的实际操作能力和应对能力。

2. 演练要模拟真实场景

演练应模拟真实事件场景，包括病人的发现、报告、处置等环节，以检验应急响应能力的熟练程度和有效性。

3. 培训和演练要有计划性

医院应制定应急培训和演练计划，定期开展培训和演练活动，以提高医护人员的应急意识和能力。同时要注重对培训和演练结果的评价和反馈，及时总结经验教训，不断完善和提高医院的应急管理工作水平。

三、公共卫生事件的信息发布与宣传教育

（一）信息收集与报告

医院作为公共卫生服务的主要提供者，应建立完善的信息收集与报告机制，以及时获取公共卫生事件的相关信息。通过建立监测和预警系统，医院可以全面掌握公共卫生事件的动态变化趋势，为决策提供科学依据。同时，医院还应当向上级主管部门报告事件的进展情况，确保信息的畅通和有效应对。

具体而言，医院需要加强内部信息的收集和报告。这包括对患者就诊过程中的异常反应、疑似群体性疾病或突发公共卫生事件的观察和记录。同时，医院还需要与当地疾控中心、卫生行政部门等建立紧密的合作关系，实现信息共享和协同应对。通过定期举行信息交流会议，共同研判公共卫生事件的形势和应对措施，提高决策的及时性和准确性。

（二）信息发布

医院应当根据相关规定和要求，及时、准确地发布公共卫生事件的信息。信息发布的内容应包括事件的基本情况、发展趋势、防控措施和相关建议等。通过媒体、官方网站、社交平台等多种渠道发布信息，提高公众的知晓率和防

控意识。

在信息发布的过程中，医院需要确保信息的真实性和准确性。同时，医院还应当注重与公众的沟通和互动，及时回应公众的关切和疑虑。此外，医院还可以通过开展健康宣教活动、发放宣传资料等方式，提高公众的健康素养和自我防护能力。

（三）宣传教育

宣传教育是提高公众对公共卫生事件认知度和防范意识的重要手段。医院应当通过各种渠道和形式，如宣传栏、海报、微信公众号等，广泛开展宣传教育活动。宣传内容应包括个人防护知识、健康生活方式、疫苗接种等方面的知识，提高公众的健康素养和自我防护能力。

具体而言，医院可以通过以下措施开展宣传教育：

1.制作宣传海报和宣传册

医院可以制作针对不同公共卫生事件的宣传海报和宣传册，张贴在医院显眼位置或发放给患者及家属，提高公众的认知度和防范意识。

2.微信公众号推送

医院可以通过微信公众号定期推送公共卫生事件的相关知识和防范措施，增加公众的知晓率和自我防护能力。

3.开展健康讲座和培训

医院可以组织专家开展健康讲座和培训，向公众普及公共卫生事件的相关知识和应对措施，提高公众的健康素养和自我防护能力。

4.制作宣传视频

医院可以制作针对公共卫生事件的宣传视频，通过互联网、电视等媒体播放，提高公众的认知度和防范意识。

5.开展心理健康教育和心理疏导工作

针对公共卫生事件可能带来的心理问题，医院应当组织专业的心理医生开展心理健康教育和心理疏导工作，缓解公众的紧张情绪和焦虑心理。

通过以上措施，医院可以有效地提高公众对公共卫生事件的认知度和防范意识，为预防和控制公共卫生事件提供有力的支持。同时，医院还应当根据实际情况不断调整和完善宣传教育措施，确保其针对性和有效性。

第三节　提高公共卫生服务的质量和效率

一、公共卫生服务的目标与要求

（一）目标

医院公共卫生服务的目标主要包括提高公众健康水平、预防和控制疾病、促进社区健康等。具体来说，医院需要通过提供优质的医疗保健服务，满足人民群众的健康需求，同时积极参与到公共卫生事业中，为促进社会和谐稳定做出贡献。

（二）要求

1. 公平可及

医院应确保公共卫生服务公平可及，不因地区、收入等因素而产生差异。同时，医院需要关注弱势群体，为他们提供必要的医疗援助和优惠。

2. 质量保障

医院提供的公共卫生服务应达到相应的质量标准，确保服务的安全性和有效性。医院需要建立完善的质控体系，对服务过程进行全面监控，确保服务质量和患者安全。

3. 持续改进

医院应不断改进公共卫生服务，提高服务质量和管理水平。通过定期评估和总结，发现存在的问题和不足，并采取相应的措施进行改进。

4. 科学规范

医院公共卫生服务的开展应遵循科学规范的原则，注重医学技术和管理的标准化和规范化。医院需要制定相应的规章制度和操作流程，确保服务的规范性和科学性。

5. 合作共赢

医院应加强与其他医疗卫生机构、政府部门、社区组织等之间的合作，共同推进公共卫生事业的发展。通过资源共享、信息互通等方式，实现合作共赢和协同发展。

二、公共卫生服务的评估与监测指标

（一）评估内容

医院公共卫生服务的评估主要包括服务效果、服务质量、服务满意度等方面的内容。通过对这些方面的评估，可以全面了解医院公共卫生服务的现状和存在的问题，为改进服务提供依据。

（二）监测指标

公共卫生服务的监测是评估和改进公共卫生服务水平的重要手段，监测的指标主要有六个，分别为：服务数量、服务质量、服务满意度、疾病控制指标、健康指标、资源利用指标。这些指标不仅能够反映卫生服务的总体状况，还能明确医院公共卫生管理的问题所在。接下来，具体阐述这六项指标，如表所示：

指标	具体内容
服务数量	包括各类公共卫生服务的数量、覆盖面等指标，如疫苗接种率、健康教育讲座次数等
服务质量	包括各类公共卫生服务的质量指标，如疫苗接种效果、健康教育效果等
服务满意度	通过问卷调查、访谈等方式了解公众对公共卫生服务的满意度情况，包括对服务态度、服务效果等方面的评价
疾病控制指标	通过监测疾病的发病率、死亡率等指标，评估公共卫生服务的效果和疾病控制情况
健康指标	通过监测人口健康指标如平均寿命、发病率等，评估公共卫生服务对公众健康的影响
资源利用指标	通过监测人力、物力等资源的利用情况，评估公共卫生服务的效率和管理水平

三、公共卫生服务的优化与改进策略

公共卫生服务的优化和改进是一个极其复杂和重要的问题，在规划和执行策略时需要考虑多方面的因素和因素的互动作用，提高公共卫生服务的质量和效率。这里有一些建议可以参考：

1. 加强人才培养与队伍建设人才是推动公共卫生服务提升的核心力量。医院需要重视公共卫生人才的培养和引进，建立完善的人才培养机制和激励机制，为公共卫生服务提供源源不断的高素质人才。例如，医院可以定期组织公共卫生知识的培训、研讨会和学术交流活动，提高医务人员的专业素养和服务能力。同时，医院还可以与高校和研究机构合作，共同培养和输送优秀的公共卫生人才。

2. 完善服务网络与协同机制医院作为公共卫生服务的主要提供者，需要积极参与到公共卫生服务网络的建设中。首先，医院需要与社区、学校、企事业单位等建立紧密的合作关系，共同构建完善的公共卫生服务网络。其次，医院需要与其他医疗卫生机构进行协同合作，实现资源共享和信息互通，提高公共卫生服务的整体效能。此外，医院还需要与政府部门、社会组织和志愿者等建立良好的协同机制，共同应对突发公共卫生事件和开展健康教育等活动。

3. 加强信息技术的应用与创新信息技术是推动公共卫生服务提升的重要手段。医院需要积极引入先进的信息化技术手段，优化公共卫生服务过程和管理效率。例如，医院可以通过建立信息化平台实现患者信息的共享和数据分析，提高决策的科学性和精准性。同时，医院还可以利用大数据、人工智能等技术手段创新服务模式和服务手段，提高服务的个性化和智能化水平。此外，医院还可以通过信息化技术手段加强与患者之间的互动和沟通，提高患者满意度和服务质量。

第四节 公共卫生管理的未来发展趋势

一、新兴传染病与公共卫生管理的挑战

（一）新兴传染病的出现给公共卫生管理带来了巨大挑战

随着全球化和跨境流动的加剧，新的传染病不断涌现，这些疾病具有较强的传染性和致死性，且防控措施相对缺乏，对公共卫生安全构成重大威胁。

新兴传染病的出现是公共卫生管理面临的一项重要挑战。这些疾病由于其传染性强、致死性高以及预防和治疗手段相对不完善，对全球范围内的公共卫生安全构成了严重威胁。此外，不同传染病之间可能存在交叉感染和合并感染的情况，使得防控工作更为复杂和困难。因此，公共卫生管理部门需要紧密关注新兴传染病的动态变化，及时采取有效的预防和控制措施，以保障公众的健康和安全。

（二）新兴传染病的管理需要跨部门、跨地区合作

传染病的传播不受地域限制，需要各级政府、卫生部门、科研机构等多方共同参与，形成合力。只有在各个层级和各个领域之间建立起紧密的合作机制，加强信息共享和资源协同，才能够有效应对新兴传染病的蔓延。

在国内，要加强各级政府之间的沟通和协调，形成统一的应对策略。不同部门之间要建立健全的工作机制，明确各自的职责和任务，确保信息的及时传递和资源的有效调配。同时，还需要加强与社会组织、专家学者和媒体等利益相关方的合作，充分发挥各方的专业优势和影响力，提高应对新兴传染病的整体效能。

在国际间，要积极参与国际合作和信息交流，加强与其他国家和国际组织的合作。通过共享疫情信息和治疗经验，共同制定防控措施和应对策略，形成全球联防联控的合力。此外，在公共卫生紧急事件中要加强国际援助和协作，及时提供人力、物资和技术支持，共同应对全球公共卫生挑战。

（三）公众参与和沟通是关键

在应对新兴传染病时，必须充分重视公众的参与和沟通。公众的合理期望和需求应得到尊重和满足，同时，通过透明、及时、准确的信息传递，提高公众对疫情的认知和防控意识，增强公众的主动性和配合度。

公众参与是公共卫生管理的重要组成部分。只有将公众纳入防控的决策和实施过程中，才能够更好地发挥公众的力量和智慧。在公众参与中，要注重信息的公开透明，及时向公众传递有关疫情的最新信息和防控措施，以增强公众对政府工作的信任和支持。同时，还要积极倾听公众的声音和建议，充分考虑公众的需求和权益，确保防控工作的合理性和有效性。

沟通是公共卫生管理中的一项重要工作。在面对新兴传染病时，要加强与公众、专家学者、媒体等利益相关方之间的沟通，做到及时、准确地传递信息，回应公众的关切和疑虑，解答专家的疑问和建议，引导媒体的报道和宣传。只有通过有效的沟通，才能够建立起政府、公众和其他利益相关方之间的信任和合作，提高整个社会对新兴传染病的风险认知和防控能力。

（四）强化应急预案和能力建设

新兴传染病的突发性和不可预测性较高，要求公共卫生管理部门具备快速反应和有效处置的能力。因此，需要建立健全应急预案，加强应急演练和技术培训，提高公共卫生管理部门的应对能力和专业水平。

应急预案是公共卫生管理中必不可少的组成部分。要根据不同传染病的特点和风险评估结果，制定相应的应急预案，明确各个阶段的工作任务和责任分工，确保应对措施的迅速和有序实施。同时，还要加强应急演练，模拟各种紧急情况，培养公共卫生管理部门的危机处理能力和团队协作精神。

此外，为提升公共卫生管理的能力，需要加强人才培养和技术支持。公共卫生管理部门要注重培养高素质的专业人才，提供全面的培训和继续教育机会，提高工作人员的专业水平和综合能力。同时，要积极引进和推广先进的防控技术和设备，提高公共卫生管理的科技含量和效率，为应对新兴传染病提供更有力的支持。

二、健康促进与疾病预防的综合管理

（一）健康促进的重要性

健康促进作为公共卫生管理的重要组成部分，在预防疾病的发生和传播中起到至关重要的作用。它通过开展健康教育、健康宣传和行为干预等活动，提高人们的健康素养和健康行为水平，从而减少疾病风险，改善整体健康水平。

首先，健康促进可以帮助人们提高健康意识和认知。通过教育和宣传，向公众传递正确的健康知识和信息，使人们了解疾病的预防和控制方法，增强自我保护意识。例如，针对吸烟、饮食和锻炼等不良生活习惯，健康促进可以提供科学指导和行为规范，引导人们养成良好的生活方式，减少慢性病的发生。

其次，健康促进可以促使社会环境的改善。公共卫生管理部门可以通过监管和政策推动，改善食品安全、饮用水卫生、空气质量等方面的问题，减少环境对健康的不利影响。此外，健康促进还可以推动健康城市、健康校园和健康工作场所的建设，营造良好的健康环境，为人们提供更好的生活条件。

最后，健康促进可以提高个体和社会的抵抗力。通过加强体检和疫苗接种等措施，及早发现和预防疾病的发生，减少疾病的严重程度和传播风险。此外，健康促进还可以通过建立慢性病管理机制，提供定制化的健康管理服务，帮助患者掌握自己的疾病情况，合理用药，提高生活质量。

（二）疾病预防的策略

为了降低疾病的发病率和死亡率，公共卫生管理部门需要制定和实施科学有效的预防策略。具体策略如表所示：

疾病预防的策略	
疫苗接种	疫苗接种是预防传染病最有效的手段之一。公共卫生管理部门应制定并推广疫苗接种计划，确保人群免疫率达到足够高的水平，从而实现群体免疫效应，减少疾病的传播和流行
健康体检	定期进行身体健康检查可以及早发现潜在的健康问题和疾病风险，采取相应的干预和治疗措施。公共卫生管理部门可以通过政策引导和宣传教育，提高人们对健康体检的意识和重视程度

疾病预防的策略	
慢性病管理	随着慢性非传染性疾病的不断增加，慢性病管理成为疾病预防的重要方向。公共卫生管理部门可以建立慢性病管理机制，提供相关服务和支持，帮助患者及时掌握和管理自己的疾病情况，减少并发症的发生
环境卫生改善	改善环境卫生是预防许多传染病和环境相关疾病的重要手段。公共卫生管理部门应加强对食品安全、饮用水卫生、空气质量等方面的监管和管理，减少环境对健康的不利影响
健康教育和行为干预	通过开展健康教育活动和行为干预，公共卫生管理部门可以提高人们的健康素养和健康行为水平。例如，针对吸烟、饮食和锻炼等不良生活习惯，可以提供科学指导和行为规范，引导人们养成良好的生活方式，预防相关疾病的发生

（三）综合管理与跨领域合作

健康促进与疾病预防是一个涉及多个领域的系统性工作，需要实施综合管理和跨领域合作。以下是一些重要的方面：

1.政策协同

公共卫生管理部门应加强与其他相关部门的政策协同，形成政策合力，推动健康促进和疾病预防工作的开展。例如，建立卫生、教育、环境等部门的联防联控机制，共同制定和实施健康促进政策。

2.资源整合

健康促进和疾病预防需要充分利用各方资源，包括人力、物力、财力等方面的资源。公共卫生管理部门应加强与其他相关部门和社会组织的合作，共同整合资源，提高资源利用效率。

3.信息共享

健康促进和疾病预防需要及时准确的信息支持。公共卫生管理部门应加强与相关部门和机构的信息共享，共同建立健康数据监测和分析系统，为决策提供科学依据。

4.专业培训

健康促进和疾病预防需要专业人才的支持。公共卫生管理部门应加强对相关从业人员的培训和教育，提高其专业水平和能力。

5.社会参与

健康促进和疾病预防需要广泛的社会参与。公共卫生管理部门应加强与社区、学校、企业等各个社会组织的合作，鼓励和支持他们参与健康促进和疾病预防的活动。

综合管理与跨领域合作是实施健康促进和疾病预防工作的重要保障。公共卫生管理部门应加强与其他相关部门和社会组织的沟通与合作，形成合力，共同推动健康促进和疾病预防工作的顺利开展。

三、大数据与人工智能在公共卫生中的应用

（一）大数据的应用

大数据技术在公共卫生管理中的应用可以从以下几个方面进行详细阐述：

1.疫情监测与预测

公共卫生管理部门可以通过收集、整合和分析大量的疫情数据，包括人群流动数据、医疗资源分布数据、实时病例数据等，利用大数据技术挖掘出疫情的规律和趋势。通过对历史数据和实时数据的分析，可以预测疾病的爆发和传播趋势，为制定相应的防控策略提供科学依据。例如，可以利用大数据技术追踪和分析新冠病毒的传播路径，及时调整防控措施，减少病例数量和传播风险。

2.医疗资源优化

公共卫生管理部门可以利用大数据技术对医疗资源进行智能调配和优化。通过分析医院就诊数据、医生排班数据等，可以了解各地区就诊需求的变化趋势，合理配置医疗资源，提高医疗服务效率和质量。例如，在疫情暴发时，可以通过分析患者分布情况和病情严重程度，实时调整医疗资源的分配，确保医疗资源合理利用，最大程度地满足患者需求。

3.疫苗研发与药物筛选

大数据技术可以加速疫苗研发和药物筛选的过程。通过对大量的基因组数据、临床试验数据和文献数据进行分析，可以挖掘出疾病的相关基因、蛋白质

靶点等信息，指导疫苗研发和药物筛选过程。

4.健康管理与预防

大数据技术可以帮助公共卫生管理部门进行个体健康管理与预防工作。通过对个人健康档案、生活方式数据、医学影像数据等进行分析，可以为个体提供针对性的健康建议和预防措施。例如，可以结合个人基因组数据和生活习惯数据，预测个体患某些疾病的风险，并提供相应的干预措施，引导公众进行健康管理和预防。

（二）人工智能的应用

人工智能技术在公共卫生管理中的应用可以从以下几个方面进行详细阐述：

1.医学影像识别与分析

人工智能技术可以通过机器学习和深度学习等算法，对医学影像进行自动识别和分析，辅助医生进行疾病的诊断和治疗。例如，可以利用人工智能技术对肺部CT影像进行分析，识别肺部结节和其他异常影像特征，提供疑似病变的参考结果，帮助医生快速准确地判断疾病。

2.疫情监测与预警

人工智能技术可以通过对大量的数据进行实时监测和分析，提供疫情的预警和监测服务。例如，可以通过对社交媒体数据、新闻数据和公共交通数据的分析，及时掌握疫情的发展动态和舆情走向，为公共卫生管理部门提供决策参考。

3.医疗机器人与智能辅助

人工智能技术可以应用于医疗机器人和智能辅助设备中，提升医疗服务的效率和质量。例如，可以开发智能导诊机器人，通过语音识别和自然语言处理等技术，向患者提供就诊指引和预约服务。同时，还可以开发智能手术机器人，辅助医生进行精确的手术操作，减少手术风险和并发症发生率。

4.医疗数据挖掘与知识发现

人工智能技术可以对大规模的医疗数据进行挖掘和分析，发现隐藏在数据中的关联规律和知识。例如，可以通过对临床数据和病例数据的分析，发现某种疾病的高发人群和易感因素，为公共卫生管理部门制定针对性的预防策略提供科学依据。

（三）信息安全与隐私保护

在大数据和人工智能的应用过程中，信息安全和隐私保护是非常重要的问题。公共卫生管理部门需要采取以下措施来加强对数据的安全管理和隐私保护：

1. 数据安全管理

建立完善的数据采集、存储和共享机制，确保数据的安全性和完整性。采用安全加密技术对敏感数据进行保护，限制数据的访问权限，并定期进行数据备份和恢复。

2. 隐私保护机制

制定严格的隐私保护政策和法律法规，明确个人数据的收集和使用范围，并取得个人的明示同意。对于敏感个人信息，如健康档案数据等，需要进行特殊保护，确保个人隐私不被泄露和滥用。

3. 匿名化和去标识化

在数据共享和开放过程中，应采取匿名化和去标识化的措施，对个人身份信息进行脱敏处理，以保护个人隐私。

4. 监管与审计

建立健全的数据监管和审计机制，定期对数据的收集、存储和使用情况进行审核和监督，确保数据安全和隐私保护工作的有效实施。

（四）合理利用技术与人文关怀相结合

尽管大数据和人工智能在公共卫生管理中具有广泛的应用前景，但仍需注意技术与人文关怀的结合。在决策和应用过程中，应充分考虑人的需求和情感，注重人文关怀，保障公众的合法权益，使技术的发展真正造福于公共卫生管理和社会健康。

参与决策。公众应参与公共卫生决策的过程，可以通过民意调查、听证会等方式征求公众意见，充分考虑公众的需求和关切。

信息透明。公共卫生管理部门应加强信息公开和透明度，及时向公众发布疫情信息、防控措施等，增加公众对决策依据和过程的了解，建立信任和共识。

教育与培训。加强公众的科学素养和健康教育，提高公众对大数据和人工智能技术的认知水平，消除对技术的恐惧和误解。

推动公众参与健康管理。利用互联网和移动应用等技术手段，鼓励公众主动参与健康管理和预防工作，提高自身健康意识和行为习惯。

总之，大数据和人工智能技术在公共卫生管理中的应用具有巨大的潜力。在推动技术发展的同时，必须注重信息安全和隐私保护，合理利用技术与人文关怀相结合，确保技术的发展更好地服务于公众健康和社会发展。

第十四章　医学装备管理

第一节　医学装备管理的定义与重要性

一、医学装备管理的概念与内涵

（一）医学装备管理的基本概念

医学装备管理是指以医疗设备、器械、药品等医学装备为对象，通过科学的规划、组织、协调、控制等管理活动，实现医学装备的合理配置和有效利用，为医疗服务提供必要的支持和保障。医学装备管理涵盖了从采购、使用、维护、报废等全过程的管理，旨在提高医学装备的效益和医疗服务的质量。

（二）医学装备管理的内涵

1.医学装备的分类与规划

医学装备种类繁多，包括诊断类、治疗类、辅助类等。在医学装备管理中，需要根据医院规模、学科建设、患者需求等因素，对医学装备进行分类和规划，制定合理的采购计划和配置方案。

2.医学装备的采购与使用

医学装备的采购需要遵循公平、公正、公开的原则，确保采购过程的透明度和合法性。在医学装备使用过程中，需要加强操作培训和安全管理，确保设备使用的规范性和安全性。

3.医学装备的维护与保养

医学装备的维护和保养是保证设备正常运行的关键环节。通过建立完善的维护保养制度，及时发现和解决设备故障，延长设备使用寿命，提高设备使用效益。

4.医学装备的报废与处置

对于已经达到报废标准的医学装备，需要按照相关规定进行处置。在报废过程中，需要对设备进行评估和鉴定，确保报废决策的科学性和合理性。

（三）医学装备管理的特点

医学装备管理在医疗机构的运营中起着关键作用，以下是医学装备管理的一些特点：

1.专业化

医学装备管理需要具备专业的知识和技能，包括医疗设备的基本原理、操作方法、维护保养等。

2.系统化

医学装备管理需要从全局角度出发，综合考虑医院学科建设、患者需求、设备性能等因素，制定科学的管理规划和方案。

3.信息化

随着信息化技术的发展，医学装备管理也需要实现信息化。通过建立医学装备管理信息系统，可以实现设备信息的动态管理和数据分析，提高管理效率和管理水平。

二、医学装备管理对医院运营的重要性

（一）提高医疗服务质量

医学装备是医疗服务的重要组成部分，直接关系到医疗质量和患者的安全。通过加强医学装备管理，可以确保医疗设备的性能和质量，提高诊断和治疗的准确性和有效性，从而提高医疗服务质量。

首先，医学装备管理可以确保设备的质量和可靠性。在采购过程中，通过严格的质量控制和规范的招标程序，可以确保所采购的设备符合临床需求和相关标准，避免因设备质量问题导致的医疗事故和不良事件。

其次，医学装备管理可以促进设备的合理使用和操作。通过培训和指导医护人员正确使用和操作设备，可以避免因操作不当导致的误差和损失，提高诊断和治疗的准确性和效果。

最后，医学装备管理还可以促进设备的更新和升级。随着医学技术的不断发展和进步，医学装备也在不断更新和升级。通过及时更新和升级设备，可以确保医疗服务的先进性和适应性，提高医疗服务的质量和效率。

（二）优化医疗资源配置

医学装备是医院的重要资源之一，其配置和使用直接关系到医疗资源的整体效益和医院的运营情况。通过加强医学装备管理，可以实现医疗资源的优化配置和有效利用，提高医疗资源的整体效益。

首先，医学装备管理可以根据医院的实际情况和需求，制定合理的设备配置计划。通过科学规划和合理配置，可以避免设备的浪费和重复购买，提高设备的利用率和效益。

其次，医学装备管理可以通过信息化手段实现设备的智能化管理和远程监控。通过实时监测设备的运行状态和使用情况，可以及时发现和解决问题，实现设备的有效维护和管理，提高设备的使用寿命和效益。

最后，医学装备管理还可以促进设备资源的共享和整合。通过建立设备资源共享平台和机制，可以实现不同科室、不同医院之间的设备共享和整合，提高设备的利用效率和效益，促进医疗资源的优化配置。

（三）降低医疗成本

医学装备是医院运营的重要成本之一，其采购、维护和使用都涉及大量的资金投入。通过加强医学装备管理，可以降低设备的采购和维护成本，提高设备的利用率和效益，从而降低医疗成本。

首先，医学装备管理可以通过科学规划和合理采购，降低设备的采购成本。在采购过程中，通过对比不同厂家和产品的性能价格比，选择性价比高的产品，避免高价采购导致的成本增加。

其次，医学装备管理可以促进设备的规范使用和维护，降低设备的维护成本。通过培训和指导医护人员正确使用和操作设备，可以避免因操作不当导致的设备损坏和故障，减少维修和维护的费用。

最后，医学装备管理还可以通过信息化手段实现设备的智能化管理和远程监控。通过实时监测设备的运行状态和使用情况，可以及时发现和解决问题，减少因设备故障导致的停机和维修时间，降低设备的维护成本。

（四）保障患者安全

医学装备的使用与患者安全息息相关。通过加强医学装备管理，可以确保设备使用的规范性和安全性，减少医疗事故和不良事件的发生，保障患者的安全和权益。

首先，医学装备管理可以建立严格的设备使用规范和操作流程。通过制定明确的使用标准和操作流程，规范医护人员的设备使用行为，避免因操作不当导致的医疗事故和不良事件。

其次，医学装备管理可以加强设备的维护和保养。通过定期对设备进行检查、保养和维护，可以确保设备的正常运行和使用效果，避免因设备故障导致的医疗事故和不良事件。

最后，医学装备管理还可以建立设备不良事件报告机制。通过及时收集和处理设备不良事件的信息反馈，可以及时发现和解决问题，避免类似事件的再次发生，保障患者的安全和权益。

第二节　医学装备管理的实施策略与方法

一、医学装备的设备验收与入库管理

（一）设备验收

医学装备的设备验收是入库管理的重要环节，它保证了购买的设备符合医院的需求和规定。设备验收包括外观检查、性能测试和资料核对等步骤。在外观检查中，要检查设备的包装是否完好，设备本身是否有损坏或缺陷。在性能测试中，要对设备的各项功能进行测试，确保其正常运行并无安全隐患。在资料核对中，要核对设备的说明书、保修卡、合格证等资料是否齐全，并核对设备的规格、型号是否与采购合同一致。

（二）入库管理

医学装备的入库管理包括设备的安全存放、编号登记和档案建立等。设备的安全存放要考虑到设备的特性，如对温度、湿度、光照等环境因素的要求，以确保设备的性能不受影响。编号登记是对每个设备进行唯一的编号，以便于后续的管理和查询。档案建立要记录设备的详细信息，包括设备的名称、型号、规格、购买日期、使用部门等。此外，档案还应记录设备的维修保养记录、报废处理记录等。

二、医学装备的维护与保养策略

（一）定期检查

医学装备的维护与保养要定期进行，以预防设备出现故障。定期检查包括对设备的外观检查、性能测试和资料核对等。对于关键设备，如放射、检验等设备，应每周进行一次检查；对于一般设备，如血压计、听诊器等，应每月进行一次检查。此外，每年应对所有设备进行一次全面的检查。

（二）保养措施

保养措施包括清洁、润滑、紧固、调整等。对于大型设备，如 CT、MRI 等，应由专业技术人员进行保养；对于一般设备，如轮椅、担架等，可由护士或后勤人员负责保养。此外，要建立保养记录，记录设备的保养情况、更换部件等信息。

三、医学装备的技术支持与培训

（一）技术支持体系

医院应建立医学装备的技术支持体系，以确保设备在使用过程中能够得到及时的技术支持。技术支持体系应包括专业技术人员、技术支持流程和技术支持档案等。专业技术人员应具备相关技能和知识，能够解决设备使用过程中出现的问题。技术支持流程应明确问题的报告、分析、解决的流程，以确保问题能够得到及时处理。技术支持档案应记录问题的发生时间、问题描述、解决方案等信息，以供后续查询和分析。

（二）培训计划

医学装备的技术支持与培训是提高医护人员技能和知识水平的重要手段。

培训计划应根据医护人员的需求和实际情况制定，包括设备的操作规程、安全防护措施、故障排除方法等内容。培训方式可采用集中式培训和分散式培训相结合的方式进行，以适应不同科室的需求和时间安排。此外，医院还应鼓励医护人员参加相关的技术培训和学术活动，以提高其专业水平和技术能力。

四、医学装备的报废与更新管理

（一）报废标准与程序

医学装备的报废标准应明确设备的报废条件和报废程序。

报废程序应包括提出申请、专家评估、审批等步骤。在专家评估中，应考虑设备的性能、使用年限、维修成本等因素，以确定是否报废。

（二）更新原则与计划

医学装备的更新应遵循必要性和可行性的原则。必要性是指更新设备能够提高医疗质量和效率，可行性是指更新设备的投入与产出效益符合医院的经济利益。在更新计划中，应明确更新的设备型号、数量、预算等信息，并经过专家评估和审批后执行。此外，更新计划还应考虑到医院的整体规划和长远发展目标，以确保更新的设备能够适应医院未来的发展需求。

第三节　医学装备的现代化发展及创新应用

一、医学装备的发展趋势与前沿技术

（一）医学装备的发展趋势

随着科技的不断发展，医学装备也在持续进步。总体来看，未来医学装备的发展趋势将主要体现在以下几个方面：

1.智能化

随着人工智能、物联网等技术的发展，医学装备将越来越智能化。例如，智能化的医疗设备能够通过数据分析，自动诊断疾病、提供治疗方案，从而提高医疗效率。

2. 精准化

随着医疗技术的进步，医学装备对于疾病的诊断和治疗将更加精准。例如，通过高精度的医疗影像设备，可以更准确地判断疾病的类型和程度。

3. 无创化

无创手术和检查是未来医学装备的重要发展方向。通过使用先进的医疗设备，可以在不造成创伤的情况下完成手术和检查，减少患者的痛苦和恢复时间。

4. 便携化

随着移动医疗技术的发展，医学装备的便携性将得到显著提高。例如，便携式的体检设备可以让患者在家里就能完成体检。

（二）医学装备的前沿技术

当前，医学装备的前沿技术主要包括以下几个方面：

1. 人工智能

人工智能技术在医学领域的应用已经越来越广泛。例如，AI 可以通过学习大量的医学数据，自动诊断疾病、提供治疗方案等。

2. 物联网

物联网技术可以将各种医疗设备、传感器等连接在一起，实现数据的实时采集和共享，提高医疗效率。

3. 3D 打印

3D 打印技术可以用于制造医疗设备和手术模型，提高手术的精准度和效率。

4. 纳米技术

纳米技术在医学领域的应用已经逐渐显现，例如纳米药物、纳米手术刀等，具有极高的治疗价值和潜力。

二、医学装备的智能化与网络化应用

（一）智能化应用

医学装备的智能化主要指的是将人工智能、大数据等新兴技术应用到医学设备中，实现数据的自动化处理、诊断的智能化和医学装备的智能化控制等目标。目前来说，医学装备的智能化应用主要表现在四个方面，具体来说：

1. 智能诊断

借助人工智能技术，智能诊断系统可以分析患者的病历、影像等大量数据，快速、准确地诊断疾病。

2. 智能手术

通过精准的手术机器人或其他智能设备，实现手术的自动化和精准化，提高手术质量和效率。

3. 智能康复

智能化的康复设备可以针对患者的情况制定个性化的康复方案，并实时监测和调整，确保患者得到最好的康复效果。

4. 智能健康管理

智能健康管理系统可以实时监测患者的健康状况，提供个性化的健康建议和管理方案，预防疾病的发生和发展。

（二）网络化应用

随着互联网技术的不断发展和应用，医学装备的网络化应用已经成为发展趋势之一。这种应用将医学装备与网络技术紧密结合，可以实现患者与医生的远程协同诊疗、医学数据的互联互通、医学知识的共享等目标。目前医疗的网络化应用主要有四种：

1. 远程医疗

通过网络技术，可以实现远程的医疗咨询、诊断、手术等，突破地域限制，提高医疗资源的利用效率。

2. 电子病历

通过网络技术，实现病历数据的共享和管理，提高医疗效率和信息准确性。

3. 智能健康管理

通过网络技术，实现健康数据的实时监测和共享，提供个性化的健康建议和管理方案，方便患者随时随地管理自己的健康状况。

4.群体监测

通过网络技术，实现对公共卫生事件的实时监测和预警，预防和控制疾病的发生和传播。

三、医学装备的创新应用与临床实践

（一）创新应用

医学装备的创新应用表现在两个方面，一是个性化治疗，二是无创手术。具体如下：

1.个性化治疗

借助先进的医学装备和技术，可以根据每个患者的具体情况制定个性化的治疗方案，提高治疗效果和患者满意度。

2.无创手术

通过使用先进的无创手术设备和技术，可以在不造成创伤的情况下完成手术，减轻患者痛苦，加速恢复时间。

（二）临床实践

1.智能辅助诊断

在临床实践中，人工智能技术可以帮助医生进行疾病诊断。例如，医生可以利用人工智能技术分析患者的影像学、病理学等大量数据，提高诊断的准确性和效率。

2.精准治疗

精准治疗是指根据患者的基因、分子等特征，制定个性化的治疗方案。通过使用基因测序、分子诊断等先进的医学装备和技术，可以实现精准治疗，提高治疗效果和患者的生活质量。

3.机器人手术

机器人手术是指通过精准的手术机器人进行手术操作。这种技术可以提高手术的精准度和效率，减少医生的操作难度和疲劳程度。

4.远程会诊

通过远程会诊系统，医生可以在不同地区对患者进行诊断和治疗。这种技术可以突破地域限制，提高医疗资源的利用效率，并使患者得到更好的医疗

服务。

5.群体监测

通过使用先进的医学装备和技术，可以对公共卫生事件进行实时监测和预警。这种技术可以预防和控制疾病的发生和传播，保障公众的健康安全。

总之，医学装备的发展和创新应用，可以提高医疗效率、改善患者体验、保障公众健康。随着科技的不断进步，医学装备的发展前景将更加广阔，为人类的健康事业带来更多的机遇和挑战。

第四节 提高医学装备的使用效率和管理水平

一、医学装备的使用与维修管理

（一）医学装备的选型与采购

医学装备的选型与采购是确保医疗机构能够提供高质量医疗服务的重要环节。在进行医学装备选型时，需要考虑医疗机构的需求、技术指标、性能要求、价格、供应商信誉等因素。同时，还需要充分了解市场上相关产品的情况，通过对比评估，选择最适合医疗机构需求的设备。

采购环节中，需建立科学的采购流程和制度，明确采购程序，规范采购合同。在与供应商谈判时，要确保设备质量、售后服务、交付期限等方面符合要求，并在合同中明确约定相关责任和义务。

（二）医学装备的入库管理

医学装备入库管理是确保医学装备安全、完好以及资产管理的重要环节。入库管理工作包括验收、标识和登记等环节。验收时需要检查物品数量、规格、质量等，确保与采购合同的要求一致。对于大型设备，还需要进行设备的安装、调试和验收，确保设备能够正常运行。

入库后，需要对医学装备进行标识，包括设备名称、型号、出厂编号等信息。同时，将设备信息登记到资产管理系统中，建立起设备的档案库。

（三）医学装备的使用管理

医学装备使用管理是保障设备正常、高效运行的重要环节。在使用管理中，需要建立设备的日常巡检制度，及时发现设备存在的问题，并进行维护保养。定期进行预防性维护，延长设备的使用寿命；对于关键设备，还需要制定应急维修预案，以确保在设备故障时能够迅速处理，减少对患者的影响。

同时，还需要加强对医务人员的培训和管理，确保他们熟悉设备的正确使用方法，并能够正确处理设备故障。

（四）医学装备的维修管理

医学装备维修管理是保障设备正常运行的重要环节。在维修管理中，需要建立健全的维修流程和制度，明确设备故障报修、维修人员派遣、维修材料采购等过程。同时，还需要建立设备维修记录，及时记录设备故障、维修过程和维修结果，为日后的设备评估和决策提供依据。

在维修过程中，应优先考虑设备厂商提供的维修服务。若无法得到及时支持，可以寻找其他专业维修单位进行维修，但需要确保其具有相关的资质和技术能力。

二、医学装备的风险管理与安全控制

（一）医学装备风险评估与预防

医学装备的风险评估与预防是确保医疗安全的重要组成部分。医学装备在临床应用中，可能会对患者和医务人员造成伤害，因此，进行医学装备的风险评估并采取相应的预防措施至关重要。

1.医学装备风险评估

医学装备的风险评估包括对设备本身的风险进行评估和对使用环境的风险进行评估。设备本身的风险主要包括设备的稳定性、可靠性、安全性等方面，使用环境的风险则包括医疗环境、操作人员的技术水平、患者的配合程度等因素。

通过对医学装备的风险评估，可以识别出设备使用过程中可能存在的风险和安全隐患，从而为采取相应的预防措施提供依据。

2.医学装备风险预防措施

根据风险评估的结果，可以制定相应的风险控制措施，减少或消除设备使用过程中的风险。以下是一些常见的医学装备风险预防措施：

1.加强设备的维护保养

定期对设备进行检查、保养和维修，确保设备的正常运行，降低设备故障率。

2.提高操作人员技术水平

对医务人员进行相关培训，使其掌握正确的设备操作方法和安全操作规范，提高操作技能和安全意识。

3.加强患者管理

对患者进行相关宣教，使其了解设备使用过程中的注意事项和可能存在的风险，提高患者的配合程度。

4.完善管理制度

制定相应的管理制度和规范，明确设备使用流程和注意事项，规范医务人员的操作行为，减少设备使用中的风险。

5.引入质量管理体系

建立完善的质量管理体系，对医学装备的使用过程进行全面监控和管理，确保设备使用的安全性和可靠性。

（二）医学装备的安全培训与操作规范

医学装备的安全使用需要医务人员掌握正确的使用方法和安全操作规范。因此，加强对医务人员的安全培训和制定相应的操作规范至关重要。

1.医学装备安全培训

对医务人员进行医学装备的安全培训是提高其安全意识和操作技能的重要手段。安全培训的内容应包括设备的结构、原理、操作方式以及可能存在的风险等方面。通过培训，使医务人员了解设备的性能特点、使用方法和注意事项，避免因操作不当导致的安全问题。

此外，针对一些特殊设备，如放射、检验等高风险设备，应由专业技术人员进行培训，确保医务人员具备相应的技能和知识。

2.医学装备操作规范

制定相应的操作规范可以明确医学装备的使用流程和注意事项，规范医务人员的操作行为。操作规范应包括设备的正确使用方法、常见故障的排除方法、保养维护要求等内容。通过规范的操作行为，可以减少因误操作导致的风险事件，提高医疗质量和安全。

同时，对于一些关键设备，如手术器械、麻醉设备等，应建立严格的使用登记制度，记录设备的使用情况、维修保养记录等信息，以便于追踪和管理。

（三）医学装备的事件报告与分析

在医学装备的使用过程中可能会发生意外事件，可能对患者产生不良影响。建立完善的事件报告和分析机制，可以及时记录和分析相关事件，并采取相应的纠正和预防措施，提高医学装备的安全性和可靠性。

1.医学装备事件报告

建立事件报告制度可以及时发现和记录医学装备相关事件。医院应设立事件报告通道，鼓励医务人员及时上报与医学装备相关的事件。上报的事件应包括事件的详细情况、涉及的设备信息、发生的时间和地点等。同时，应保证上报事件的保密性，保护上报人员的个人信息和权益。

2.医学装备事件分析

对于上报的事件，应进行详细的分析和调查。通过对事件的深入了解和分析，可以找出问题的原因和改进措施。针对事件产生的原因，可以采取相应的纠正措施，如维修或更换设备部件、优化设备使用流程等。同时，通过对事件的总结和分析，可以提高医务人员的安全意识和应对能力，预防类似事件的再次发生。

3.纠正与预防措施

根据事件的分析结果和改进措施的实施情况，医院应定期对纠正与预防措施进行评估和调整。对于实施效果显著的措施应继续坚持并加以推广；对于效果不明显的措施则需要进行调整和完善。通过持续的改进和提高，可以降低医学装备相关事件的发生率，提高医疗质量和安全。

三、医学装备的资源配置与利用优化

（一）医学装备的需求评估与统筹规划

医学装备的需求评估与统筹规划是确保医疗机构合理配置医学装备的关键环节。在进行需求评估时，需要充分考虑医疗机构的规模、专科设置、服务对象等因素，以确定医学装备的类型和数量。例如，大型综合性医院需要配置各种先进的医学装备，如 CT、MRI、DSA 等，而小型医院则可以根据实际需求选择适当的装备。

同时，需求评估还需要考虑医学装备的更新换代周期和技术发展趋势。随着科技的不断发展，医学装备的技术也在不断更新，医疗机构需要定期对医学装备进行升级或更换，以满足临床需求。在进行统筹规划时，需要将医学装备的配置与医院的发展规划相结合，确保医学装备的配置能够满足医院的发展需求。

（二）医学装备的共享与合理利用

医学装备的共享和合理利用可以提高资源利用效率，降低设备闲置率。医疗机构之间可以建立共享机制，如医学影像中心的共建、大型设备的共享等，共同使用某些设备，避免重复购置。这样不仅可以降低医疗机构的成本，还可以提高设备的利用率。

同时，通过加强与设备供应商的合作，利用设备的流动性，也可以最大程度地发挥设备的使用效益。例如，一些设备供应商可以提供移动式设备，以便医疗机构根据需要随时使用，避免设备的闲置和浪费。

（三）医学装备的维修与更新管理

医学装备的维修与更新管理是保障设备正常运行和提高设备性能的重要环节。在维修管理方面，需要建立完善的维修记录和维修档案，定期进行设备的维修保养，延长设备的使用寿命。例如，可以定期对设备进行预防性维护和检查，及时发现并解决潜在问题，避免设备在运行中出现故障。

在更新管理方面，需要根据设备的更新换代周期和技术发展趋势，制定相应的更新计划。对于老化设备，需要及时进行更新换代，以保障设备的性能和

功能。例如，对于一些过时的医疗设备，可以将其升级为新型设备，以提高诊断和治疗的效果。

（四）医学装备的评估与决策支持

医学装备的评估与决策支持是医疗机构进行设备配置和更新决策的重要依据。通过对医学装备的性能、功能、质量、价格等方面进行评估，可以为医疗机构提供科学、合理的决策支持。例如，可以通过对比不同品牌、型号的医学装备的性能和价格，选择最适合医疗机构需求的设备。

同时，通过与设备厂商、专业机构的合作，利用他们的专业能力和经验，可以为医学装备的配置和更新决策提供技术支持。例如，一些专业的医疗设备厂商可以提供全面的产品和服务方案，包括设备的配置、安装、调试、培训等，帮助医疗机构更好地管理和使用医学装备。

第五节　医学装备管理与其他管理的协同与融合

一、医学装备管理与质量管理的协同作用

（一）建立严格的设备采购管理制度和流程

医学装备管理与质量管理的协同作用的第一步是建立严格的设备采购管理制度和流程。设备采购管理制度和流程是指对医学装备采购过程中的各个环节进行规范和管理，以确保采购的设备符合质量标准和需求，降低质量风险。

首先，合理规划是建立严格设备采购管理制度和流程的基础。医疗机构需要根据自身的发展需求和资金预算，制定医学装备采购计划，并明确所需设备的类型、数量、配置要求等细节。合理规划能够避免过多或过少的采购，从而提高采购效率和成本控制。

其次，准确的需求评估是设备采购的关键环节。在进行设备需求评估时，医疗机构需综合考虑患者需求、科室需求、技术水平、工作量等因素，确保所采购的设备能够满足临床需求，并具备良好的性能和功能特点。

供应商选择也是设备采购管理的重要环节。医疗机构应严格选择供应商，

从中选取具备专业性、信誉度和售后服务能力强的供应商。同时，在与供应商签订合同时明确设备质量标准、交付期限、售后服务等细节，确保供应商能够按要求提供合格的设备和相关服务。

通过建立严格的设备采购管理制度和流程，医学装备管理与质量管理可以紧密结合，实现对设备采购过程的全面管控，确保采购的设备符合质量标准和需求，最大程度地降低质量风险。

（二）强化设备验收和过程控制

在设备采购完成后，医学装备管理和质量管理需要协同努力，进行设备验收和过程控制。设备验收和过程控制是指对所采购的设备进行全面评估和监控，以确保设备能够正常运行，并减少故障和事故的发生。

设备验收是验证所采购设备是否符合预期要求的重要环节。医疗机构应制定详细的验收标准和程序，并依据标准对设备进行全面检测和测试。验收内容包括设备的功能性测试、安全性评估、有效性验证等。通过严格的验收程序，可以及时发现设备存在的问题，并要求供应商进行修复或更换，以确保所采购设备的质量和可靠性。

过程控制是设备管理和质量管理的重要环节之一。医学装备管理部门需要建立科学的过程控制体系，对设备运行过程中的各个环节进行监控和管理。例如，制定设备使用规范和操作流程，加强设备维护和保养的管理，确保设备得到正确的使用和及时的维护。通过过程控制，可以减少设备故障和事故的发生，保障设备的正常运行和患者的安全。

通过设备验收和过程控制，医学装备管理和质量管理能够紧密配合，共同确保设备的质量和可靠性。设备验收可以及时发现和解决设备存在的问题，过程控制可以预防设备故障和事故的发生，从而提高医疗机构的设备管理水平和服务质量。

（三）实施设备维护和保养计划

医学装备管理和质量管理还需要紧密结合，制定设备的维护和保养计划。设备维护和保养是对设备进行定期检修、保养和维护的重要手段，可以延长设备的使用寿命，提高设备的可靠性和稳定性，减少故障的可能性。

设备维护计划应包括设备的定期检查、清洁、校准、润滑、更换易损件等内容。医学装备管理部门应根据设备的使用情况和厂家要求，制定合理的维护周期和维护标准。同时，也需要配备专业技术人员进行维护工作，确保维护操作的正确性和有效性。

设备保养计划主要包括日常的保养工作，如设备的清洁、消毒、维护记录的填写等。保养工作应由专门负责的人员进行，按照规定的程序和标准进行操作，确保设备的正常运行和卫生状况。

通过实施设备维护和保养计划，医学装备管理和质量管理能够有效结合，保障设备的正常运行和服务质量。定期维护和保养能够及时发现设备的问题，并采取相应的措施解决，避免设备的故障和事故影响医疗服务的进行。同时，也能够及时发现和解决设备的质量问题，提高设备的可靠性和稳定性。

通过建立严格的设备采购管理制度和流程，强化设备验收和过程控制，实施设备维护和保养计划，医学装备管理和质量管理可以协同作用，确保医疗机构所采购的设备符合质量要求，并能够正常运行，提高医疗服务的质量和安全水平。

二、医学装备管理与成本管理的协同作用

（一）优化设备采购和配置

医学装备管理和成本管理的协同作用的第一步是优化设备采购和配置。通过建立科学的设备需求评估机制，合理规划设备采购计划，并根据实际需求进行设备配置，可以避免设备冗余和闲置，降低不必要的采购和维护成本。

（二）制定设备使用和维护成本控制策略

医学装备管理与成本管理的协同作用还需要制定设备使用和维护成本控制策略。通过建立合理的设备使用规范和操作流程，并制定设备维护和保养的标准和频率，可以降低设备的维护成本，并延长设备的使用寿命，从而降低总体成本。

（三）实施设备性能监测和效益评估

医学装备管理和成本管理还需要协同进行设备性能监测和效益评估。通过

建立设备使用数据监测系统，并定期对设备的性能和效益进行评估，可以发现设备存在的问题和潜在的成本风险，并及时采取措施进行修复和改进，确保设备的正常运行和成本效益。

（四）推行设备更新和升级计划

医学装备管理和成本管理的协同作用还需要推行设备更新和升级计划。通过定期对设备进行更新和升级，可以提高设备的技术水平和功能性能，提升医疗服务质量和效率，同时也可以降低设备维护和运营成本，实现长期的经济效益。

三、医学装备管理与风险管理的协同作用

（一）建立设备风险评估体系

设备风险评估体系是医学装备管理和风险管理的重要基础。通过对设备的安全性、可靠性、故障率等方面进行全面评估，可以识别和评估设备存在的潜在风险，为制定相应的风险控制措施提供依据。

首先，设备风险评估需要明确评估的范围和目标。根据医疗机构的实际情况，确定需要评估的设备种类和数量，明确评估的目标，例如评估设备的安全性能、适用性、可靠性等。

其次，设备风险评估应采用科学、系统的方法。可以借鉴国际通用的风险评估方法，如风险矩阵法、失效模式与影响分析法（FMEA）等。通过对设备各个环节和关键参数的评估，全面了解设备存在的潜在风险及其可能造成的后果。

另外，设备风险评估需要充分考虑不同类型的设备特点。不同类型的设备具有不同的功能和使用环境，因此在评估过程中需要充分考虑设备的特点，包括设备的结构、工作原理、使用场所等因素。

最后，设备风险评估需要建立完善的数据管理和分析体系。医疗机构应建立健全的设备档案和故障数据库，及时记录设备的运行情况、维修记录等信息。通过对这些数据的分析和总结，可以发现设备存在的问题和潜在的风险，并采取相应的措施进行修复和改进。

（二）加强设备安全培训和操作规范

设备安全培训和操作规范是医学装备管理和风险管理的重要环节。通过对医护人员进行设备安全培训和制定操作规范，可以提高他们对设备使用的风险意识，掌握正确的设备操作方法，减少因操作失误而引发的潜在风险。

首先，医疗机构应制定并实施全面的设备安全培训计划。培训内容应包括设备的基本知识、正确的操作步骤、常见故障处理方法等。培训可以通过集中培训、在线培训或现场演示等形式进行，确保医护人员能够全面了解设备的使用和注意事项。

其次，制定操作规范是保障设备安全使用的重要措施。操作规范应包括设备的启动、操作、维护和停机等各个环节的具体要求和步骤，明确医护人员在操作过程中的责任和义务。同时，还应制定并实施设备事故和紧急处理的操作规范，以应对可能发生的突发情况。

另外，医疗机构应建立设备使用记录和考核机制。通过对医护人员的设备使用记录和操作技能的考核，可以及时发现和纠正操作不当或技能不足的问题，提高医护人员对设备的使用水平和风险防范意识。

最后，医疗机构应不断完善设备安全培训和操作规范。可以利用科学技术手段，如虚拟仿真、远程教育等，提高设备安全培训的效果和操作规范的可操作性。同时，还应定期对培训和规范进行评估和改进，确保其与时俱进和适应实际需求。

（三）建立设备故障和事故报告机制

设备故障和事故报告机制是医学装备管理和风险管理的重要环节。通过及时记录和报告设备故障和事故的相关信息，并进行分析和总结，可以发现设备存在的问题和潜在的风险，并采取相应的措施进行修复和改进，降低风险的发生率。

首先，医疗机构应建立健全的设备故障和事故报告制度。明确各类故障和事故的报告范围、报告流程和责任人，确保故障和事故信息能够及时、准确地传递和记录。同时，还应建立相应的报告表格或系统，方便医护人员进行报告和记录。

其次，医疗机构应加强对设备故障和事故的分析和评估。通过对故障和事故的具体情况进行分析，找出造成故障和事故的原因和根源，评估其对患者安全和医疗质量的影响。基于分析结果，医疗机构可以采取相应的措施，如设备维修、更换或更新等，以避免类似问题再次发生。

最后，医疗机构应加强对设备维修和改进的管理。根据故障和事故的反馈信息，及时采取维修措施，并对维修工作进行跟踪和评估。同时，医疗机构还应关注新设备的技术更新和改进，及时引进和应用具有更高安全性能的设备，不断提升设备的整体质量和安全水平。

第十五章　医院档案管理

第一节　档案管理的定义与重要性

一、档案管理的概念与内涵

（一）档案管理的定义

档案管理是指医院对各种信息资料进行收集、整理、存储、检索、分析、利用和销毁的系统化、科学化的管理活动。这些信息资料包括但不限于医疗记录、病人档案、科研资料、财务数据、人事信息等。档案管理是医院运营管理中的重要组成部分，其目的是保证档案的安全、完整、可用和保密，为医院的各项决策和服务提供有效的信息支持。

（二）档案管理的内涵

1. 档案分类与规划

医院档案管理需要对档案进行分类和规划。根据医院运营的需要，将档案分为不同的类别，如医疗档案、行政档案、财务档案等。针对不同类别的档案，制定相应的管理规范和流程，确保各类档案的完整性、准确性和安全性。

2. 档案收集与整理

档案管理的一项重要任务是收集和整理医院运营过程中产生的各种信息资料。通过建立完善的收集和整理制度，确保各类档案的及时归档和分类存储。同时，对收集到的档案进行审核和鉴定，确保档案的真实性和准确性。

3. 档案存储与保管

档案的存储和保管是档案管理的基础工作。医院需要建立完善的存储和保管制度，确保档案的安全、完整和可用。采用现代化的存储设备和技术手段，如电子化存储、备份系统等，提高档案存储和保管的效率和安全性。

4. 档案检索与利用

档案管理的一个重要目的是为医院的各项决策和服务提供支持。因此，建立便捷的档案检索和利用制度是必要的。通过建立索引和目录，方便医护人员快速查找和利用所需档案，提高工作效率和质量。

5. 档案销毁与保密

对于已经失效或不再需要的档案，需要按规定进行销毁。建立档案销毁制度，明确销毁程序和方法，确保档案的安全和保密。对于涉及患者隐私或其他敏感信息的档案，要特别注重保密工作，确保患者隐私和医院信息安全。

二、档案管理对医院运营的重要性

（一）提高决策效率和质量

档案管理可以为医院的各项决策提供有力的信息支持。通过对医疗记录、病人档案、科研资料等档案进行分析和利用，可以了解医院的运营状况、患者需求、科研成果等信息，帮助医院领导做出更加科学、合理的决策。同时，通过对不同类别的档案进行分类管理和整合，可以提高决策的针对性和有效性。

（二）优化医疗服务流程

档案管理可以帮助医院优化医疗服务流程。通过对医疗记录、病人档案等档案进行分析和利用，可以了解患者在院内的诊疗过程、病情变化等信息，帮助医护人员更加全面地了解患者情况，为患者提供更加精准、个性化的医疗服务。同时，通过对医疗服务流程中的各个环节进行监控和管理，可以发现存在的问题和瓶颈，优化医疗服务流程。

（三）提高医院科研水平

档案管理可以为医院的科研工作提供重要的支持。通过对科研资料、病例报告等档案进行分析和利用，可以了解相关领域的最新研究动态、学术前沿等信息，帮助科研人员开展更加具有创新性和前瞻性的研究工作。同时，通过对科研成果的整理和汇编，可以促进科研成果的转化和应用，提高医院的科研水平和竞争力。

（四）加强医院财务管理

档案管理可以为医院的财务管理提供重要的支持。通过对财务数据、会计凭证等档案进行分析和利用，可以了解医院的财务状况、成本核算等信息，帮助医院领导制定更加合理、有效的财务计划和管理措施。同时，通过对财务数据的监控和分析，可以发现财务风险和管理漏洞，及时采取措施加以改进和完善。

第二节　档案管理的实施策略与方法

一、档案管理的规划与组织

医院档案管理是一项系统性的工作，涉及医院运营的各个方面。为了确保档案管理工作的有序进行，需要进行科学、合理的规划与组织。

在档案管理规划中，首先需要确立明确的目标。目标可以包括提高档案管理效率、提升档案信息的准确性和及时性、保障档案安全等。通过明确目标，可以指导档案管理工作的开展，并对后续工作进行评估和改进。

其次，需要明确档案管理的任务和职责。各个部门和岗位应当明确自己在档案管理中的责任和工作内容，形成明确的分工和协作机制。例如，医务部门负责医疗记录的生成和整理，信息技术部门负责电子档案系统的建设和维护，档案部门负责档案存储和保管等。只有明确任务和职责，才能确保档案管理工作能够有序进行。

此外，还需要制定档案管理的标准和流程。标准可以包括档案采集、整理、编目、存储和检索等方面的要求，以及档案管理的监督和评估机制。流程则是指档案管理工作的具体步骤和操作流程，明确每个环节的工作内容和要求。设立标准和流程有助于提高档案管理的规范性和一致性，降低操作风险。

最后，需要建立完善的组织架构。组织架构应当包括档案管理领导机构和相关部门的设置。领导机构可以是医院档案管理委员会或类似的组织，负责档案管理的决策、协调和监督工作。相关部门可以根据实际情况设立，如档案科、电子档案中心、档案保管室等，负责具体的档案管理工作。组织架构的建立将有利于职责划分和管理协调，确保档案管理工作的高效推进。

二、档案管理的采集与整理

档案采集是档案管理的基础工作，需要按照一定的原则和方法进行。在采集过程中，要注重原始性和真实性，确保档案的准确性和可信度。

首先，在档案采集中，要注意及时性和完整性。各部门应当按照规定的时间节点及时生成和采集档案，避免信息的遗漏和延误。同时，要确保档案的完整性，不得删除或篡改任何档案信息，以保证档案的真实性和可靠性。

其次，在采集方法上，可以采用多种途径。例如，医疗记录可以采用电子病历系统进行自动记录，避免手写记录的不便和易错性；影像资料可以通过数字化设备进行采集，提高图像质量和保存效率。采集方法的选择应当根据实际情况和工作需求进行，以确保采集效果的准确和高效。

此外，在档案整理过程中，需要对采集的档案进行分类、整理和编目等工作，使其有序化和系统化。分类可以按照档案种类、内容和生成部门等进行，以方便后续的检索和利用工作。整理和编目可以采用专业的方法和工具，如制定统一的整理规范、建立档案目录和索引等。通过分类、整理和编目，可以提高档案的管理效率和利用价值。

三、档案管理的存储与保管

档案的存储和保管是保证档案完整性和安全性的关键环节。在存储方面，要选择合适的存储介质和设备，以适应不同类型档案的保存需求。例如，纸质档案可以选择防火、防潮的柜子或架子进行存放，电子档案可以选择高速稳定的服务器进行存储。存储介质和设备的选择应当综合考虑档案的保存期限、访问频率和安全性等因素，确保档案的保存环境和设备设施的适用性。

同时，还需要对存储设备进行定期维护和检查，确保其正常运行和安全性。例如，定期对服务器进行备份和系统升级，保证数据的安全和可靠性；定期检查纸质档案存储设备，防止因受潮、受损等原因导致档案的丢失或损坏。

在保管方面，要制定严格的档案保管制度，对档案进行定期清点和检查，确保档案的完整性和安全性。保管制度可以包括档案借阅、归还和外借审批等规定，明确档案的使用权限和责任。定期清点和检查可以通过档案清查、盘点等方式进行，发现问题及时整改，避免档案的遗漏和损坏。

四、档案查询与利用

档案查询和利用是档案管理的重要环节之一。通过建立科学、合理的查询制度，可以方便快捷地查询到所需档案信息。档案查询的目的是满足医院内部各部门和人员对档案信息的需要，实现对医疗资源和历史数据的正确获取和有效利用。

首先，建立科学的档案查询制度是保障档案查询与利用的关键。医院应根据自身实际情况和需求，制定档案查询的操作规程和流程。包括明确查询权限与范围、设立查询窗口、规范查询行为等方面的要求。同时，医院还需要建立健全档案检索系统，通过合理的编目、分类和索引方式，提高档案查询的准确性和效率。

其次，数字化技术和网络技术的应用可以实现远程查询和利用。随着信息技术的快速发展，医院可以将档案数字化，建立电子档案库和信息平台。这样，医务人员可以通过网络远程查询和利用档案信息，节省时间和精力。此外，数字化技术还可以提供更加全面、准确的档案信息，支持医院的管理和决策。

此外，医院还可以开展档案编研工作，将档案信息进行深度挖掘和整理。通过对档案资料的研究和分析，可以发现其中的规律性和趋势性，为医院的管理和决策提供更加全面和准确的信息支持。同时，可以将档案信息与其他数据进行关联，实现知识发现和知识融合，促进医疗事业的创新和发展。

五、档案管理的销毁与归档

对于一些已经过期或无用的档案，需要进行销毁和归档工作。销毁工作需要严格遵守相关规定和程序，确保不会造成不良影响和损失。首先，医院应建立健全的档案销毁制度，明确档案销毁的条件和程序。例如，档案的保存期限、销毁的方式和时间等。其次，医院应配备专门的档案销毁人员，并进行相关培训，确保档案销毁操作的规范性和安全性。

归档则是指将有价值的档案进行整理、分类、编目等工作后，按照一定的程序移交给档案馆或相关部门进行保存和利用。首先，医院应制定详细的归档规程和操作流程，明确归档的标准和要求。其次，医院需要组织专业人员对档案进行整理和编目，确保档案的完整性和系统性。最后，医院需要与档案馆或相关部门进行有效的沟通和协调，确保档案的安全移交和长期保存。

档案的销毁和归档工作有助于保护档案的完整性和系统性，提高档案的利用价值和管理水平。档案销毁可以清理无用的档案，节约存储空间和资源；档案归档可以保护有价值的档案，为医院的决策提供重要支持。同时，加强医院档案管理工作的监管与考核也是确保档案管理工作规范性和有效性的重要手段。

六、加强医院档案管理工作的监管与考核

为了确保医院档案管理工作的规范性和有效性，需要建立完善的监管和考核机制。通过监管和考核，可以及时发现和纠正档案管理中存在的问题和不规范行为，确保医院档案管理工作的高效运转，更好地服务于医疗事业的发展。

首先，需要建立专门的档案管理部门或岗位，负责制定和实施相关的档案管理制度和规范。该部门或岗位需要具备相关的专业知识和技能，能够有效监督和指导档案管理工作。其次，可以通过定期对档案管理工作进行检查、评估和考核来监管档案管理工作的执行情况。检查和评估可以发现问题并提出改进措施，考核可以激励医院档案管理人员的积极性和责任心。

同时，还可以结合信息化技术，建立档案管理的数字化平台和系统。通过数据分析和监控，可以及时了解档案管理的情况，发现问题并采取相应的措施。此外，还可以借助第三方机构或专业评估机构对医院档案管理工作进行评估，提供客观的意见和建议，促进医院档案管理工作的改进和提升。

总之，加强医院档案管理工作的监管与考核对于保障档案管理工作的规范

性和有效性具有重要意义。通过建立科学的查询制度、利用数字化技术和开展档案编研工作，可以提高档案查询与利用的效率和质量。而严格遵守档案销毁和归档的规定和程序，能够保护档案的完整性和系统性。通过监管和考核，可以发现问题、改进工作，确保医院档案管理工作的高效运转，更好地为医疗事业的发展提供支持。

第三节　档案管理与其他管理的协同与融合

一、档案管理与信息化管理的协同作用

（一）档案管理信息化的必要性

随着社会信息化进程的加快，医院档案管理也需要适应这一趋势，逐步实现信息化。档案管理信息化不仅可以提高档案管理的效率，减少人为错误，而且还可以通过信息技术手段对档案信息进行深度挖掘和利用，为医院的业务决策和科研活动提供有力支持。同时，档案管理信息化还可以实现档案信息的共享和传承，促进医疗资源的优化配置和利用。

（二）档案管理信息化的实践路径

建立档案管理信息系统：医院需要建立完善的档案管理信息系统，实现档案信息的数字化、自动化和智能化管理。该系统应该包括档案的收集、整理、存储、检索、利用等环节，并且能够实现档案信息的共享和利用。

推进档案数字化进程：医院需要将传统的纸质档案逐步数字化，建立数字档案库。这不仅可以提高档案管理的效率，而且还可以实现档案信息的远程利用和共享。

加强信息技术培训：医院需要加强对档案管理人员的信息技术培训，提高他们的信息技术素养，使他们能够更好地适应档案管理信息化的需求。

（三）档案管理信息化与质量管理的协同作用

档案管理信息化与质量管理之间存在密切的关联。通过将质量管理理念引入档案管理信息化过程中，可以更好地保证档案管理的质量。例如，通过建立

完善的档案管理质量评估体系，可以对档案管理信息化过程进行全面、客观地评估，及时发现和解决存在的问题。此外，通过质量管理理念的引入，还可以提高档案管理人员的质量意识，使他们在工作中更加注重档案管理的质量。

二、档案管理与质量管理的协同作用

（一）档案管理质量的重要性

档案管理质量直接关系到档案信息的完整性和安全性，对于医院各项工作的开展具有重要意义。高质量的档案管理不仅可以提高医院各项工作的效率和质量，而且还可以为医院的业务决策和科研活动提供有力支持。因此，医院需要高度重视档案管理质量，采取有效措施提高档案管理水平。

（二）提高档案管理质量的措施

建立完善的档案管理制度：医院需要建立完善的档案管理制度，明确档案管理的流程和标准，使每个环节都有人负责、有人落实。同时，还需要建立相应的监督机制，对档案管理工作进行定期检查和评估。

提高档案管理人员的素质：医院需要招聘具有专业背景和相关经验的档案管理人员，并加强培训和教育，提高他们的专业素养和责任意识。

强化档案管理的安全保障：医院需要加强档案管理的安全保障，采取有效措施防止档案信息的丢失、篡改和泄露。例如，可以建立完善的安全管理制度、加强网络安全防护等措施。

（三）档案管理与知识管理的协同作用

知识管理在档案管理中的应用：医院可以将知识管理引入档案管理中，通过对档案信息进行深度挖掘和利用，为医院的业务决策和科研活动提供有力支持。例如，可以利用数据挖掘技术对病历信息进行分析和研究，为临床决策提供参考。

档案管理与知识管理的协同作用：通过将档案管理与知识管理相结合，可以更好地实现医疗资源的优化配置和利用。例如，可以将医疗经验、技术成果等知识资源与档案信息相结合，形成知识库，为医院的业务决策和科研活动提供更加全面和准确的信息支持。

实现档案管理与知识管理协同的措施：为了实现档案管理与知识管理的协同作用，医院需要采取一系列措施。例如，建立完善的档案管理与知识管理制度、加强信息技术培训、建立知识共享平台等措施。这些措施可以促进档案信息与知识资源的共享和传承，为医院的可持续发展提供有力支持。

三、档案管理与知识管理的协同作用

（一）知识管理在档案管理中的应用

知识管理在档案管理中发挥着越来越重要的作用。通过引入知识管理理念和技术，可以对档案信息进行深度挖掘和利用，为医院的业务决策和科研活动提供更加全面和准确的信息支持。例如，利用数据挖掘技术对病历信息进行分析和研究，可以发现隐藏在其中的规律和趋势，为临床决策提供参考。

（二）档案管理与知识管理的协同作用

通过将档案管理与知识管理相结合，可以更好地实现医疗资源的优化配置和利用。例如，将医疗经验、技术成果等知识资源与档案信息相结合，形成知识库，可以为医院的业务决策和科研活动提供更加全面和准确的信息支持。同时，这种协同作用还可以促进医疗知识的共享和传承，提高医疗质量和效率。

（三）实现档案管理与知识管理协同的措施

为了实现档案管理与知识管理的协同作用，医院需要采取一系列措施。例如，建立完善的档案管理与知识管理制度、加强信息技术培训、建立知识共享平台等措施。这些措施可以促进档案信息与知识资源的共享和传承，为医院的可持续发展提供有力支持。同时，还需要加强对知识管理的宣传和教育，提高医务人员对知识管理的认识和参与度。

参考文献

[1] 马丽卿，李木清，何可等．医院精细化管理的实践应用 [J]. 现代医院，2020, 20 (03): 337–340.

[2] 胡钧军，施东翔，于胜岚．医院物资现代化管理的思考与对策 [J]. 卫生经济研究，2020, 37 (04): 67–69.

[3] 马才辉，王川，秦天悦．提升公立医院精细化管理水平的实践与思考 [J]. 中国卫生标准管理，2021, 12 (18): 166–168.

[4] 徐洁．现代医院精细化管理的反思考 [J]. 中国医院院长，2019,15 (12): 40–41.

[5] 易钰娟，文符蓓．医院精细化管理的构建与效果评价 [J]. 海军医学杂志，2020, 41 (04): 468–470.

[6] 高龙，汤畅．现代医院管理制度下推进医院办公室管理工作精细化的思考 [J]. 现代医院，2022, 22 (12): 1882–1885.

[7] 李石敏．科室经营助理在医院精细化管理中的模式研究 [J]. 经济研究导刊，2020, (27): 150–151.

[8] 丁卫芳．现代医院后勤精细化管理的应用探析 [J]. 管理观察，2019, (23): 185–186.

[9] 梁智星，许佳．现代信息技术在医院医保精细化管理中的应用探讨 [J]. 软件，2019, 40 (09): 209–211+232.

[10] 徐未，胡红岩，唐奇柳等．现代医院管理制度下的印章精细化管理体系建设 [J]. 江苏卫生事业管理，2021, 32 (03): 292–294.

[11] 贾艳丽．现代医院后勤精细化管理的应用探析 [J]. 知识经济，2020, 22(15): 8–9.

[12] 韦师．现代医院管理制度下人事档案精细化管理初探 [J]. 国际公关，2020, 16(05): 144–145.

[13] 缪荣明．新时期下党建引领医院精细化管理的实践与思考 [J]. 中国疗养医学，2019, 28 (05): 524–526.

[14] 王军．探讨信息技术如何助力医院精细化管理 [J]. 电脑知识与技术，2019, 15 (09): 47+54.

[15] 王琴．浅谈现代医院办公室的精细化管理 [J]. 办公室业务，2022, 31(06):14–15.

[16] 黄武荣．现代医院后勤精细化管理的应用探析 [J]. 科技风，2019, 32(34): 243.

[17] 汤素英．现代医院财务精细化运营管理探究 [J]. 支点，2022, 11(10): 112–114.

[18] 马才辉, 王川, 秦天悦. 提升公立医院精细化管理水平的实践与思考 [J]. 中国卫生标准管理, 2021, 12 (18): 166–168.

[19] 程悦. 新医改背景下现代公立医院成本精细化管理的构建研究 [J]. 财会学习, 2020, 15(11): 189–190.

[20] 胡钧军, 施东翔, 于胜岚. 医院物资现代化管理的思考与对策 [J]. 卫生经济研究, 2020, 37 (04): 67–69.

[21] 宋忠珍. 现代医院成本精细化管理浅谈 [J]. 新会计, 2019, 11(02): 58–59.

[22] 马丽卿, 李木清, 何可等. 医院精细化管理的实践应用 [J]. 现代医院, 2020, 20 (03): 337–340.